Der LQI = Lebensmittel-Qualitäts-Index

Einteilung der Qualität eines Lebensmittels für den individuellen Bedarf

Leitzahl 1

Gesamt-Kaloriengehalt mit Angabe der Fettkalorien

Richtpunkte	~	kcal
1	~	100
2	~	200
3	~	300
4	~	400
5	~	500
6	~	600
7	~	700
8	~	800
9	~	900

Leitzahl 2

Eiweißgehalt

Richtpunkte	~	g Eiweiß
1	~	3
2	~	6
3	~	9
4	~	12
5	~	15
6	~	18
7	~	21
8	~	24
9	~	27

Leitzahl 3

Vitamine und Mineralstoffe mit Angabe des Ballaststoffanteils

Richtpunkte	Tagesbedarfsdeckung	
	Mineralstoffe	Vitamine
1	¼	
2		¼
3	½	
4		½
5	¾	
6		¾
7	1	
8		1

Leitzahl 4

Indikation für individuelle Ernährungsformen

<table>
<tr><th>Richtpunkte</th><th>je nach Indikation</th></tr>
<tr><td>1</td><td rowspan="9">Natrium
Cholesterin
Broteinheiten (BE)
Purine
spezielle Vitamine
spezielle Mineralstoffe</td></tr>
<tr><td>2</td></tr>
<tr><td>3</td></tr>
<tr><td>4</td></tr>
<tr><td>5</td></tr>
<tr><td>6</td></tr>
<tr><td>7</td></tr>
<tr><td>8</td></tr>
<tr><td>9</td></tr>
</table>

~ entspricht etwa

Max Inzinger

Ulrike Laube

iß dich gesund

Max Inzinger, im Februar 1945 geboren, ist als Fernsehkoch des ZDF bekanntgeworden. Danach folgten die ARD-Sendung »Gesundheitsküche« und »Club Vital« in der »Sprechstunde«. Er gilt heute als einer der profiliertesten Ernährungspraktiker, der mit mehr als 350 führenden Wissenschaftlern und Medizinern in Deutschland zusammenarbeitet, um sein Wissen mit seinen Erfahrungen im dauernden Umgang mit Betroffenen zu verbinden. Er ist ständiger Autor von führenden Illustrierten, Tages- und Boulevardzeitungen und hat insgesamt 25 Bücher zum Thema »Gesunde Ernährung« geschrieben. Er ist der »Motor« des Deutschen Gesundheitsplans e.V., dessen Ziele er mit großem Engagement unterstützt.

Ulrike Laube, geboren 1963, ist diplomierte Ernährungswissenschaftlerin. Das naturwissenschaftlich fundierte Studium der Ernährungswissenschaften absolvierte sie an der Universität Hohenheim. Die Gestaltung zahlreicher Seminare und die ständige Funktion als Ernährungsberaterin gaben ihr Einblick in aktuelle Ernährungsfragen. Durch diesen ständigen Kontakt zu praxisbezogenen Problemen gilt sie als kompetente Ansprechpartnerin.

Das Vordringen chronischer Erkrankungen mit ihren vielschichtigen Entstehungsgeschichten setzt neue Anforderungen an die Prävention. Prävention ist eine Herausforderung an die Gesundheits- und Familienpolitik.
Der Deutsche Gesundheitsplan e.V. ist ein gemeinnütziger Verein, der es sich zur Aufgabe gemacht hat, Prävention als aktive Gesundheitsfürsorge in unserer Bevölkerung zu fördern. Ein Kuratorium von über 350 führenden Medizinern und Wissenschaftlern Deutschlands verfolgt damit das Ziel, zur Verhütung von Krankheiten wie Krebs-, Herz/Kreislauf- oder Stoffwechselerkrankungen beizutragen.
Partner ist die **Kassenärztliche Bundesvereinigung (KBV).**

Ich bedanke mich an dieser Stelle für die Beratung und Unterstützung, die zum Gelingen der Arbeit an diesem Buch beigetragen hat.

MAX INZINGER
ULRIKE LAUBE

iß dich gesund

Die Ernährungsrevolution mit dem neuen Lebensmittel-Qualitäts-Index

DER DEUTSCHE GESUNDHEITSPLAN

HERBIG

Bildnachweis: Sämtliche Abbildungen wurden von Jürgen Löber, Wiesbaden, erstellt.

Umschlag: Wolfgang Heinzel
Satz: Typographischer Betrieb Hans Numberger, München
Gesetzt aus 10/11 Optima normal mit halbfett, kursiv, halbfett kursiv modifiziert auf Linotype System 4
Reproduktionen: Wartelsteiner GmbH, Garching
Druck und Binden: Imprenta Hispano-Americana, Barcelona
Printed in Spain
ISBN 3-7766-1669-5

INHALT

Vorwort 9
Professor Dr. med. Klaus Miehlke,
1. Vorsitzender des Deutschen Gesundheitsplans.

Einleitung 11
Professor Dr. W. Feldheim,
Institut für Humanernährung und Lebensmittelkunde
der Christian-Albrechts-Universität Kiel.

Prolog 13

Kapitel 1
Keine Angst vor dem Essen 15
Uns darf die Lust am Essen nicht genommen werden, wir müssen nur lernen, die Lebensmittel richtig zu beurteilen.

Kapitel 2
Die Medizin allein kann nicht heilen 20
Die meisten Krankheiten sind direkt oder indirekt ernährungsbedingt, das heißt, wir können selber etwas tun.

Kapitel 3
Wir haben den Kampf um die Pfunde dicke 25
Nur die langfristige Ernährungsumstellung führt zum Ziel, deshalb Ernährungstraining mit dem Lebensmittel-Qualitäts-Index.

Kapitel 4
Vollwert-Lebensmittel gibt es nicht 30
Man sollte nur den vollen Wert eines Lebensmittels nutzen und nicht durch falsche Behandlung zerstören.

Kapitel 5
Lebensmittel-Qualitäts-Index und Leitzahlensystem werden auch Ihr Leben positiv verändern 36
Der Umgang mit den Leitzahlen ist einfach und deshalb praktikabel.

Kapitel 6
Leitzahl 1: Unsere Energiezufuhr 40
Lästiges Kalorienzählen ist »out«, die Richtpunkte helfen Ihnen, den angemessenen Energiebedarf leicht einzuhalten.

Kapitel 7
Leitzahl 2: Unsere tägliche Eiweißzufuhr 53
Die Leitzahl 2 bietet eine Kontrolle über die Eiweißmenge, die wir tatsächlich brauchen.

Kapitel 8
Leitzahl 3: Die optimale Zufuhr von Vitaminen, Mineralien und Ballaststoffen 63
Lernen Sie über die Richtpunkte Ihren Mineral-, Vitamin- und Ballaststoffbedarf über eine gezielte Lebensmittelauswahl zu decken.

Kapitel 9
Ballaststoffe sind die Bausteine unserer Gesundheit 72
Ein zu niedriger Ballaststoffkonsum hat erhebliche Konsequenzen für Gesundheit und Wohlbefinden. Lernen Sie ballaststoffreich zu essen mit der Leitzahl 3.

Kapitel 10
Enzyme sind unterschätzte Alleskönner 81
Alle wichtigen Stoffwechselreaktionen im Körper laufen mit Hilfe von Enzymen ab. Entscheidend für das Funktionieren ist ein richtiges Gleichgewicht der Enzyme.

Kapitel 11
Das Vitamin A ist mehr als nur das Schönheitsvitamin 86
Neueste amerikanische Studien beweisen auch eine Wirkung gegen Arteriosklerose und bestimmte Krebsformen.

Kapitel 12
Die B-Vitamine für Körper, Seele und Geist 91
B-Vitamine sind »Spielgestalter« unseres Stoffwechsels und verantwortlich für ein funktionelles Zusammenspiel von Kohlenhydrat-, Eiweiß- und Fettstoffwechsel.

Kapitel 13
Das Vitamin C ist ein Universalvitamin mit immer neuem Nutzen 99
Wappnen Sie Ihren Körper gegen Erkältung, Streß und Nitrosamine mit einer ausreichenden Vitamin C-Versorgung. Eisenresorption und Cholesterinspiegel profitieren auch davon.

Kapitel 14
Dem Vitamin E werden spektakuläre Wirkungen nachgesagt 104
Als Radikalfänger weist Vitamin E eine Schutzfunktion gegen Umweltgifte, vorzeitige Alterungsprozesse, Verkalkung der Arterien und Entzündungen auf.

Kapitel 15
Das Vitamin D löst ein großes Problem unserer Zeit 109
Einer Osteoporose kann in jungen Jahren vorgebeugt werden.

Kapitel 16
Eisen bedeutet Mangel im Überfluß 112
Für eine ausreichende Sauerstoffversorgung aller Organe braucht das Transportmittel für Sauerstoff im Blut, das Hämoglobin, genügend Eisen.

Kapitel 17
Kalium ist der große Gegenspieler des Natriums 116
Den hohen Blutdruck wirksam mit einer kaliumreichen Kost bekämpfen.

Kapitel 18
Auf das Kalzium baut Ihr ganzer Körper 121
Mit Kalzium bleibt unser Knochengewebe fest und stabil. Kalzium – ein Tip für Allergiker.

Kapitel 19
Magnesiummangel ist ein Roulette-Spiel mit unserer Gesundheit 125
Es gibt viele Gründe, warum wir Magnesium heute so dringend brauchen.

Kapitel 20
Die Risikostrecke der Vitamine ist der Weg vom Erzeuger in Ihren Magen 129
Luft, Licht und Wärme sind die Feinde der Vitamine. Die Küche ist der Friedhof der meisten Vitamine.

Kapitel 21
Wenn das Salz des Lebens zum Problemfall wird 134
Natürliche Ernährungsergänzung durch Tausch von Kochsalz gegen Jodsalz. Jedoch Vorsicht bei hohem Blutdruck.

Kapitel 22
Die Auswahl der Speisefette erfordert größte Verantwortung 139
Geben Sie pflanzlichen Fetten und Ölen den Vorzug. Über die Leitzahl 1 werden Sie die richtige Menge ermitteln lernen.

Kapitel 23
Wer Zucker allzu sehr liebt, ist bald unterernährt 146
Zucker ist ein leeres Lebensmittel. Er bietet außer Kalorien keine wertvollen Inhaltsstoffe. Zucker kann süchtig machen.

Kapitel 24
Öfter, aber weniger essen 149
Kleine Zwischenmahlzeiten verhindern ein Auf und Ab in unserem Blutzuckerspiegel, verhindern Heißhunger und machen leistungsfähiger. Lernen Sie mit der Leitzahl 1 die richtige Zwischenmahlzeit finden.

Kapitel 25
Die aktive Gesundheitsvorsorge hat zwei Höhepunkte: Check-up und Nutri-Check 154
Der Check-up ist die Basis für die individuelle, auf Sie selbst zugeschnittene Ernährungsberatung.

Anhang

Tabellarium mit Leitzahlensystem 160

Abkürzungen 198

Literatur 199

Register 201

Fragebogen 203

Notizen 205

VORWORT

Ist es wirklich notwendig, den unzähligen Diätplänen, wie wir sie fast täglich in Tageszeitungen, Zeitschriften, Broschüren, Büchern dargeboten bekommen, einen neuen Diätplan hinzuzufügen?
Diese provokative Frage beinhaltet zum einen zugleich die Feststellung, daß heute offenbar ein großes Interesse an den Problemen einer gesunden Ernährung besteht. Zum anderen aber scheint die große Zahl von solchen Diätplänen darauf hinzudeuten, daß ein wirklich gut verständliches und leicht praktikables, die Freude am Essen berücksichtigendes Konzept einer vernünftigen und damit gesunden Ernährungsweise noch nicht vorliegt.
Es ist eigentlich erstaunlich, daß die klare Erkenntnis der Tatsache eines Ernährungszusammenhanges beim Wiederauftreten bzw. der Zunahme bestimmter Stoffwechselkrankheiten wie Gicht und Zuckerkrankheit, aber auch die Zunahme von Herz-Kreislauf-Krankheiten als Folge von Arteriosklerose zunächst kaum wesentlich Beachtung in der Bevölkerung fand.
Erst sehr allmählich rückte in das Bewußtsein breiterer Bevölkerungsschichten die Bedeutung einer gesunden Ernährungsweise. Insbesondere nachdem allgemein bekannt wurde, daß bei bestimmten Völkern, wie z. B. den Eskimos in Grönland, die durch ihre Umweltbedingungen gezwungen sind, sich vorwiegend von fettem Fisch zu ernähren, bestimmte chemische Zivilisationskrankheiten statistisch wesentlich seltener auftreten als bei uns, wuchs in unserer Bevölkerung die Bereitschaft, sich einer gesunden Lebensweise zuzuwenden.
Max Inzinger hat mit seinem Buch »Iß Dich gesund« mittels der Einführung des Lebensmittel-Qualitäts-Index und dem praktikablen Leitzahlensystem zum ersten Mal für jeden gut verständlich einen Weg gewiesen: Wie man bei größtmöglicher individueller Variabilität das Ziel einer dauerhaften gesundheitsgerechten Ernährung erreichen kann, ohne dabei auf die so wichtige Freude am Essen verzichten zu müssen.
Das wird diesem gelungenen Werk seinen Erfolg garantieren.

Prof. Dr. Klaus Miehlke
Präsident des
Deutschen Gesundheitsplans

EINLEITUNG

Ernährungswissenschaftler vertreten seit langem einheitlich die Meinung, daß die meisten Bundesbürger sich nicht richtig ernähren. Der schwerwiegendste Fehler besteht darin, daß die Verbraucher mit der Nahrung mehr Energie aufnehmen, als ihrem tatsächlichen Tagesbedarf entspricht. Das Zuviel wird in Form von Fettgewebe im Körper gespeichert. Als Spätfolgen dieses Verhaltens werden ernährungsabhängige Krankheiten beobachtet, die bei einem steigenden Anteil der Bevölkerung als Todesursache angesehen werden müssen.

Der Zusammenhang zwischen Übergewicht und bestimmten Krankheiten wurde in wissenschaftlichen Untersuchungen eindeutig festgestellt. Aufgrund dieser Tatsache sollten dem Verbraucher Informationen gegeben werden, die es ihm ermöglichen, sein Ernährungsverhalten zu ändern. Es ist oft schwierig, wissenschaftliche Ergebnisse in die Praxis zu übertragen, denn die Informationen müssen in leicht verständlicher Form gegeben werden, um den Verbraucher über sein falsches Ernährungsverhalten aufzuklären und ihn langfristig zu einer Umstellung der Ernährungsweise zu bewegen. Diese richtige Ernährung ist die beste Voraussetzung für eine lange Lebenserwartung in körperlicher und geistiger Frische.

Der Übergewichtige greift in seiner Not zur Abmagerungskur, die ihm einen hohen Gewichtsverlust in kurzer Zeit verspricht. Dieses Ziel wird tatsächlich durch eine nicht ausgeglichene Nahrung, oft unter Verzicht auf bestimmte Lebensmittel oder sogar Lebensmittelgruppen, erreicht – aber das alte Übergewicht stellt sich nach kurzer Zeit wieder ein, da ein richtiges Ernährungsverhalten nicht erlernt wurde.

Eine wichtige Voraussetzung für eine Änderung des Verbraucherverhaltens sind bessere Kenntnisse über Energie- und Nährstoffgehalte von Lebensmitteln und Speisen. Auch hier müssen wissenschaftliche Tabellenwerte in eine verbraucherfreundliche, einfache Sprache übersetzt werden. Ein neues System zur Qualitätsbeurteilung von Lebensmitteln und Speisen, das dem Verbraucher einen besseren Umgang mit den Speisen erlaubt, wird vorgestellt.

Über ein System von drei Leitzahlen wird ihm klar gemacht, welche Mengen an Energie und Fettkalorien, Eiweiß, Vitaminen, Mineralstoffen und Ballaststoffen er sich mit dem gewählten Rohkostsalat oder mit der Haxe mit Knödeln einverleibt (Nahrungs-Ist). Durch Addition der einzelnen Richtpunkte kann er leicht feststellen, ob er die emp-

fohlene Tagesmenge (Nahrungs-Soll) schon erreicht oder gar überschritten hat.
Das Leitzahlensystem beruht auf den analytisch ermittelten, durchschnittlichen Gehalten von Lebensmitteln und Speisen. Anregungen für die Entwicklung des Systems erhielt ich durch Gespräche mit Kollegen in Österreich, in der Tschechoslowakei und in der Bundesrepublik Deutschland.

Prof. Dr. Walter Feldheim
Institut für Humanernährung und Lebensmittelkunde
der Christian-Albrechts-Universität Kiel

Prolog

Über kein anderes Thema ist in den letzten Jahren so viel geschrieben worden wie über die richtige Ernährung des Menschen. Sinnvolles und weniger Sinnvolles. Nur allzuoft wurde die Seelenlage und die Unwissenheit des Konsumenten ausgenutzt, um Geschäfte zu machen oder Ideologien durchzusetzen. Daß es sich mit der Gutgläubigkeit hervorragend leben läßt, beweisen die unzähligen Diätbücher oder die permanenten Modediäten in den Zeitungen und Illustrierten, mit denen sich die Auflage so leicht steigern läßt. Aus dem sicherlich gut gemeinten Begriff »Vollwertkost« entstand die Vollwertindustrie, eine Ansammlung von »Trittbrettfahrern« oder Sektierern, denen die gesunde Ernährung, aus welchen Motiven auch immer, eigentlich nur Mittel zum Zweck, zum Durchsetzen ihrer kommerziellen oder ideologischen Ziele ist.

Man darf die Verantwortung für die eigene Gesundheit nicht anderen überlassen. Man muß Initiativen ergreifen. Der Umweltschutz fängt im eigenen Körper an. Mit der richtigen Ernährung. Der Wald stirbt, weil er sich nicht mehr richtig ernähren kann. Der Mensch riskiert seine Gesundheit und somit seine Lebensqualität, wenn er sich falsch ernährt.

Die Gründung des **Deutschen Gesundheitsplans e.V.**, die ich in echter Überzeugung vorangetrieben habe, ist ein Schritt in die richtige Richtung. Jeder von uns braucht den Anstoß von außen, muß motiviert werden, ist dankbar für Beratung mit Glaubwürdigkeit und Kompetenz, die sich nicht vom Kommerz, sondern vom Gemeinwohl leiten lassen.

Der Deutsche Gesundheitsplan e.V ist ein gemeinnütziger Verein, in dessen Satzung die aktive Gesundheitsvorsorge als wichtigste Aufgabe festgeschrieben worden ist. Und die richtige Ernährung ist nun einmal wesentlicher Bestandteil der Prävention, wie die Gesundheitsvorsorge auch noch bezeichnet wird. Dieser Verein lebt von seinen Mitgliedsbeiträgen, Spenden oder Förderern und ist in seinen Empfehlungen frei, unabhängig und somit niemandem, außer der Glaubwürdigkeit, verpflichtet.

Deswegen kann man als kritischer Verbraucher unterstellen, daß die Ratschläge und Richtlinien, die der Deutsche Gesundheitsplan e.V. der Öffentlichkeit gibt, uns allen zu Gute kommen.

Für die nächsten Jahre hat sich der Deutsche Gesundheitsplan e.V. viel vorgenommen. Regelmäßige Presseveröffentlichungen zu eigenen medizinisch-wissenschaftlichen Forschungen, über die ganze

Bundesrepublik verteilt Familien-Gesundheitstage, die in großen Stadthallen stattfinden, Fernsehspots und Info-Mobile, die durchs Land fahren, damit man nach kurzen Messungen weiß, wie es um den aktuellen Gesundheitszustand bestellt ist.
Auch Sie, lieber Leser dieses Buches, können die Ziele des Deutschen Gesundheitsplans e.V. tatkräftig unterstützen, indem Sie passives Mitglied werden. Mit dem für jeden Geldbeutel erschwinglichen **Mitgliedsbeitrag** bekommen Sie jeden Monat die Zeitung Gesundheitsletter ins Haus, die voller wertvoller Tips in Sachen Gesundheitsvorsorge und richtiger Ernährung ist. Sie bekommen außerdem ein Leitzahlenblatt, einen Energierechner, ein Scheck-Heft mit vielen Überraschungen und verschiedene Aufkleber. Zusätzlich erfahren Sie alles über die Aktivitäten des Vereins und können durch Ihre Teilnahme am monatlichen Gewinnspiel wertvolle Preise gewinnen. Wenn Sie Mitglied werden wollen, um eine gute Sache zu fördern, dann schreiben Sie noch heute an:

Deutscher Gesundheitsplan e.V.
August-Schanz-Straße 21
W-6000 Frankfurt/Main 50.

Sie bekommen dann den Aufnahmeantrag und das Informationsmaterial zugeschickt.
Wir wissen, daß unsere Gesundheit die größte ständige Herausforderung ist, die sich dem Leben stellt. Man kann es auch so sagen, wie dies der Präsident des Deutschen Gesundheitsplans e.V. getan hat, indem er fordert, daß wir den Jahren mehr Leben und nicht unbedingt dem Leben nur mehr Jahre hinzufügen sollen.
Wer dieses Buch liest und lebt ist auf dem besten Wege dazu.

Herzlichst Ihr
Max Inzinger

P.S.: Ein Teil des Erlöses aus dem Kauf dieses Buches fließt dem Deutschen Gesundheitsplan e.V. als Unterstützung für seine weitere Arbeit zu.

Wir danken dem medizinisch-wissenschaftlichen Beirat des Deutschen Gesundheitsplans e.V. für seine Arbeit und Präsenz.

KAPITEL 1

KEINE ANGST VOR DEM ESSEN

Die Schlagzeilen in den Medien können uns den Appetit so richtig vermiesen. Kein Tag vergeht ohne die obligatorische Schreckensmeldung. Fast könnte man glauben, daß alles, was wir essen, vergiftet, belastet oder denaturiert ist. Und da gibt es auch noch die »ewig Gestrigen«, die dann die Vorstellung verbreiten, es habe früher so etwas wie eine natürlich ausgewogene und gesunde Ernährung gegeben, die erst durch die moderne Zivilisation verdorben worden sei. Das ist leider so nicht haltbar.

Abb. 1

Umwelteinflüsse auf unsere Nahrungsmittel

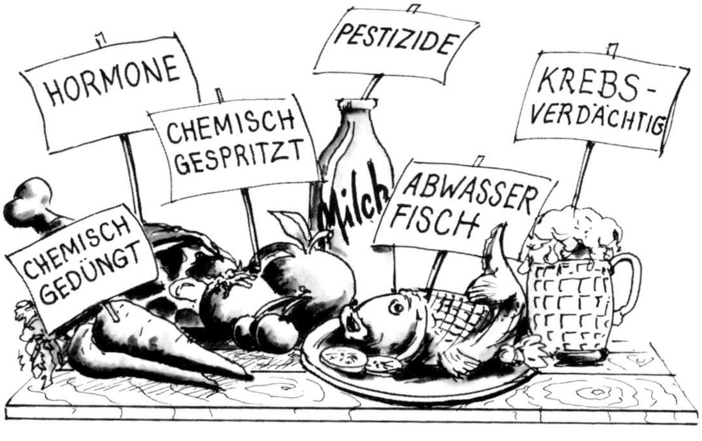

Immer mehr Schrekkensmeldungen über die vergiftete Nahrung verwirren den Verbraucher und nehmen ihm den Spaß am gesunden Essen.

Unsere Ernährung braucht Wahrheit und Klarheit

Der Ernährungsbericht der Deutschen Gesellschaft für Ernährung (DGE) liefert bei jedem aktuellen Erscheinen immer wieder den eindeutigen Beweis: Unsere Nahrungsmittel sind seit Jahren immer »sauberer« geworden.

- Die Rückstände von Pflanzenschutzmitteln haben abgenommen und nehmen weiter ab.

● Wir nehmen heute mit dem Essen weniger Blei, Cadmium und Quecksilber zu uns als in der Vergangenheit.
● Die Rückstände von Tierarzneimitteln und unerlaubten Substanzen im Fleisch sind stark zurückgegangen.
Verschärfte Kontrollen und strengere Gesetze haben dies bewirkt. So kann das Gesamturteil der Deutschen Gesellschaft für Ernährung, was die Qualität unserer Lebensmittel angeht, durchweg als positiv betrachtet werden.
Wieder zurück zu den Schreckensmeldungen, daß in Nahrungsmitteln hochgiftiges XY enthalten oder die Anwendung bestimmter Küchentechniken gefährlich ist.

Uns darf die Lust am Essen nicht genommen werden

Verständlich, wenn Ihnen die Lust am Essen genommen, die Angst vor dem Essen so verstärkt wird, daß man nicht mehr weiß, was man denn überhaupt noch essen kann. Ein Zustand, der vor allem für ältere Menschen ein Problem ist, denn der Vertrauensverlust in unsere Lebensmittel bedeutet meist auch Fehlernährung.

Die Küche ist ein Chemielabor

Und dennoch essen Sie. Denn was Sie essen, schmeckt Ihnen gut. Es schmeckt Ihnen sogar köstlich, und von »Chemie« empfinden Ihre Zunge und Ihr Gaumen keine Spur.
Die wenigsten von uns wissen, daß jede Küche – also auch Ihre – ein kleines Chemielabor ist, denn beim Kochen, Backen, Braten werden in den Lebensmitteln eine Unzahl chemischer Prozesse ausgelöst, die – so kurios dies klingen mag – aber ganz natürlich sind.

Manche Lebensmittel müssen denaturiert werden

Jede Hausfrau, jeder Profi- und Hobbykoch wird empört sein, wenn man unterstellt, daß sie mit der täglichen Nahrung, mit den köstlichen Speisen »Chemie« auf den Tisch des Hauses bringen. Und dennoch: Mit jedem Zubereitungsvorgang »denaturiert« man absichtlich natürliche Lebensmittel, damit sie bekömmlicher, genießbar, überhaupt eßbar werden.
Die chemische Veränderung von Nahrungsmitteln durch Erhitzen, Garen, Versetzen, Gären und auch durch die Behandlung mit bestimmten Stoffen dient nicht nur, wie die meisten annehmen, der geschmacklichen Verfeinerung oder der Veränderung natürlicher Lebensmittel. Durch solche chemische Behandlung werden viele Produkte aus der Natur erst zu genießbaren, unschädlichen Lebensmitteln. Und dies schon seit Urzeiten, als man von »Chemie« überhaupt noch keine Ahnung hatte.

Die Selbstvergiftung wiegt schwerer

Jeder zweite Deutsche soll nach einer Umfrage Angst vor »Chemie« in Lebensmitteln haben. Zwar gibt es auch nicht wenige Experten, die – beinahe schon beschwörend – sagen: Unser täglich Brot ist nicht vergiftet. Die Belastung von Nahrungsmitteln mit Schadstoffen gefährdet die Gesundheit nicht. Außerdem habe sie in den letzten Jahren deutlich abgenommen.

Doch diese Stimmen werden kaum gehört, ihren Begründungen wird einfach nicht geglaubt. Die Flut der Horrormeldungen übertönt sie. Panikmache und Angstverbreitung sind heute für verschiedene Gruppierungen das beste Mittel zum falschen Zweck geworden.

Alles ist eine Frage der Dosis

Der Begriff »Gift« in unserer Nahrung ist relativ, denn giftig wirken die meisten Stoffe nur nach Überschreiten einer Wirkungsschwelle, deren Höhe von der Zufuhrdauer und der Dosis abhängt.

Die Schäden, die wir uns durch falsches Ernährungsverhalten, durch Genußmittelsucht wie Alkohol- und Nikotinmißbrauch oder Drogen selber zufügen, sind viel größer als die Belastungen durch zugelassene, gesundheitlich duldbare Zusatzstoffe.

Die Kontrollgenauigkeit macht es

Den Panikmachern kommt entgegen, daß man in der Lebensmittelanalyse heute tausendmal genauer sein kann, als dies beispielsweise noch vor 20 Jahren möglich war.

Inzwischen sind die Kürzel **ppm** oder **ppt** schon fast jedem Zeitungsleser bekannt. Allerdings: Vorstellen können sich diese Maßeinheiten für Umweltgifte nur ganz wenige.

Der Nachweis eines bestimmten Stoffes in einer millionen-, milliarden- oder gar billiardenfach größeren Menge besagt allein für sich gar nichts anderes, als daß dieser Stoff vorhanden ist.

Beispiel: Die Information, daß in einem Apfel einige ppm Kupfervitriol enthalten sein könnten, ist unproblematisch. Wenn aber geschrieben wird, daß im Apfel Kupfervitriol enthalten ist, kann dies als problematisch erscheinen. Oft wird das wichtige Kürzel aus Unverständnis oder Bequemlichkeit weggelassen.

Oft sind Nachweise Betrachtensweise

Diese Untersuchungen haben ein doppeltes Gesicht: Einmal erscheint uns das Vorhandensein eines bestimmten Stoffes als »böse« oder gar »bedrohlich«, ein andermal als »gut« und »hilfreich«. Oft hängt das nur vom Standpunkt des Betrachters, seiner Urteilsfähigkeit und seinen Vorurteilen ab.

Sinnvoll wäre es, dem Verbraucher zu sagen, in welchem Verhältnis die unerwünschten Substanzen zu den natürlichen »Giftstoffen« in der Nahrung stehen. Außerdem müßte der Verbraucher wissen, wieviel von dem Produkt, in dem die unerwünschte Substanz enthalten ist, er wie lange und in welcher Zeitfolge essen müßte, um einen gesundheitlichen Schaden zu riskieren.

Schwarze Schafe gibt es überall

Ein Beispiel hierfür war der Skandal mit Hormonpräparaten im Kalbfleisch, der vor nicht allzu langer Zeit in den Zeitungen die Schlagzeilen beherrschte. Das war eine kriminelle Handlung, das war schlichtweg Betrug. Daraus aber zu schließen, daß, wenn ein solcher Skandal zu Recht aufgedeckt wird, unsere Lebensmittelproduktion über einen Kamm zu scheren ist, darf, trotz des »Aufmachers« für die Presse, nicht sein.

Abb. 2

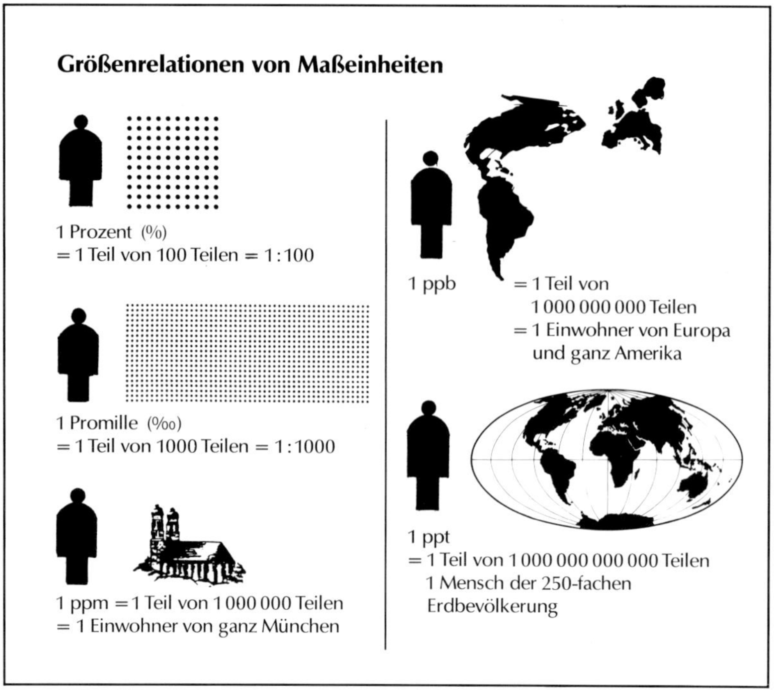

Um Maßeinheiten richtig beurteilen zu können, muß eine kleine Einheit immer in Relation zur großen Gesamtheit betrachtet werden.

Unsere Lebensmittelüberwachung ist die beste der Welt

Um unsere Lebensmittelüberwachung und unsere Lebensmittelanalysen beneidet uns die Welt. Wenn Sie also trotzdem in den nächsten Tagen über einen entdeckten Inhaltsstoff oder über »Gift« in den Lebensmitteln sehen, lesen oder hören, sollten Sie zunächst nicht in Angst oder Panik geraten, sondern für diese Nachricht zunächst einmal dankbar sein.
Denn sie bezeugt, wie wachsam und genau Nahrungsmittel bei uns kontrolliert werden, wie streng die Deklarationspflicht gehandhabt wird.

Die gute alte Zeit ist auch nicht mehr das, was sie einmal war

Die Ernährung in der »guten, alten Zeit«, der man heute nachtrauert, war vielleicht natürlicher, doch keinesfalls war sie gesünder. Todesfälle durch verschimmelte Nahrung waren keine Seltenheit.
Wir wissen heute viel über die Schadstoffe, die in unserer Nahrung enthalten sein können. Wir wissen, daß jeder Berufsstand seine schwarzen Schafe hat, die sich über die Lebensmittelgesetzgebung genauso hinwegsetzen wie über die Leitsätze der Humanität.

Wir wissen mehr über unsere Lebensmittel, als jemals jemand zuvor

Aber gerade dieses Wissen über tatsächliche Gefahren und potentielle Risiken unterscheidet uns am wesentlichsten von unseren Vorfahren.
Die Angst, die uns dieses Wissen bereitet, trübt uns leider den Blick dafür, wieviel sich positiv verändert hat, seit die »gute alte Zeit« vorüber ist und zum Sehnsuchtsmärchen wurde.

Ein Trend wird mißbraucht

In diesem Zusammenhang muß man auch ein Wort zu den sogenannten Bio- oder Alternativprodukten sagen, deren Verkäufer immer wieder behaupten, daß sie gesünder seien als die vergleichbare Ware, die es im Lebensmittelhandel zu kaufen gibt.
Auch hier gibt es solche und solche. Studien, die über mehr als drei Jahre gingen, haben bewiesen:
In 96,8% der konventionell erzeugten und in 97,3% der als Alternativ- und Bioprodukte verkauften Lebensmittel waren überhaupt keine Rückstände an Pflanzenschutzmitteln nachweisbar.
Also: Keine Unterschiede hinsichtlich der Rückstände. Jeder hat das Recht, zu kaufen und zu essen, was ihn als das Bessere dünkt und was ihm schmeckt. Jeder hat aber auch das Recht zu erfahren, ob und inwieweit seine hohen und leider auch teuren Erwartungen vom vermeintlich »Besseren« tatsächlich erfüllt werden.

Die Qualität unserer Lebensmittel muß man selber bestimmen können

Wir können unserer Lebensmittelüberwachung trauen. Wir müssen aber die »inneren« Werte unserer Lebensmittel bestimmen können. Deswegen haben Sie dieses Buch gekauft, denn der sogenannte **Lebensmittel-Qualtitäts-Index** und die **Leitzahlen** sind revolutionäre, vor allem praktische Helfer bei der individuellen Ernährungsgestaltung nach den Leitlinien **Gesundheit und Genuß.**

Abb. 3

Wer die vielen positiven Veränderungen einmal betrachtet, die uns in den letzten Jahren der Fortschritt gebracht hat, der vergißt bald das Sehnsuchtsmärchen der »Guten alten Zeit«. Schonendere Garmethoden, das Wissen über Bakterien bei der Lebensmittelzubereitung und -lagerung, schützen uns vor Vitaminmangel und gefährlichen Vergiftungen.

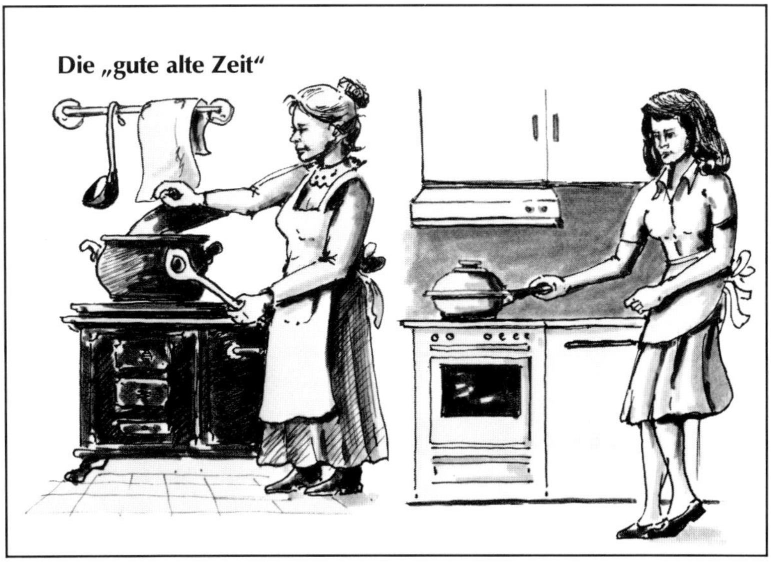

KAPITEL
2

DIE MEDIZIN ALLEIN KANN NICHT HEILEN

Unser Körper ist das einzige, was wir wirklich besitzen, und unsere Gesundheit ist viel zu wichtig, als daß wir sie allein den Medizinern überlassen könnten.
Man macht es sich zu leicht, wenn man daraus eine einseitige Kritik an unserer Ärzteschaft ableiten würde. Wenn man anderen die eigene Gesundheit überläßt, bedeutet dies, daß man die Verantwortung abschiebt.

Die vielen Ernährungsfehler kosten Ihr gutes Geld

Mehrere hundert Millionen Mark verschlingt unser Krankheitswesen täglich. Das meiste Geld ist notwendig, um ernährungsbedingte Krankheiten zu kurieren.
Noch nie zuvor ist soviel Geld für unsere Gesundheit ausgegeben worden. Noch nie zuvor waren soviele Menschen gleichzeitig krank.

Die meisten Krankheiten sind direkt oder indirekt ernährungsbedingt

Zu mehr als 80 Prozent hat es die Medizin heute mit chronischen Leiden zu tun, mit Krankheiten, die eine langfristige, meist selbstverschuldete Entwicklung haben. Hauptursache: falsches Ernährungsverhalten, systematische Selbstvergiftung und vor allem auch Bewegungsmangel.

Manche Menschen lieben ihre Krankheit

Leider ordnet sich die aktive Gesundheitsvorsorge immer mehr einer totalen Medizin unter: Krankenhäuser werden als Reparaturbetriebe verstanden. In den meisten Fällen genügt eine Operation. So nimmt man es heute schon als geradezu selbstverständlich in Kauf, daß zuerst die Mandeln, dann der Blinddarm, danach die Gallenblase, schließlich der Magen, der Großteil des Darms, Nieren, Harnblase und einiges mehr entfernt werden. Rund um das kranke Herz kann man sich im Ernstfalle immer noch einige Bypässe setzen lassen.
Man nimmt es hin wie einen unverschuldeten Unfall und läßt sich freiwillig zur »Schlachtbank« führen. Viel zu wenige versuchen, alle Möglichkeiten auszuschöpfen, welche Natur und Verstand uns bieten, um dieses Schicksal abzuwenden.

Wir zerstören systematisch unsere innere Umwelt

Uns ist mittlerweile bewußt geworden, daß die Zerstörung unserer Umwelt auch unseren eigenen Untergang bedeutet. Die Angst vor Giften, die unsere Wälder, Böden und Gewässer kaputtmachen, wird

immer größer. Man weiß, daß der Wald stirbt, weil er sich nicht selbst ernähren kann.
Man weiß aber auch, daß viele Menschen früher sterben müssen, weil sie sich falsch ernähren, obwohl sie sich so leicht selbst richtig ernähren könnten. Gesundheit und Genuß liegen so nahe beieinander und sind bei vielen Menschen so weit voneinander entfernt.

Abb. 4

Folgen einer falschen Ernährung

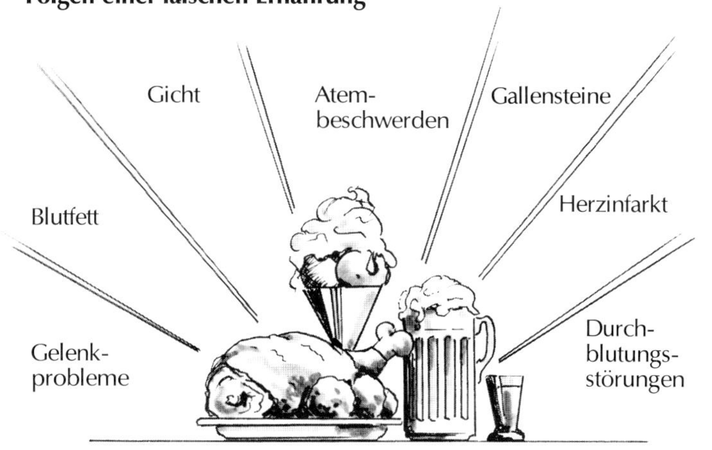

Viele Erkrankungen sind mit einer falschen Ernährung verbunden.

Krankheiten können durch richtige Ernährung vermieden werden

An erster Stelle aller Gesundheitsrisiken steht die menschliche Ernährung. Obwohl wir wissen, daß viele der sogenannten Zivilisations-, Verschleiß- und Alterskrankheiten auf falsches Eß- und Trinkverhalten, auf falsches Einkaufs- und Kochverhalten zurückzuführen sind, ist Besserung nur langsam in Sicht.

Die Quittung für falsches Ernährungsverhalten bekommt man ganz bestimmt

Leider brauchen ernährungsbedingte Krankheiten manchmal Jahrzehnte, bis sie sich bemerkbar machen. Dann aber mit schlimmen Folgen für die Betroffenen, mit großem Leid für die Angehörigen.
Schauen wir uns die am häufigsten vorkommenden und eindeutig ernährungsbedingten Krankheiten einmal im Schnelldurchlauf an:

- **Übergewicht** als klare Folge von Unterernährung. Denn wer zuviele überflüssige Pfunde auf die Waage bringt, hat zu wenig wertvolle, dafür zuviele wertlose Lebensmittel in sich hineingestopft.
- **Obstipation** – oder einfach Darmverstopfung genannt – als klare Folge einer ballaststoff- oder faserarmen Ernährung. Eine der Ursachen auch für den gefürchteten Dickdarmkrebs.
- **Diabetes,** besser als Zuckerkrankheit bekannt, kann als Folge einer überhöhten Zucker- und Fettzufuhr entstehen. Die Bauchspeicheldrüse ist überlastet und kann die anfallende Menge an Zucker mit ihrem Hilfsstoff Insulin nicht bewältigen.

● **Arteriosklerose** und **Bluthochdruck** mit all ihren fürchterlichen Folgen wie Gefäßerkrankungen, Schlaganfall, Herzinfarkt als Folge einer überhöhten Natrium- und Cholesterinzufuhr (siehe Abb. 5).

Abb. 5

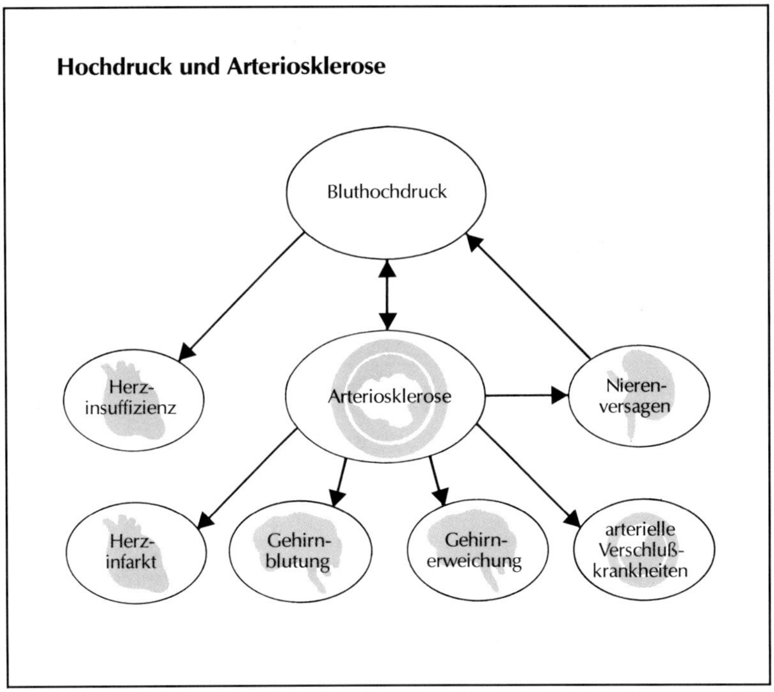

Erkrankungen als Folge von Bluthochdruck und Arteriosklerose. Ein hoher Blutdruck begünstigt die Entstehung der Arteriosklerose und das Risiko von Herzinfarkt und anderen Gefäßverschlußerkrankungen.

● **Zahnprobleme** wie Karies oder Parodontose, als Folge eines dauerhaft zu hohen Zuckergenusses, bei gleichzeitiger Vernachlässigung der Mundpflege.

● **Leber-, Gallen-, Bauchspeicheldrüsen-, Dünn-** und **Dickdarmerkrankungen** als Folge von fettreicher Überernährung, Fehlernährung sowie eines ungezügelten Alkoholkonsums.

● **Nierensteine, Gicht, Rheuma, Arthrosen, Arthritis, Wirbelsäulen-** und **Bandscheibenschäden** als Folge von zuviel Eiweiß, Fett, Salz, Alkohol und Mineralstoffmangel.

● **Kropf** und **Leistungsstörung** als immer stärker in Erscheinung tretende Folge von Jodmangel.

● **Erkältungs-** und **Entzündungskrankheiten** als Folge mangelnder Widerstandskraft, ausbleibender Infektabwehr, was zum Teil auf eine ungenügende Vitaminzufuhr zurückzuführen ist.

● **Allergien** als Folge der Unkenntnis der Lebensmittelbeschaffenheit und deren Inhaltsstoffe sowie auf Grund einer mangelnden Lebensmittelhygiene.

● **Krebs** hat seine Ursachen ganz bestimmt auch in der Ernährung und der daraus resultierenden Lebensführung (siehe Abb. 6).

Aktive Gesundheitsvorsorge ist richtige Ernährung

Um also künftig Krankheiten vorzubeugen, muß man mehr über unsere Ernährung wissen. Wir müssen vor allem unsere Lebensmittel besser kennenlernen, ihre Qualität besser beurteilen. Vor allem aber sollten wir die Zusammenhänge zwischen richtiger Ernährung und dauerhafter Gesundheit verstehen und – was noch wichtiger ist – auch danach handeln.
Der **Lebensmittel-Qualitäts-Index** und die **Leitzahlen** werden ihre wichtigsten Verbündeten dabei sein.

Wunderwaffen gibt es nicht

Was immer Ihnen die immer häufiger vorkommenden Sensationsmeldungen versprechen: Vorsicht ist wirklich geboten. Denn die Natur läßt sich nur schwer manipulieren. Viel besser ist es, die folgenden Kapitel dieses Buches genau zu lesen, denn dann wird Ihnen klar, daß es niemals um Verzicht, sondern nur um Austausch geht.

Auch gesunde Ernährung kann krank machen

Damit sind vor allem die einseitigen, ausschließlichen Ernährungsformen angesprochen. Mit Weizenkleie kann man zwar die Verdauung fördern, aber man nimmt mit ihr wenige lebenswichtige Nährstoffe auf, und man bindet wegen bestimmter Substanzen, die in der Kleie enthalten sind, einige der wichtigen Mineralstoffe. Wer Magermilch und mageres Rindfleisch bevorzugt, nimmt damit deutlich weniger von den Vitaminen A und B auf, als dies mit Vollmilch und Schweinefleisch der Fall wäre.

Abb. 6

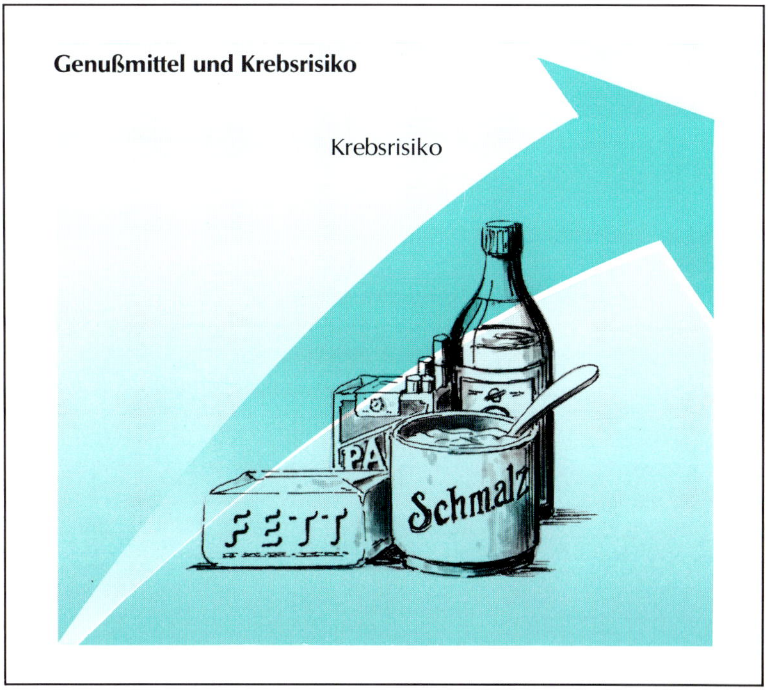

Eine hohe Fettaufnahme, mehr als 10 Zigaretten pro Tag und ein übermäßiger Alkoholgenuß lassen das Risiko, an Krebs zu erkranken, steil ansteigen.

Nicht nur zuviel, auch zu wenig Essen ist gefährlich. Wer zeitweilig zur Gewichtsreduktion weniger als 1000 Kalorien täglich ißt, der kann eine ausreichende Versorgung mit Vitaminen, Mineralien, Enzymen, Spurenelementen oder Ballaststoffen keinesfalls sicherstellen. Man könnte noch viele Beispiele nennen.

Die Mischkost ist die neue Dimension

Es gab fürwahr viele Versuche, einzelne Lebensmittel so zu bewerten, daß man genau sagen könnte, inwieweit man mit nur einem Produkt den Tagesbedarf an lebenswichtigen Nährstoffen erreichen kann. **Unmöglich.** Jeder Versuch lief immer wieder darauf hinaus, daß dies nur mit einer Vielzahl von qualitativ hochstehenden Nahrungsmitteln möglich ist.
Wir leben in einem ernährungsphysiologischen Schlaraffenland, in dem es fast alles, was die Natur in aller Welt hervorbringt, zu kaufen gibt. Grund genug, sich richtig zu ernähren, damit man diese Dinge bis in das höchste Alter frohen Herzens, weil gesund, genießen kann.

KAPITEL 3

Wir haben den Kampf um die Pfunde dicke

Wundermittel oder Wunderdiäten, die eine rasche Gewichtsabnahme versprechen, lassen vor allem den Geldbeutel der Wohlbeleibten, seltener aber ihr Gewicht schrumpfen. »Sechs Pfund in 48 Stunden«, die vielfach versprochen werden, sind allenfalls durch wasserentziehende Maßnahmen zu erreichen. Selbst bei Null-Diät, wenn also keine Kalorien dem Körper zugeführt werden, ist höchstens ein Gewichtsverlust von einem Pfund pro Tag zu erzielen.
Millionen Menschen machen immer wieder eine Diät, um die überflüssigen Pfunde loszuwerden. Meistens sind es Frauen, die sich dem teilweise gefährlichen Schlankheitswahn in einer Art und Weise hingeben, die schon an Selbstaufgabe grenzt.

Eine Diät ist das ungeeignetste Mittel zum Abnehmen

Wer kennt sie nicht, die klangvollen Namen, wie zum Beispiel »Hollywood-Kur«, »Atkins-Diät«, »Star-Diät«, »Schroth-Kur«, »Trennkost« oder »Blitz-Diät«. Ganze Lebensmittellisten wurden mit der Namensgebung strapaziert: Von der »Ananas-Diät« über die »Brot-Diät« bis hin zur hundertsten »Kartoffelkur«.

Abb. 7

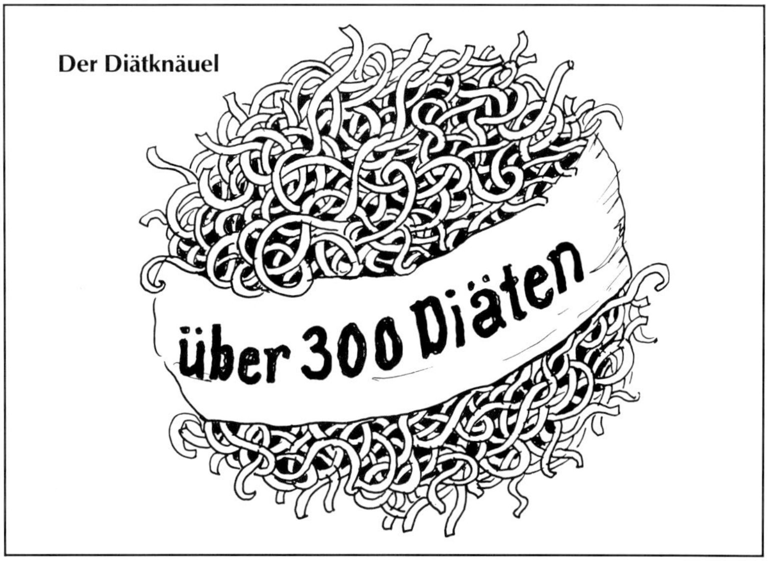

Es existieren über 300 verschiedene Diäten mit unterschiedlichen Erfolgsquoten. Haben Sie schon den roten Faden im Knäuel der Diäten gefunden?

Mir sind allein mehr als 300 verschiedene Variationen bekannt. Die Erfolgsquoten der meisten Diäten sind leider gering bis dürftig. Allein, daß es soviele davon gibt, deutet an, daß ein absolutes Patentrezept fehlt.

Der Schlankheitswahn ist gefährlich

Wer öfter eine Diät macht, immer neue Methoden zur schnellen Gewichtsreduktion ausprobiert, den nennt man zu Recht einen »Liftfahrer«. Denn es wird ein dauerhaftes Auf-und-Ab in Sachen Wohlfühlgewicht sein.
Immer häufiger aber werden Menschen eben durch dieses dauernde Auf-und-Ab krank. Zum einen begünstigt es gerade bei Mädchen und jungen Frauen die Schlankheitssucht, die noch problematischer ist als das Übergewicht und zu gefährlichem Untergewicht führt.
Zum anderen greift man mit jeder Diät intensiv in das Stoffwechselgeschehen ein. Mit Nebenwirkungen ist zu rechnen. Dies um so mehr, je unausgewogener und nährstoffärmer diese Diäten zusammengesetzt sind.
Leider gibt es noch kein Gesetz, das diesen Unfug verbietet.
Wir sollten halt nicht alles schlucken, was angepriesen wird. Die leidvollen Erfahrungen mit den Diäten, bei denen »die Pfunde eine Kuh sind, die im Himmel gefüttert und auf Erden gemolken wird«, muß wohl jeder von uns selber so lange machen, bis er wirklich zur Vernunft, das heißt zur Langzeitmethode durch gezielte Ernährungssteuerung kommt.

Für das richtige Gewicht gibt es keine Norm

Heute ist unter Experten unbestritten, daß das Gewicht individuell und nicht genormt gesehen werden muß. Festgefahrene Formeln haben keinen Platz mehr.
Beim Gewicht spielt nicht nur die Körpergröße eine Rolle, da ist auch der Knochenbau von Bedeutung, vom Fettanteil an der Körpermasse gar nicht zu reden.

Die Muskulatur verbraucht mehr Kalorien

Je größer der Anteil der mageren Körpermasse, desto höher der Kalorienverbrauch. Wer einen muskulösen Körperbau hat, verbrennt mehr Kalorien als jemand, der weniger gut »bepackt« ist. Denn das Fett im Körper verbrennt kaum Kalorien, es dient sozusagen als Puffer. Fettloses Muskelgewebe dagegen ist sehr stoffwechselaktiv. Das bedeutet, daß gleichgroße Menschen ganz unterschiedliche Mengen an Kalorien verbrauchen.

Wir sollten uns am Body Mass Index orientieren

Wann Übergewicht beginnt, läßt sich mit dem sogenannten **Body Mass Index** am besten ermitteln. Diese Berechnungsformel ist zwar relativ kompliziert, dafür sehr viel sicherer und genauer, was insbesondere bei größeren und kleineren Menschen von Bedeutung ist.
Beim Body Mass Index wird das Körpergewicht durch die Körpergröße im Quadrat geteilt, was an einem Beispiel wie folgt aussehen könnte:

Körpergröße 1,67 m x 1,67 m
= Multiplikator 2,79
Körpergewicht 75 kg : 2,79
ergibt einen **Body Mass Index** von **26,8**, was gerade noch unterhalb der Toleranzgrenze liegt.

Abb. 8

Der Body Mass Index
Berechnungsbeispiel

Körpergröße			=	Multiplikator
1,67 m	x	1,67 m	=	2,79
Körpergewicht		**Multiplikator**		**Body Mass Index**
75 kg	:	2,79	=	26,88

Body Mass Index

ideal: 20–25	normal: 25–30	Risiko: 30–35

Der Body Mass Index gibt an, ob das Körpergewicht im Normalbereich liegt, oder einen Risikofaktor darstellt.

Wichtig: Ist die errechnete Body Mass Index-Zahl höher als 30, dann heißt es, daß man unbedingt abnehmen muß.
Wichtig: Ist die errechnete Body Mass Index-Zahl niedriger als 25, dann muß man nur dann abnehmen, wenn bereits Krankheitsbilder wie Diabetes, Bluthochdruck, Gicht angezeigt sind oder wenn der Cholesterinspiegel zu hoch ist.
In solchen Fällen hilft es nichts, nur Medikamente zu schlucken. Abnehmen und Ernährungsumstellung sind die wesentliche Therapie.

Das Abnehmen ist ein Kampf zwischen Kopf und Körper

Die Sache ist schnell erklärt: Beim Abnehmen weiß der Körper nicht, daß es ihm an den »Speck« geht. Er kennt keinen Unterschied zwischen Diät und Verhungern. Das Zusammenspiel des »Diät-Trios« beginnt:

- Botschaft vom Magen an das Großhirn: »Hunger.«
- Die Muskulatur fordert: »Gib mir schnell Zucker.«
- Die Fettzellen in Erwartung: »Wir speichern.«

Findet dieser Kreislauf im Körper nicht statt, setzt er alle Alarmsysteme in Bewegung, geht er an seine Reserven.

Zuerst verliert der Körper immer Wasser

Im Hungerzustand werden im Körper zuerst die Kohlenhydratvorräte, das sogenannte Glykogen, das aus vielen aneinandergereihten Zuckern besteht, abgebaut. 1/3 dieses Glykogens, also etwa 110 g, ist

in der Leber gespeichert, und 2/3, etwa 200 g, im Muskel. Diese Energiedepots sind sehr schnell abgebaut. Das Teuflische dabei ist, daß an jedem Gramm Zucker, das der Körper aus seinen Reservespeichern holt, vier Gramm Wasser hängen. Das heißt, wir verlieren in der Anfangsphase hauptsächlich Flüssigkeit.
Das ist der Grund, warum immer in den ersten Diättagen die Pfunde purzeln.

Jetzt arbeitet der Körper ökonomisch

Wenn die Energiereserven aufgebraucht sind, erst dann geht es an die Fettpolster, was aber frühestens nach fünf Diättagen der Fall ist. Der Stoffwechsel wird heruntergefahren. Es geht an das »Eingemachte«. Nach etwa drei Wochen hat sich der Körper auf die neue Situation eingestellt. Der sogenannte Ruheumsatz, also die Energie, die der Körper im Schlaf noch braucht, sinkt deutlich.
Alle zuviel gegessenen Kalorien, die der Körper nicht als Glykogen in seinen Energiespeichern unterbringen konnte, wurden zu Fett. Nun müßte er Fett abbauen, was er auch tut. Schön, wenn da nicht das Problem wäre, daß der Körper in dieser Phase auch an die Muskulatur geht.

Diätstreß kann gefährlich werden

Diätstreß ist angesagt, denn das Streßhormon Noradrenalin wird verstärkt freigesetzt, was bedeutet, daß der Blutdruck langfristig ansteigt und die zukünftige Einlagerung von Fett in die Fettzellen begünstigt wird.
Effekt: Das gerade abgehungerte Gewicht wird schnell wieder zugenommen, wenn man wieder »normal« ißt. Die nächste Diät folgt bestimmt. Das Gewicht geht rauf und runter.

Weniger Fett ist das beste Mittel zum Schlankwerden

Denn für den Körper ist Kalorie nicht gleich Kalorie. Fettkalorien wandern zum Beispiel gleich in die Fettdepots des Körpers. Kohlenhydratkalorien kann der Körper zusätzlich verbrennen. Jahrelange Beobachtungen von stark Übergewichtigen haben auch bewiesen, daß diese eindeutig sehr fettreiche Mahlzeiten bevorzugten und überhaupt nicht auf die versteckten Fette in den Lebensmitteln achteten.

Nur die langfristige Ernährungsumstellung führt zum Ziel

Für die meisten Diätwilligen ist das Schönste an der Diät das Essen und Trinken danach. Nach wochenlangem »Entzug« liegen sie mit Messer und Gabel in den Startlöchern. Schweinshaxe ist angesagt.
Nichts gegen die Schweinshaxe, die ich auch ab und zu gerne esse. Vorher und nachher esse ich aber anders. Und genau deswegen ist die Schweinshaxe für mich immer ein Genuß ohne Reue.
Damit soll gesagt werden, daß dem »Schlanksein für immer« überhaupt kein Lebensmittel im Wege steht, wohl aber deren Inhalte und vor allem deren Mengenbemessung. Deswegen kann es nur eine Empfehlung geben: Langsames, »schmerzloses« Abnehmen und sicheres Gewichthalten ist nur über eine Ernährungsumstellung zu

schaffen, die nicht Verzicht oder Entzug, sondern Veränderung mit Genuß heißen muß.

Ernährungstraining mit dem Lebensmittel-Qualitäts-Index und unserem Richtpunkt-system

In den nächsten Kapiteln dieses Buches werden wir uns ausführlich mit dem **Lebensmittel-Qualitäts-Index** und den **Leitzahlen** befassen, denn bei beiden Begriffen handelt es sich um keine mathematische, sondern um eine äußerst praktische Hilfe auf dem Weg zum Wohlfühlgewicht und zu dauerhafter Gesundheit. Bei Anwendung kommt man genau dorthin, wo uns die Mediziner und Ernährungswissenschaftler immer haben wollen: Zur optimalen Mischkost, die unsere natürliche Lebensversicherung ist und für geistige sowie körperliche Leistungsfähigkeit – kurz, zu mehr Lebensqualität – führt.
Wir sollten nämlich den Jahren mehr Leben hinzufügen und nicht nur dem Leben mehr Jahre geben wollen.

KAPITEL 4

Vollwert-Lebensmittel gibt es nicht

Ob Sie es glauben oder nicht: Vollwert-Lebensmittel gibt es nicht. Diese Bezeichnung ist unsinnig und irreführend. Schließlich existiert – außer der Milch für den Säugling – kein einziges Lebensmittel, das den Bedarf an allen lebenswichtigen Nährstoffen decken könnte.
Wichtig: Ein Lebensmittel allein kann also niemals den vollen Wert im Sinne einer ausreichenden und bedarfsdeckenden Ernährung besitzen.
Und doch ist der Begriff »Vollwert« in aller Munde. Eine richtige Vollwert-Bewegung ist entstanden.

Der Begriff Vollwertkost wird oft mißbraucht

Wie immer nutzen rigorose Geschäftemacher diesen Trend aus. Produkte kommen auf den Markt, in deren Bezeichnung der Begriff »Vollwert« eine Rolle spielt, die aber mit dessen Bedeutung so gut wie nichts zu tun haben.

Es gibt nur den Vollwert der Nahrung

Auf genaueste Angaben zu Nährstoffrelationen in Gramm oder Milligramm wird bei den praktischen Empfehlungen zur Vollwerternährung verzichtet.
Um sie für den Verbraucher aber dennoch transparent zu machen, gibt es zwei ganz hervorragende Möglichkeiten:
1. Die Einteilung der Lebensmittel in **fünf Qualitätsstufen.**
2. Die Bewertung der Lebensmittel nach **Qualitäts-Index** und **Leitzahlen.**
In diesem Kapitel wollen wir uns ausführlich mit der Lebensmitteleinteilung in die **fünf Qualitätsstufen** befassen, welche eine Arbeitsgruppe von Ernährungswissenschaftlern um Professor Leitzmann von der Universität Gießen erarbeitet und zu einem naturwissenschaftlich besser zu akzeptierenden Ansatz gebracht hat.
Die Empfehlungen für die Auswahl von Lebensmitteln erfolgen in den fünf Qualitätsstufen in absteigender Wertigkeit:

Stufe I

● **Gekeimtes oder eingeweichtes Getreide,** wie Weizen, Roggen, Gerste oder Hafer.

- **Rohes Frischgemüse,** wie Stengel-, Blatt-, Zwiebel-, Wurzel- oder Fruchtgemüse, wobei Hülsenfrüchte ausgenommen sind. In diese Rubrik fallen auch Pilze.
- **Rohes Frischobst,** wie Kern-, Stein-, Beerenobst und Südfrüchte.
- **Pflanzenöle, -fette, Samen, Nüsse,** wie Sesam, Sonnenblumenkerne, Leinsamen, Oliven, Sprossen und Keime.
- **Milch,** wenn es sich um nicht erhitzte Vorzugsmilch handelt.
- **Getränke,** wie Quellwasser und Mineralwasser aus kontrollierten Quellen und Brunnen.
- **Gewürze,** wie frische Gartenkräuter, frische Wildkräuter, frische Gewürzwurzeln, Gewürzsamen.
- **Süßungsmittel,** wie frisches und süßes Obst.

Alle vorgenannten Lebensmittel in der Stufe I gelten als besonders empfehlenswert.

Stufe II

- **Getreide,** wie Vollkornschrot, Vollkornmehl, unerhitzte Getreideflocken mit Keim, frisch geschrotetes, eingeweichtes Getreide, Mehltypen mit hohem Ausmahlungsgrad, beim Weizen Type 1600–2000, beim Roggen Type 1590–1800.
- **Gemüse,** wie frisches, rohes, zerkleinertes Gemüse, die Hülsenfrüchte und Kartoffeln ausgenommen, gekeimte, blanchierte Hülsenfrüchte, milchsaures und unerhitztes Gemüse wie zum Beispiel Sauerkraut oder Eingelegtes, unerhitzte Gemüsesäfte.
- **Obst,** wie frisches, rohes, zerkleinertes Obst, unerhitzte, frisch gepreßte Obstsäfte.
- **Pflanzenöle, Fette, Samen, Nüsse,** wie kaltgepreßte, unraffinierte Öle, Landbutter, frisch geraspelte oder geriebene Nüsse oder Samen.
- **Milch und Milchprodukte,** die aus Vorzugsmilch hergestellt werden, wie Dickmilch, Sauermilch, Joghurt, Kefir, Sahne, Landbutter, Rohmilchkäse, wie zum Beispiel Emmentaler, Quark und Molke.
- **Getränke,** wie kontrolliertes Mineralwasser, ungechlortes Leitungswasser, Kräuter- und Früchtetees.
- **Gewürze,** wie luftgetrocknete Kräuter und Wurzeln, zerkleinerte Samen.
- **Süßungsmittel,** wie eingeweichtes Trockenobst, zum Beispiel Rosinen, Datteln, Feigen, Äpfel, Pflaumen.

Alle vorgenannten Lebensmittel in der Stufe II gelten als sehr empfehlenswert.

Stufe III

- **Getreide,** wie erhitzte Getreidespeisen aus Vollkornmehlen. Gleiches gilt für Suppen, Aufläufe, Pfannkuchen und Mehlspeisen. Außerdem gedörrtes Vollkorngetreide, wie im Brot, im Zwieback, in Keksen, in Teigwaren, in Getreideflocken, in Dauerbackwaren verarbeitet.

● **Gemüse,** wie erhitztes Gemüse, erhitzte Hülsenfrüchte, erhitzte Kartoffeln, tiefgefrorenes Gemüse, erhitzte Gemüsesäfte, Sojakäse oder Tofu und erhitzte Pilze.
● **Obst,** wie erhitztes Obst, auch Kompott genannt, tiefgefrorenes Obst und erhitzte Obstsäfte.
● **Pflanzenöle, Fette, Samen, Nüsse,** wie Sauer- und Süßrahmbutter, unraffinierte Kaltpreßöle und daraus hergestellte Margarinen, geröstete oder sonst erhitzte Samen und Nüsse.
● **Milch und Milchprodukte,** aus pasteurisierter Milch die schonend auf 70 Grad kurzzeiterhitzt wurde, wie frische Vollmilch, Sauer- und Dickmilch, Joghurt, Kefir, Sahne, Butter, Buttermilch, Käse, Quark und Molke.
● **Fleisch, Fisch, Eier,** wie erhitztes, mageres Fleisch, erhitzter, magerer Fisch, erhitzte Eier.
● **Getränke,** wie Tafelwasser, Malztee, Malzkaffee und ungezuckerter Kakao.
● **Gewürze,** wie erhitzte Kräuter, Wurzeln und Samen, Obst- und Weinessig, Hefeprodukte, Meer- oder Jodsalz.
● **Süßungsmittel,** wie Apfel- oder Birnendicksaft, honigsüße Hefeflocken und kaltgeschleuderter Honig.
Alle vorgenannten Lebensmittel in der Stufe III gelten als empfehlenswert.

Stufe IV

● **Getreide,** wie polierter Reis, parboiled Reis, Getreideflocken ohne Keim, Auszugsmehl und mittlere Mehltypen, beim Weizenmehl Type 405–1200, beim Roggenmehl Type 610–1370, Kleie, Cornflakes und andere fertige Frühstücksflocken, Brot, Kuchen, Knäckebrot, Zwieback, Dauerbackwaren aus den vorgegenannten Mehltypen.
● **Gemüse,** in Form von Gemüsekonserven, Pilzkonserven und verarbeiteten, das heißt, texturierten Sojaprodukten.
● **Obst,** wie Obstkonserven, Fruchtnektare, Fruchtsaftgetränke.
● **Pflanzenöle, Fette, Samen, Nüsse,** die meisten handelsüblichen Öle und Margarinen mit den Etikettangaben heißgepreßt, chemisch extrahiert, raffiniert, deodoriert, gebleicht oder gehärtet, Brat- und Backfette.
● **Milch und Milchprodukte,** wie H-Milch, fettarme Frischmilch, H-Sahne, Kondensmilch, Milchpulver, Käsekonserven, Schmelzkäse.
● **Fleisch, Fisch, Eier,** wie Fleisch- und Wurstwaren, Fleischkonserven, Schweineschmalz, Fischkonserven, konservierte Eier, wie zum Beispiel Soleier oder Eipulver.
● **Getränke,** wie gechlortes Leitungswasser, gesüßte Kakao- oder Schokoladengetränke, Bohnenkaffee, schwarzer Tee, Bier und Wein.
● **Gewürze,** wie Gewürzextrakte oder Gewürzkonzentrate, Kochsalz und Sojasauce.

● **Süßungsmittel,** wie erhitzter Honig, Ahorn-, Apfel-, Birnen- und Zuckerrübensirup.

Alle vorgenannten Lebensmittel in der Stufe IV gelten als weniger empfehlenswert.

Abb. 9

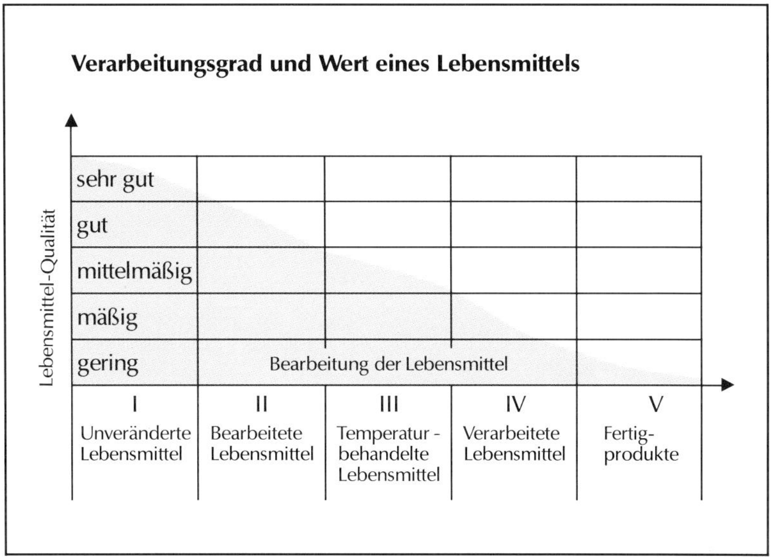

Nach der Theorie der Vollwerternährung nimmt die Qualität eines Lebensmittels mit dem Verarbeitungsgrad ab.

Stufe V

● **Getreide,** isolierte Zucker wie Malzzucker, Zuckeraustauschstoffe, isolierte Stärke, isolierte Ballaststoffe, isolierte Proteine, isolierte Vitamine oder isolierter Alkohol, Schlankheitspräparate mit Quellwirkung, Zusatzpräparate für Sportler, wie Müsli oder Energieriegel.

● **Gemüse,** wie isolierte Stärke, isoliertes Protein, isoliertes Lecithin, isolierte Aromastoffe, isolierter Alkohol und isolierte Sojaprodukte.

● **Obst,** wie isoliertes Pektin, isolierte Aromastoffe, isolierte Enzyme, isolierter Alkohol und Fruchtsaftgetränke.

● **Pflanzenöle, Fette, Samen, Nüsse,** wie mehrmals beim Fritieren oder Braten erhitzte Fette, Nuß-Nugat, Erzeugnisse mit isoliertem Zucker.

● **Milch und Milchprodukte,** wie isoliertes Kasein und Molkenprotein, isolierter Milchzucker, isolierte Vitamine, isoliertes Lecithin, isolierte Sterilmilch, Speiseeis mit isoliertem Zucker und künstlichen Aroma- oder Geschmacksstoffen, Milcheiweißpräparate für Sportler.

● **Fleisch, Fisch, Eier,** wie Trockeneiweiß, Trockeneigelb, isolierte Aminosäuren.

● **Getränke,** wie zuckerhaltige Limonaden und Cola-Getränke, Instant-Getränke, Elektrolyt-Getränke und Spirituosen.

● **Gewürze,** wie isolierte Aromastoffe, künstliche Aromastoffe, Fertigsaucen, Fertigdressings, Branntweinessig oder Essig-Essenz.

● **Süßungsmittel,** wie brauner und weißer Zucker, also isolierter Zucker, Frucht- und Traubenzucker, Zuckeraustauschstoffe, künstliche Süßstoffe, künstlicher Honig und Süßwaren.
Alle vorgenannten Lebensmittel in der Stufe V gelten als nicht empfehlenswert und sollten möglichst ganz gemieden werden.

Nach dem Prinzip der streng ausgelegten Vollwert-Ernährung soll sich die tägliche Nahrung aus den ersten drei Qualitätsstufen zusammensetzen. Die Hälfte der täglichen Nahrung soll aus den Qualitätsstufen I und II, die andere Hälfte der täglichen Nahrung soll aus Stufe III bestehen.
Wer will und kann, soll diese Regeln der perfekten Vollwerternährung so praktizieren. Diese Ernährungsform ist in jedem Falle richtig, wenngleich ein bißchen extrem, was nicht immer unproblematisch ist.

Abb. 10

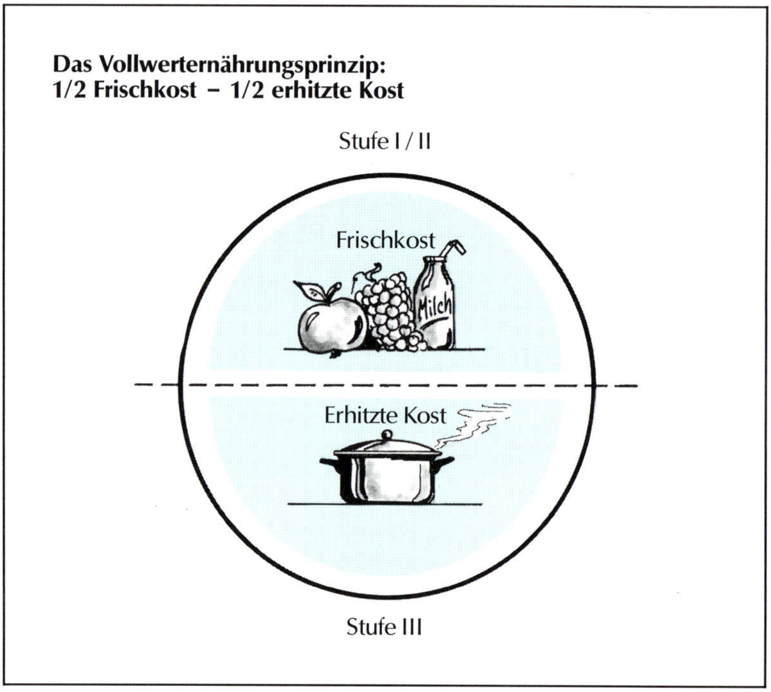

Nach den Kriterien der Vollwerternährung soll täglich eine Hälfte der Nahrung aus Frischkost (Stufe I und II) und die andere Hälfte aus erhitzter Kost (Stufe III) zusammengestellt sein.

Kritik an der extremen Vollwerternährung darf und muß sein

Seien wir doch ehrlich: Was interessiert uns die gesunde Ernährung, wenn wir das Essen nicht mehr genießen können. Nicht jeder von uns ist für »Körndlpickerei« oder »Karnickelfutter« geschaffen. Strenger Vegetarismus, wie ihn besonders »gesundheitsbewußte« Anhänger praktizieren, kann zu schweren Mangelsituationen führen. Besonders Vitamin B_{12} und Kalzium gelten hier als kritisch. Nicht jeder will, auch aus noch so gut gemeinten Ratschlägen heraus, auf Fleisch oder Fisch verzichten. Ich übrigens auch nicht.

Deswegen habe ich jahrelang Erfahrungen gesammelt, mich mit Ernährungswissenschaftlern und Medizinern auseinandergesetzt und nach der Ernährungsform gesucht, die uns auf der einen Seite die Lebensfreude erhält, auf der anderen Seite aber im Einklang mit einer optimalen Gesundheit steht. Das Ergebnis:
Lebensmittel-Qualitäts-Index und ein praktisches **Leitzahlensystem.** Sie werden staunen, was sie im nächsten Kapitel darüber erfahren.

KAPITEL 5

Lebensmittel-Qualitäts-Index und Leitzahlensystem werden auch Ihr Leben positiv verändern

Sicherlich ist es prinzipiell richtig, daß durch Be- und Verarbeitung von Lebensmitteln immer auch Nährstoffverluste entstehen.
Die Forderung, möglichst viele Nahrungsmittel als Rohkost zu verzehren, ist nicht ganz unproblematisch. Immerhin ist ein großer Teil unserer Grundnahrungsmittel nur gegart genießbar. Gemeint sind Fleisch, Fisch, Eier, Brot, Kartoffeln, Reis, Hülsenfrüchte und einige mehr.
Daß diese Lebensmittel erst in der Qualitätsstufe III auftauchen, erscheint nicht nur mir seltsam, zumal die meisten roh und ungegart gar nicht genießbar oder sogar giftig wären.

Auch Fleisch hat seinen Platz in der Vollwert-Ernährung

Wer sich vegetarisch ernähren will, der soll es ruhig tun. Ob Vegetarismus soviel gesünder ist, konnte immer noch nicht nachgewiesen werden. Es trifft aber zu, daß Vegetarier kaum von den ernährungsbedingten Zivilisationskrankheiten betroffen sind.
Wer Fleisch aus religiösen Gründen, aus weltanschaulichen Betrachtensformen oder aus ethisch-moralischer Betrachtensweise ablehnt, hat sich bestimmt was dabei gedacht.

Fleisch in Maßen genossen ist Teil der Vollwerternährung

Aus ernährungsphysiologischer Sicht entspricht das Fleisch sicherlich dem Prinzip eines hochwertigen Produktes als wichtiges Element einer vollwertigen Ernährung.
Wenn man pflanzliche Lebensmittel gelegentlich, wegen ihres mikrobiellen und enzymatischen Abbaues während der Lagerung, als »lebendige« Kost bezeichnet, so trifft dies für Fleisch auch zu, denn während des Abhängens, der Fleischreifung, finden solche Prozesse auch statt.

Beim Fleischverzehr kommt es auf die Menge an

Fleisch und Fleischerzeugnisse sind als wichtige Quelle für die Eiweißversorgung des Menschen anerkannt. Außerdem steht Fleisch für die Versorgung mit wichtigen B-Vitaminen und dem Mineral Eisen.
Wieviel vom Fleisch davon nun unproblematisch ist und wann die gefürchtete »Eiweißsucht«, die Folge eines ungezügelten Fleischkonsums, anfängt, muß jeder für sich individuell ermitteln. Und dabei

helfen ihm **Lebensmittel-Qualitäts-Index** und **Leitzahlen** ganz entscheidend, wie wir noch erfahren werden.

Der Lebensmittel-Qualitäts-Index ist eine Ernährungsrevolution

Wieder etwas Neues, werden Sie denken, wo wir doch gerade unsere – nicht immer positiven – Erfahrungen mit »Nutripoints« gesammelt haben.

Der **Lebensmittel-Qualitäts-Index** geht von den folgenden Grundsätzen und Leitlinien aus:

1. Es gibt kein natürliches Lebensmittel, das im Sinne einer vollwertigen Ernährung nicht empfohlen werden kann oder gar ausgeschlossen werden sollte.
2. Denaturierte und isolierte Produkte wollen wir vermeiden. Deswegen wird ihr Lebensmittel-Qualitäts-Index, der abgekürzt **LQI** heißt, auch sehr spärlich sein. Ganz ausschließen können wir sie nicht, denn immerhin leben Hunderttausende aus verschiedenen Gründen davon. Man denke nur an die Krankenhäuser mit den Schwerverletzten, Unfallopfern, Operierten oder Koma-Patienten, die nur so ernährbar sind, will man sie am Leben erhalten.
3. Wir geben ebenfalls dem Frischobst und dem Frischgemüse den Vorzug. Deswegen werden diese Nahrungsmittel im LQI immer optimal bewertet. Gleiches gilt für andere Rohprodukte, wie Getreide, Samen, Sprossen, Keime oder Nüsse.
4. Wir achten peinlich genau auf die Höhe der Fettzufuhr und auf die Fettqualitäten. Wer einen zu hohen Cholesterinspiegel hat, kann über den LQI die für ihn opitmalen Lebensmittel zusätzlich abrufen.
5. Wir akzeptieren den Zucker nur in seiner natürlichen Form, das heißt mit allen Begleitstoffen, wie Vitaminen, Mineralien und Enzymen, als Obst, Trockenobst, kaltgeschleuderter Honig, Fruchtdicksaft, honigsüße Hefeflocken und einige andere Alternativen mehr. Als isolierter Zucker hat er beim LQI keine Chancen.
6. Wir berücksichtigen den individuellen Energie- oder Kalorienbedarf, damit Diäten zukünftig überflüssig werden, weil sie bei Anwendung des LQI auch nicht mehr erforderlich sind.
7. Wir lernen die Berechnung unseres individuellen Eiweißbedarfes und verzichten weder auf Fleisch, Fleischprodukte, Wurst, Fisch oder Geflügel. Das LQI-Kontrollsystem sorgt dafür, daß wir nicht zuviel davon essen.
8. Wir lernen unsere Lebensmittel nach ihrem Vitamin- und Mineralstoffanteil unterscheiden und bevorzugen Produkte, die uns mindestens den Tagesbedarf garantieren.
9. Wir können auch unsere lebenswichtige Ballaststoffaufnahme individuell kontrollieren und im Bedarfsfall steuern. Eine der wichtigsten Maßnahmen bei der aktiven Gesundheitsvorsorge.
10. Je nach Praktikabilität oder ernährungsphysiologischer Notwendigkeit arbeitet der LQI bei der Bewertung der Lebensmittel mit Gramm- oder Portionsangaben, ohne daß daraus zusätzlicher Rechenaufwand entsteht.

11. Wer bereits einen zu hohen Cholesterinspiegel oder einen zu hohen Blutdruck hat, kann mit Hilfe des LQI durch die individuelle Steuerung seiner Ernährung spürbare Verbesserungen herbeiführen. Dadurch wird schon nach kurzer Zeit der Normalzustand dauerhaft wiederhergestellt.
12. Wer Übergewicht hat, wird die überflüssigen Pfunde mit dem LQI sicherer los als mit jeder noch so reißerischen Diät, denn seine Gewichtsreduktion wird ohne jegliches Risiko für die Gesundheit verlaufen. Das erreichte Gewicht wird gehalten.
13. Wer einen zusätzlichen Bedarf an bestimmten Nährstoffen hat, wird mit Hilfe des LQI sehr schnell herausfinden, über welche Lebensmittel er diesen Mehrbedarf auf natürliche Art und Weise abdecken kann.

Die Anwendung des Lebensmittel-Qualitäts-Index und der Leitzahlen für Ihren persönlichen Erfolg

Eines der größten Hindernisse, Ernährungsphysiologie mit Ernährungspraxis zu optimalem Ernährungsverhalten zu verbinden, ist die Tatsache, daß sich keiner permanent mit Kalorientabellen und Grammwaage herumplagen kann. Das ist auch nicht mehr so ganz wichtig, wenn man sich einmal intensiv mit dem LQI auseinandersetzt und ihn anwendet.

Der Umgang mit dem Lebensmittel-Qualitäts-Index und den Leitzahlen ist denkbar einfach

Wer seine Gesundheit und damit seine Ernährung ernst nimmt, der wird die nächsten Zeilen und Seiten nicht überfliegen, sondern so oft und so lange lesen, bis ihm die Handhabung des LQI so geläufig ist, wie es das Einmaleins in der Schulzeit gewesen ist.
Das gesamte System besteht aus drei bis vier Leitzahlen, die folgendes über unsere Lebensmittel aussagen:
Leitzahl 1: Sie gibt den Kaloriengehalt eines Lebensmittels an und wirft die anteiligen Fettkalorien gesondert aus.
Leitzahl 2: Sie gibt den Eiweißgehalt eines Lebensmittels nach den üblichen Portionen an.
Leitzahl 3: Sie zeigt auf, ob man den Tagesbedarf mit den wichtigsten Vitaminen und Mineralstoffen durch dieses Lebensmittel decken kann. Gleichzeitig wird der Ballaststoffanteil in Gramm erfaßt.
Leitzahl 4: Sie zeigt an, welche Lebensmittel bei zu hohem Konsum ein Problem für die Gesundheit darstellen oder mit welchen Lebensmitteln man einen Sonderbedarf befriedigen oder Nahrungsergänzung im Bedarfsfalle betreiben kann.
Doch bevor man mit dem LQI umgehen und arbeiten kann, bevor man in der Lage ist, die Leitzahlen zum eigenen Wohle richtig einzusetzen, muß man sich kapitelweise weiter in die Logistik hineintasten, was aber neben der Information auch Spaß macht, denn letztlich geht es um die Gesundheit, und die muß uns das Weiterlesen und Weitermachen allemal wert sein.

Abb. 11

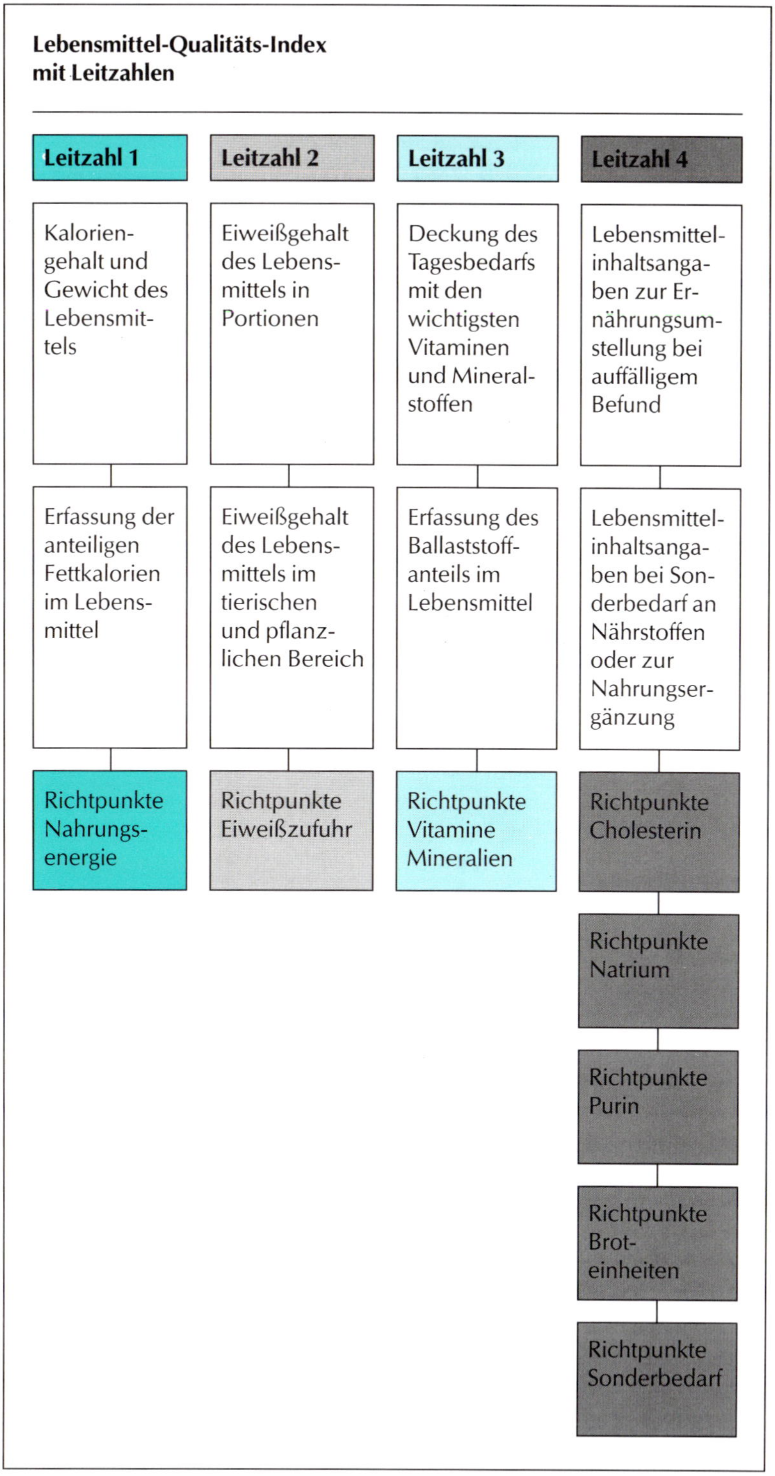

Diese Übersicht zeigt den Aufbau des Lebensmittel-Qualitäts-Index mit den Untereinheiten Leitzahlen und Richtpunkten.

KAPITEL 6

LEITZAHL 1: UNSERE ENERGIEZUFUHR

Seit es Übergewichtige und damit zwangsläufig auch die bereits vorerwähnten Diäten gibt, haben die Betroffenen einen geliebten und gehaßten »Lebensgefährten«, die Kalorie, als mittlerweile populäre Maßeinheit unserer täglichen Energiezufuhr. Sie ist auch Faktor für die Berechnung des Energieanteils in unseren Lebensmitteln, der auch die Einführung der Joules nichts von ihrem Nimbus nehmen konnte. Manch einer wird von einer regelrechten »Kalorienpsychose« heimgesucht, die ihm das Leben richtig schwer macht.

Abb. 12

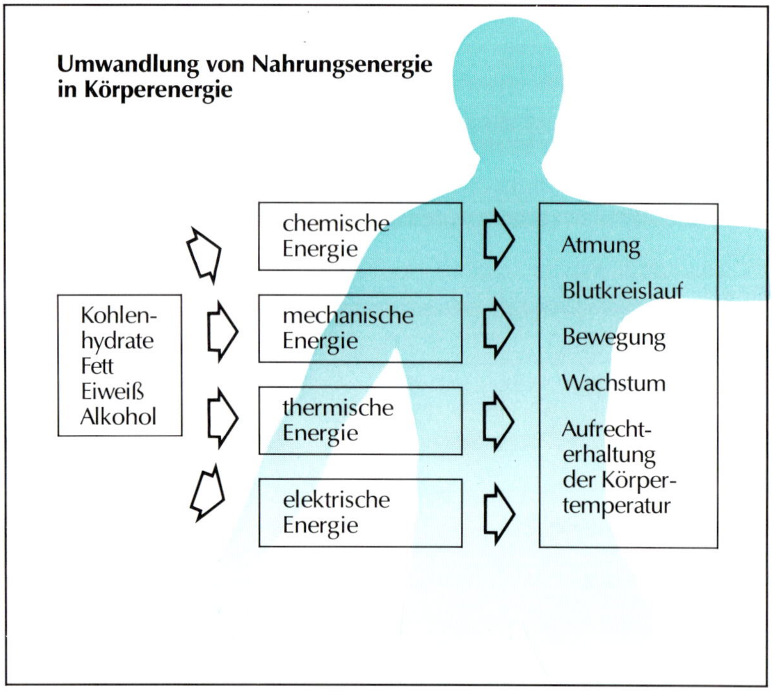

Durch den Abbau von Eiweiß, Fett, Kohlenhydraten und Alkohol entsteht im Körper Energie, die zum Beispiel zur Aufrechterhaltung der Körpertemperatur benötigt wird.

Kalorientabellen erreichen die Druckauflage der Bibel

Die Bibel ist das Buch mit der weltweit höchsten Auflage. Doch – ebenfalls weltweit betrachtet – stehen ihr die verschiedenen Auflagen von Kalorien- und Nährwerttabellen in nichts mehr nach. Für viele Betroffene ist die Kalorientabelle die Bibel.

Nicht alle Kalorientabellen sind praktisch

Womit natürlich nicht die Genauigkeit oder gar die Richtigkeit angezweifelt wird. Aber wenn sich die Genauigkeit dann dadurch ausdrückt, daß man einen Taschenrechner und eine Grammwaage braucht, um seine individuellen Berechnungen durchzuführen, dann habe ich damit meine Probleme in der täglichen Umsetzung. Es gibt Wissenschaftler, die fordern nicht zu unrecht, daß der Mensch, bevor er überhaupt etwas lernt, das Zählen der Kalorien und die Beurteilung unserer Lebensmittel danach intus haben sollte.

Man muß den Nährwert der Lebensmittel unbedingt kennen

Und es ist tatsächlich so. Wenn man einmal, sozusagen im Schlaf, die Kalorienwerte der meisten Lebensmittel auswendig weiß, dann nimmt man einfach nicht mehr zu, wie ich aus eigener Erfahrung berichten kann. Man rechnet »im Unterbewußtsein« immer hoch und übt somit eine ständige Kontrolle über seine tägliche Energiebilanz aus. Nicht umsonst empfehlen Ernährungspsychologen immer wieder, daß man sich wenigstens über den Zeitraum einer Gewichtsreduktionsphase den Kalorienwert jeder einzelnen Mahlzeit genau notiert, um am Abend dann Bilanz zu ziehen.

Abb. 13

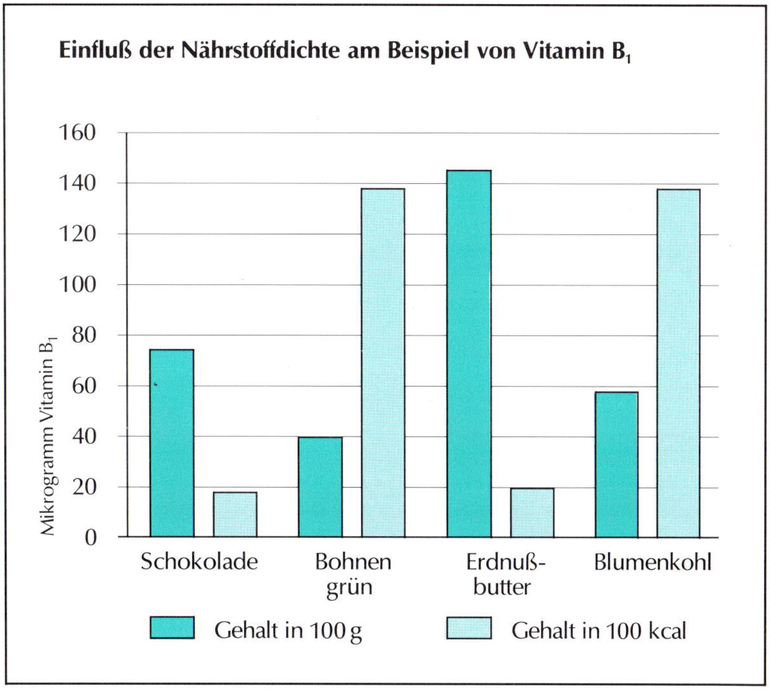

Auf den ersten Blick erscheint der Vitamin B_1-Gehalt der Schokolade und der Erdnußbutter sehr hoch, betrachtet man aber den Vitamin B_1-Gehalt, den man mit 100 kcal zu sich nimmt, so sieht man, daß Bohnen und Blumenkohl wesentlich besser abschneiden.

Beim Lebensmittel-Qualitäts-Index ist die Nahrungsenergie nicht ohne Grund Leitzahl 1

Wir wissen heute mit Sicherheit, daß unser größtes Ernährungsproblem immer noch in einer zu hohen, unkontrollierten Zufuhr von Nahrungsenergie liegt. Dabei muß man in diesem Zusammenhang ganz deutlich darauf hinweisen, daß Lebensmittel mit sehr hoher

Energiedichte in fast allen Fällen eine zu geringe **Nährstoffdichte** ausweisen. Dies bestätigt eindeutig, daß Übergewichtige unterernährt sind. Denn sie sind zwar »vollgestopft« mit Energieträgern, haben aber ein Defizit an biologisch wertvollen Nähr- und Inhaltsstoffen.

Abb. 14

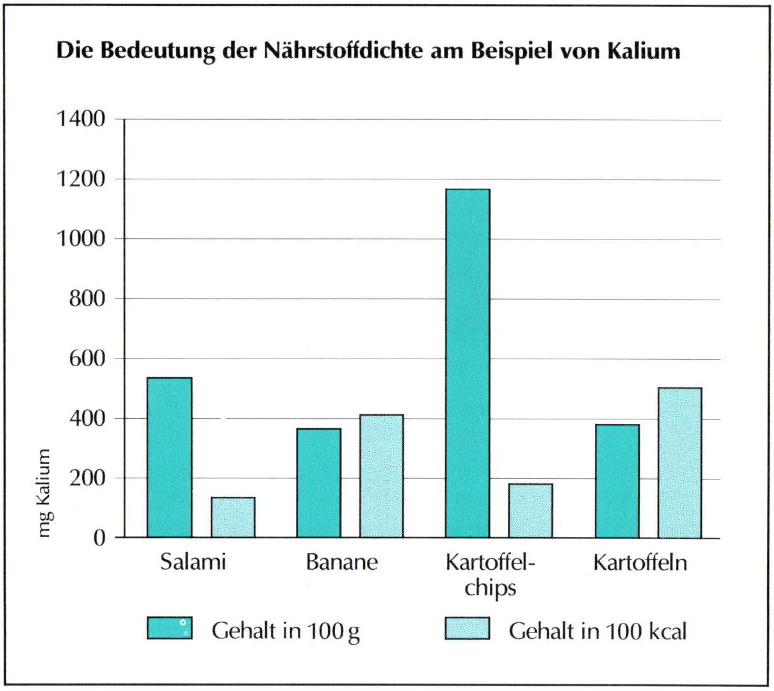

Der Kaliumgehalt scheint in Kartoffelchips und Salami sehr hoch zu sein, wenn man die 100g-Angaben betrachtet, jedoch auf 100 kcal schneiden Kartoffeln und Banane wesentlich besser ab.

Der erste Teil der Ernährungsrevolution ist die Leitzahl 1

Wir berechnen den Energieanteil unserer täglichen Nahrung nicht mehr wie bisher, also Gewicht des Lebensmittels = Kaloriengehalt. Wir machen es einfach genau umgekehrt und sagen: Kaloriengehalt = Lebensmittelgewicht.

Aus dieser Umkehrung ergeben sich aber ganz wesentliche Vorteile, die auf unser Ernährungsverhalten größten Einfluß haben können:

1. Wir können jederzeit schnell und problemlos eine tägliche Energiebilanz ziehen und zu jeder Tageszeit feststellen, ob wir den Tagesbedarf bereits überschritten oder ob wir noch Spielraum haben.
2. Wir lernen automatisch und sozusagen nebenbei, die Lebensmittel nach Kalorien zu bewerten, was sich positiv auf das Einkaufs- und Verzehrverhalten auswirken wird.
3. Das Wichtigste bei dieser Umstellung aber ist, daß wir, ernährungsphysiologisch gesehen, einfach qualitativ besser und somit gesünder essen, weil wir Produkten mit einer höheren **Nährstoffdichte** den Vorzug geben.
4. Wir essen qualitativ besser und quantitativ mehr, weil Lebensmittel mit wenig Kalorien in der Regel nicht nur eine höhere Nährstoffdichte

haben, sondern vom Volumen mehr Gewicht auf die Waage bringen, was sehr wichtig für eine ausgewogene und ausreichende Sättigung ist.

5. Weil über diese Orientierung ganz entscheidende Wechselwirkungen erzielt werden: Zum einen reduziert sich mit dem Energiegehalt auch die Cholesterinzufuhr, und zum anderen erhöht sich damit automatisch die Ballaststoffaufnahme. Ein Zusammenspiel, das für unsere Gesundheit von allergrößter Bedeutung ist, wie wir noch erfahren werden.

Die Leitzahlskala 1–9 ist das Maß aller Ernährungsdinge

Die Kalorienberechnung wird sich in Zukunft für Sie in der Richtpunktskala 1–9 abspielen, was in der Praxis folgendes bedeutet:

- Jede Zahl steht für 100 Kalorien. Lebensmittel mit dem Richtpunktwert 1 enthalten immer circa 100 Kalorien. Lebensmittel mit dem Richtpunktwert 2 enthalten immer circa 200 Kalorien, mit dem Richtpunktwert 3 circa 300 Kalorien. In diesem Rhythmus geht das bis zum Richtpunktwert 9, der dann logischerweise für circa 900 Kalorien steht.
- Wenn ein Lebensmittel innerhalb seiner Leitzahl nicht genau auf die jeweiligen Hunderter-Werte kommt, wird auf- oder abgerundet. Abgerundet wird, wenn es sich um ein biologisch wertvolles Produkt handelt. Aufgerundet wird, wenn es sich um »Leer«- oder Fettkalorien handelt.
- Sie können durch Multiplikation alle Lebensmittel durch alle 9 Richtpunktwerte laufen lassen, weil man dann schwarz auf weiß erleben wird, wie sich bei biologisch wertvollen Lebensmitteln das Gewicht zugunsten des Volumens, also der Sättigung, nach oben orientiert, was immer wieder unter dem Aspekt der verbesserten Nährstoffdichte zu sehen ist. In diesem Vergleich schneiden sehr energie- und somit fettreiche Lebensmittel viel ungünstiger ab (Abb. 16).

Das Herauslösen der Fettkalorien ist lebenswichtig

In der Richtpunktskala von 1–9 erfahren Sie aber auch, wieviel der reine Fettanteil am jeweiligen Kalorien-Hundertwert ist. Diese Zusatzinformation halte ich für ausgesprochen lebenserhaltend, denn der größte Risikofaktor für die Gesundheit ist die ungezügelte Fettzufuhr, was insbesondere für die tierischen Fette gilt (Abb. 17).

Wichtig: Ihr täglicher Fettverzehr sollte 25% – maximal 30% – der gesamten Energiezufuhr auf keinen Fall überschreiten.

Auch hier gilt die Tatsache, daß Fett ein wesentlicher Bestandteil unserer Ernährung ist und nur zum Problem wird, wenn wir im Fettkonsum die vertretbare Menge überschreiten und damit auch Gefahr laufen, den Cholesterinspiegel in die Höhe zu treiben und auch die Pfunde ansammeln, die dann das Übergewicht ausmachen. Deswegen machen wir es uns zum erklärten Grundsatz unserer Ernährungsumstellung, daß wir nicht nur die Kalorien zählen, sondern auch die Fettkalorien in unseren Lebensmitteln gesondert betrachten.

Abb. 15

Der Gebrauch der Leitzahlen:
Die Leitzahl 1 – Kalorien

Kalorien		Richtpunkte		Lebensmittelmenge
Enthält ein Lebensmittel 51–150 Kalorien	=	1		
Beispiel Ananas 100 g = 57 Kalorien	=	1	=	200 g Ananas
Enthält ein Lebensmittel 151–250 Kalorien	=	2		
Beispiel Roggenvollkornbrot 100 g = 212 Kalorien	=	2	=	100 g Roggen-vollkornbrot
Enthält ein Lebensmittel 251–350 Kalorien	=	3		
Beispiel Edamer Käse 40% 100 g = 300 Kalorien	=	3	=	100 g Edamer Käse 40%
Enthält ein Lebensmittel 351–450 Kalorien	=	4		
Beispiel Gekochter Schinken 100 g = 372 Kalorien	=	4	=	110 g gekochter Schinken
Enthält ein Lebensmittel 451–550 Kalorien	=	5		
Beispiel Salami 100 g = 519 Kalorien	=	5	=	95 g Salami
Enthält ein Lebensmittel 551–650 Kalorien	=	6		
Beispiel Geröstete Erdnüsse 100 g = 613 Kalorien	=	6	=	100 g geröstete Erdnüsse

Der Gebrauch der Leitzahlen:
Die Leitzahl 1 – Kalorien

Kalorien		**Richtpunkte**		**Lebensmittelmenge**
Enthält ein Lebensmittel 651–750 Kalorien	=	7		
Beispiel Butter 100 g = 752 Kalorien	=	7	=	90 g Butter
Enthält ein Lebensmittel 751–850 Kalorien	–	8		
Beispiel Mayonnaise 100 g = 774 Kalorien	=	8	=	100 g Mayonnaise
Enthält ein Lebensmittel 851–950 Kalorien	=	9		
Beispiel Schweineschmalz 100 g = 948 Kalorien	=	9	=	95 g Schweine-schmalz

Lebensmittel werden in der ersten Leitzahl nach ihrem Kaloriengehalt bewertet. Beispiel: Roggen-Vollkornbrot enthält in 100 g 212 Kalorien und bekommt damit 2 Richtpunkte.

Abb. 16

Vergleich von Apfel und Leberwurst durch alle Richtpunkte in Leitzahl 1

Der Apfel in Leitzahl 1		**Die Leberwurst in Leitzahl 1**	
Richtpunkte	**Lebensmittelmenge**	**Richtpunkte**	**Lebensmittelmenge**
1	200 g Apfel	1	23 g Leberwurst
2	400 g Apfel	2	45 g Leberwurst
3	600 g Apfel	3	67 g Leberwurst
4	800 g Apfel	4	90 g Leberwurst
5	1000 g Apfel	5	112 g Leberwurst
6	1200 g Apfel	6	135 g Leberwurst
7	1400 g Apfel	7	155 g Leberwurst
8	1600 g Apfel	8	180 g Leberwurst
9	1800 g Apfel	9	200 g Leberwurst

Für die gleichen Richtpunkte können Sie 9-mal soviele Äpfel wie Leberwurst für dieselbe Energiemenge essen.

Abb. 17

Mit der Leitzahl 1 werden anteilig immer die Fettkalorien angegeben. Je höher die Richtpunkte für ein Lebensmittel liegen, desto größer ist auch der Anteil an Fettkalorien. Zum Beispiel hat Butter von den circa 700 Gesamtkalorien in 100 g 688 Kalorien Fett.

Die Leitzahl 1 – Fettkalorien

Richtpunkte	Lebensmittel	Portion in g	Fettkalorien
1	Räucherforelle	80	21
2	Sahnequark	120	127
3	Wiener Würstchen	100	227
4	Avocado	150	270
5	Pralinen	100	312
6	geröstete Erdnüsse	100	465
7	Butter	90	688
8	Mayonnaise	100	735
9	Schweineschmalz	95	884

Abb. 18

Die Leitzahl 1 Lebensmittelbeispiele

Lebensmittel	Portion in g	Anteil der Fett-Kalorien
1 Richtpunkt		
Apfel	150 (1 Stück)	5
Aprikose frisch	125 (2 Stück)	1
Banane	150 (1 Stück)	3
Buttermilch	200 (1 Glas)	3
Champignon	200	4
Erbsen grün	150	14
Erdbeere	125	4
Fenchel	200	5
Hühnerei ganz	60 (1 Ei)	53
Joghurt teilentrahmt	150 (1 Becher)	20
Kabeljau	150	7
Karotte	150	4
Knäckebrot	20 (2 Scheiben)	4
Magerquark	100	0,6
Oliven grün frisch	40	23
Rosenkohl	150	6
Schwarzwurzel	150	11
Spargel	500	2
Stachelbeere	125	7
Vollkorn-Schrotbrot	50 (1 Scheibe)	5
Weintrauben	100	1

Die Leitzahl 1
Lebensmittelbeispiele

Lebensmittel	Portion in g	Anteil der Fett-Kalorien
2 Richtpunkte		
Brie Rahmstufe	40	96
Bismarckhering	125	117
Corn Flakes	50	0,5
Fruchtsaftgetränk	500 ml (½ Liter)	3
Grünkern	60	15
Haferflocken	60	38
Hirse	60	19
Hühnerei	180 (3 Stück)	160
Kalbs-Haxe mager	150	59
Kartoffeln	200	2
Kichererbsen	60	24
Kidney-Bohnen	60	8
Lachs frisch	150	184
Parmesan Fettstufe	40	72
Reis	60	4
Schweine-Filet	150	90
Vollkornteigwaren	60	20
Weizen	60	11
3 Richtpunkte		
Avocado	150 (1 Stück)	270
Hackfleisch frisch	100	216
Kartoffelchips	50	160
Konfitüre	100 (4 Portionen)	3
Marmorkuchen	70 (1 Stück)	133
Milchschokolade	50 (½ Tafel)	135
Obstkuchen allgemein	120	80
Pfirsich getrocknet	100	2
Pute ganz	150	149
Schweineschnitzel	150	134
Trinkmilch	500 ml (½ Liter)	150
4 Richtpunkte		
Bier Pils	1 Liter	0
Bratkartoffeln	200	154
Bückling	150	209
Frühlingsrolle	150 (1 Stück)	156
Matjes-Hering gegart	150	311
Rostbratwurst	150 (1 Stück)	179
Weißwurst	150 (1 kleine)	323

Die Leitzahl 1
Lebensmittelbeispiele

Lebensmittel	Portion in g	Anteil der Fett-Kalorien
5 Richtpunkte		
Mayonnaise 80%	60	455
Nußkuchen Kasten	120 (1 Stück)	245
Schweine-Schulter fett	150	423
6 Richtpunkte		
Bock-Bier	½ Liter	0
Sesam	100	450
7 Richtpunkte		
Haselnüsse	100	560
Paranuß	100	620
8 Richtpunkte		
Butter	100	750
Schweineschmalz	80	745
9 Richtpunkte		
Speiseöle	100 (10 Eßlöffel)	925

So lese ich die Lebensmitteltabelle: 1 Portion Joghurt, das ist ein Becher mit 150 g, hat einen Gesamtkaloriengehalt von 76 kcal, davon sind 20 kcal Fett 1 Richtpunkt. Weitere Lebensmittel finden Sie im großen Tabellarium im Anhang.

Am Anfang steht die Ermittlung des individuellen täglichen Nahrungsenergiebedarfes

Das ganze Wissen um Kaloriengehalt und Fettanteil in unseren Lebensmitteln nützt uns wenig, wenn wir unseren individuellen Bedarf an täglicher Nahrungsenergie nicht ziemlich genau kennen. Kein Mensch ist diesbezüglich gleich zu bewerten, und schon deswegen ist eine Nährstoff-Tagesbedarfsempfehlung in Gruppen oder Kategorien nicht sinnvoll, wenn nicht gar problematisch.

Die Multiplikationsfaktoren sind eine Basis zur Ermittlung unseres täglichen Nahrungsenergiebedarfes

Sie ordnen sich jetzt selbst der Gruppe zu, die ich am Beispiel verschiedener Multiplikationsfaktoren so beschrieben habe, daß Sie ganz bestimmt und schnell Ihren »Typ« finden werden. Ehrlichkeit ist aber angesagt, wenn es einigermaßen genau sein soll:
Faktor 10 = ein Mensch, der körperlich kaum arbeitet und sich auch sportlich überhaupt nicht betätigt.
Faktor 12 = ein Mensch, der körperlich oder sportlich hin und wieder ganz wenig tut, einen sitzenden Beruf ausübt.
Faktor 14 = ein Mensch, der mindestens zweimal die Woche sportlich jeweils 1 Stunde etwas tut oder im Beruf körperlich arbeiten muß.
Faktor 16 = ein Mensch, der regelmäßig täglich etwa 30 Minuten Freizeitsport betreibt, im Beruf aber körperlich kaum arbeiten muß.
Faktor 18 = ein Mensch, der regelmäßig täglich etwa 30 Minuten Freizeitsport betreibt, im Beruf zudem körperlich hart arbeiten muß.

Faktor 20 = ein Mensch, der Wettkampfsport betreibt und täglich mindestens 90 Minuten regelmäßig trainiert, nebenbei auch noch berufstätig ist.

Wichtig: Der Faktor, für den Sie sich entschieden haben, von dem Sie glauben, daß er auf Sie persönlich zutrifft, ist Ihr ganz persönlicher Multiplikationsfaktor, der Ihnen ziemlich genau sagen wird, wieviel Nahrungsenergie in Kalorien Sie täglich essen dürfen, damit Sie nicht zu-, aber auch nicht abnehmen, sondern Ihr Gewicht dauerhaft halten, den Organismus nicht belasten.

Ihren Faktor multiplizieren Sie mit Ihrer Körpergröße in cm, dann haben Sie den Wert, der fast immer ziemlich genau die Menge an Nahrungsenergie aufzeigt, die Sie täglich verkonsumieren dürfen, ohne daß dies Ihr Ernährungsgewissen belastet. Dieses Faktorensystem ist zwar nicht die perfekteste Form der Energiebedarfsermittlung. Aber meine langjährigen Erfahrungen haben gezeigt, daß sie äußerst praktikabel und bis zu 90% zutreffend ist.

Dieser so ermittelte tägliche Nahrungsenergiebedarf ist auch die Ausgangsposition oder die Basis für die langfristige, somit sinnvolle Gewichtsabnahme.

Mit Ihrem Multiplikationsfaktor bestimmen Sie auch die Abnahmegeschwindigkeit

Der von Ihnen bestimmte Faktor ist auch entscheidend für die Berechnung einer richtigen Abnahmegeschwindigkeit, wenn Ihre Waage Gewichtsreduktion anzeigt.

Und so wird es gemacht:

Bei einer Körpergröße von 167 cm, für die wir den Faktor 12 als Multiplikationsfaktor errechnet haben, beträgt die tägliche Zufuhr an Nahrungsenergie runde 2000 Kalorien.

Dieser Faktor steht bei der Festlegung der Abnahmegeschwindigkeit für 100%, weil Sie mit ihm weder zu-, noch abnehmen.

Abb. 19

Beispiel für die Berechnung des täglichen Energiebedarfs

Körpergröße		multipliziert mit individuell festgelegtem Multiplikationsfaktor		tatsächlicher täglicher Energiebedarf
167 cm	x	12	=	2000 Kalorien

Aus der Körpergröße malgenommen mit dem individuellen Multiplikationsfaktor errechnet sich der tägliche Energiebedarf.

Jedes Prozent darüber bedeutet Gewichtszunahme, jedes Prozent darunter Gewichtsabnahme.
Ich habe diese Methode beziehungsweise diese Rechnung an Hunderten von »Abspeckwilligen« getestet und kann heute mit großer Wahrscheinlichkeit von einem absolut realen Zahlenspiel sprechen, das für Sie mit der wichtigste Anhaltspunkt für die eigene Standortbestimmung ist.
In der praktischen Umsetzung sieht es dann mit unserem Beispiel bei einem täglichen Energiebedarf von 2000 Kcal so aus:

Ich möchte abnehmen	dann muß ich pro Tag in % weniger essen	in Kalorien	in Richtpunkten
1 Pfund	15%	300	3
2 Pfund	30%	600	6
3 Pfund	50%	1000	10

Diese Berechnung gilt für die gewünschte Gewichtsreduktion innerhalb einer Woche, wobei als ideales Abnahmeziel maximal 2 Pfund, besser 1 Pfund angestrebt werden sollte.
Über die Woche kann man den normalen Tagesbedarf beliebig verteilen. Entscheidend für die langfristige Gewichtsreduktion und das Gewichthalten ist, daß die Wochenbilanz stimmt.

Abb. 20

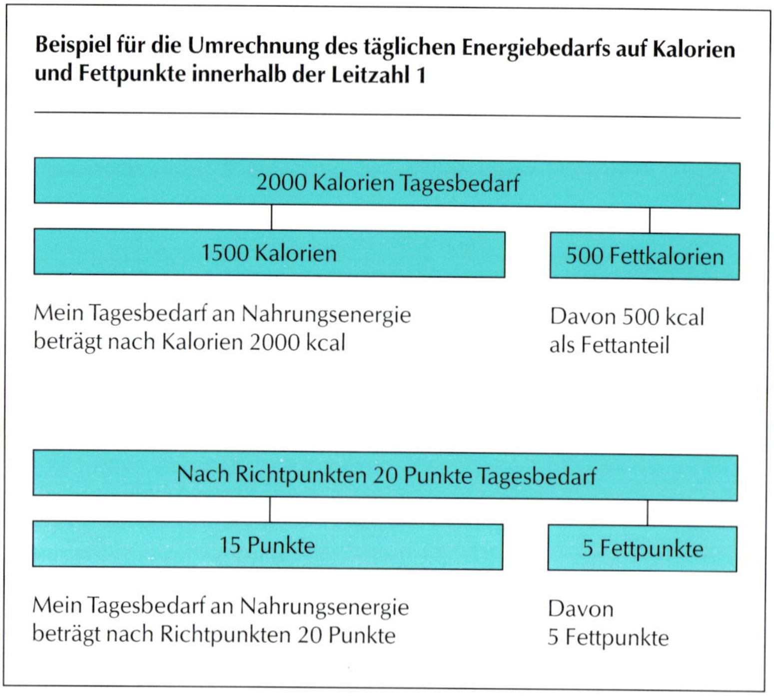

So einfach können Sie berechnen, wie hoch der Fettanteil an den Gesamtkalorien ist.

Abb. 21

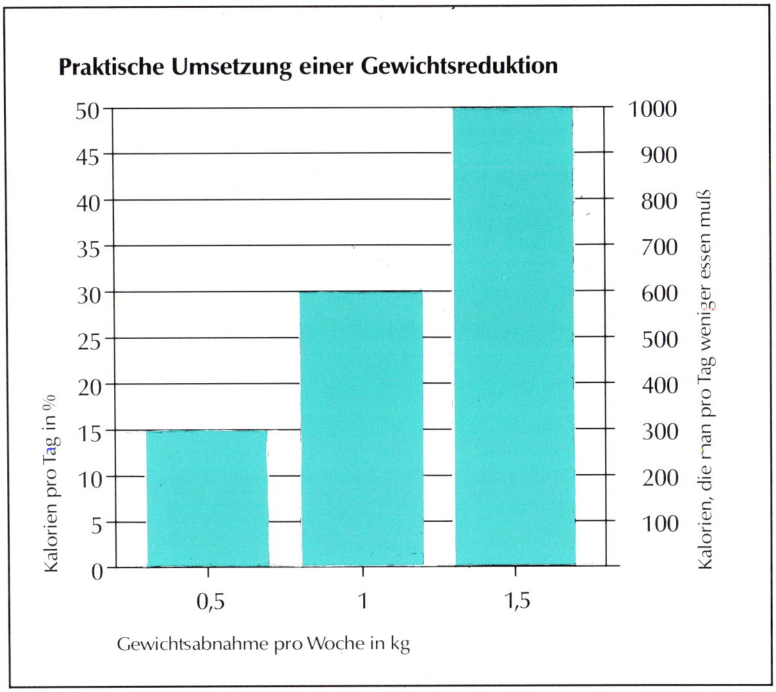

Um 1,5 kg pro Woche abzunehmen, muß ich 50% weniger Kalorien zu mir nehmen, das sind bei 2000 kcal Aufnahme 1000 kcal weniger, also genau die Hälfte. Mehr als 1,5 kg pro Woche abzunehmen, ist nicht gesund.

Abb. 22

Energiezufuhr im Wochenspiegel

Energiezufuhr pro Tag: 2000 Kalorien
20 Richtpunkte im Wochenspiegel

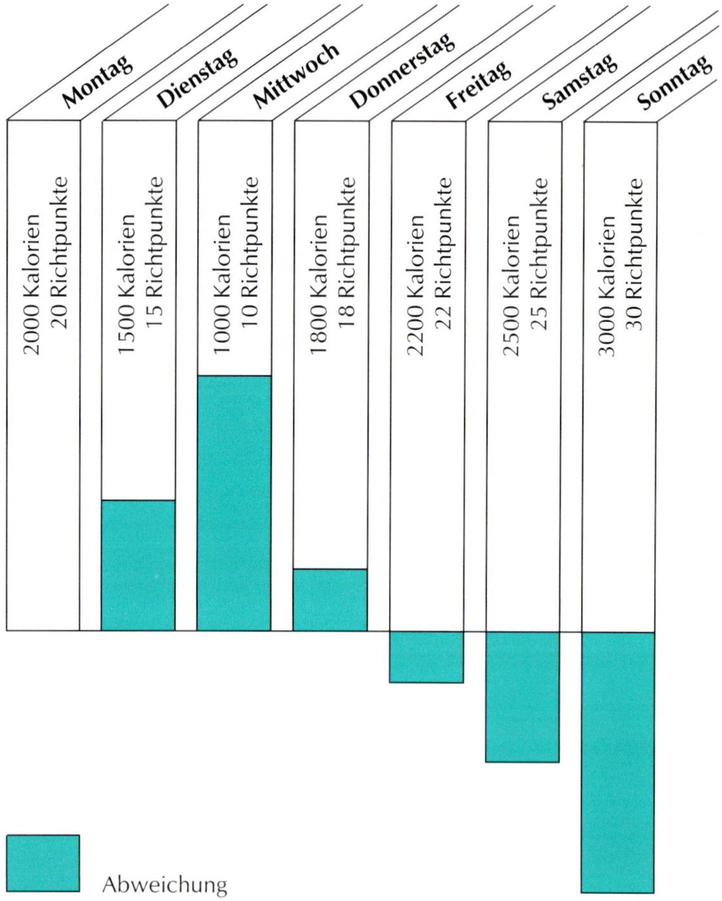

Berechnete Ideal-Wochenenergiezufuhr

Energiezufuhr pro Woche
14.000 Kalorien : 7 =
140 Richtpunkte : 7 =

Berechnete Idealenergie pro Tag

2000 Kalorien
20 Richtpunkte

Tagesabweichungen von den berechneten Richtpunkten für die Energie sind erlaubt, jedoch muß die Wochenbilanz stimmen.

KAPITEL 7

LEITZAHL 2: UNSERE TÄGLICHE EIWEISSZUFUHR

Die Kritik am Fleischverzehr, mit der manche Journalistenkollegen und Ernährungsexperten so gerne Schlagzeilen machen, habe ich bereits versucht, objektiv zu relativieren. Halbwissen und Halbwahrheiten, Vorurteile und Emotionen bestimmen unsere Einstellung zum Fleisch und somit auch zu unserem wichtigsten Eiweißlieferanten. Doch Fleisch hat auch noch andere Vorzüge. So zeichnet es sich durch seinen hohen Vitamin- und Mineralstoffanteil aus.

Die Fakten und die Wahrheit kommen leider zu kurz

Es existieren keine wissenschaftlich untermauerten Erkenntnisse, die mit dem natürlichen Verzehr von Fleisch irgendwelche Gesundheitsrisiken aufgezeigt hätten, die illegalen und kriminellen Machenschaften mit pharmakologischen Präparaten einmal ausgenommen.

Laut Statistik ist der Fleischverzehr im Durchschnitt viel zu hoch

Alle Jahre wieder, wenn das Statistische Bundesamt die Zahlen des durchschnittlichen Fleischkonsums pro Jahr und Kopf der Bevölkerung veröffentlicht, geht ein wahrer Proteststurm durch das Land, denn danach handelt es sich immerhin um satte 102 kg, wenn wir das Jahr 1990 als Vergleichsgrundlage nehmen. Die Kommentare der extremen »Gesundbeter« laufen dann darauf hinaus, daß wir bei diesen »Fleischbergen« immer kränker werden müssen.

Beim Fleischverzehr muß einiges klargestellt werden

Die Tatsachen sollen und wollen nicht gesehen werden:

1. Verbrauch ist nicht gleich Verzehr. Die statistischen Verbrauchszahlen beziehen sich auf das gesamte Gewicht der geschlachteten Tiere, also inklusive Knochen, Knorpeln, Fett oder Füße. Dazu zählen auch die Fleischmengen, die nach der Verarbeitung oder nach der Mahlzeit in den Abfall wandern. Übrig bleiben schließlich circa 68 kg, die tatsächlich in Form von Frischfleisch, Fleischprodukten oder Wurst im Jahresdurchschnitt auf den Teller kommen, was 186 Gramm täglich entspricht.
2. Wie immer im Leben, ist letztlich die Menge, die wir täglich verzehren, die entscheidende Frage. Dabei kommt es aber weniger auf das Gewicht, sondern mehr auf den Eiweißgehalt an, wenn wir an unsere Gesundheit denken. In diesem Zusammenhang geht es nicht nur um die Eiweißmenge, sondern vor allem um die Eiweißqualität, die im Fleisch sehr hoch ist.

3. Auch das Argument, daß Fleisch »verstecktes« Cholesterin enthält, kann so nicht stehen bleiben, denn mageres, also reines Muskelfleisch enthält nicht viel Fett und somit auch kaum Cholesterin. In 100 g magerem Kalbsschnitzel finden sich nur 1,4 g, in 100 g Rinderfilet nur 2,5 g Fett. Somit beträgt der Cholesteringehalt nur 46 bzw. 50 mg, wovon der Darm nur 50% aufnimmt. Aus dem niedrigen Fettgehalt erklärt sich auch der niedrige Kaloriengehalt von 100 g reinem Muskelfleisch, der zwischen 100–120 Kalorien liegt.

Abb. 23

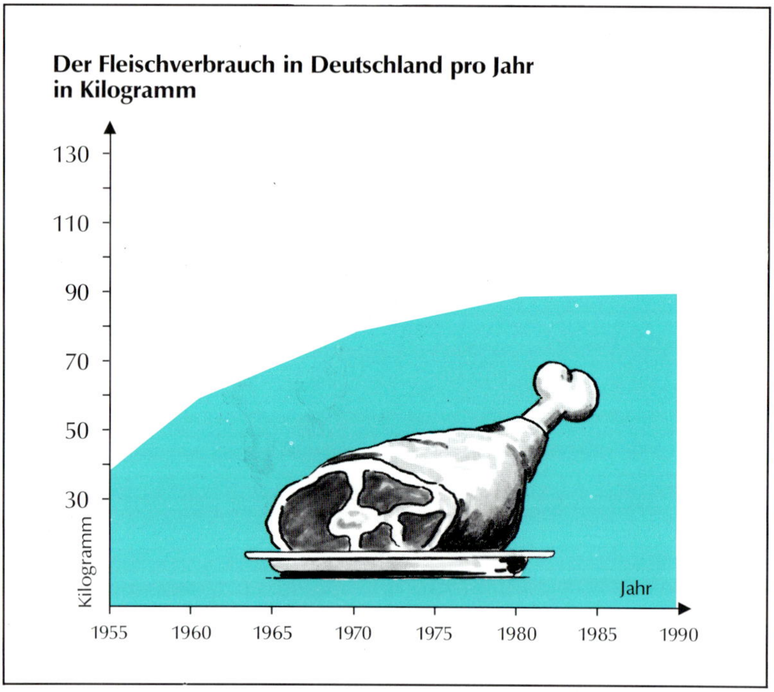

Anstieg des Fleischverbrauchs in der Zeit von 1955 bis heute als Folge eines ungezügelten Fleischkonsums.

Fleisch ist Bestandteil der Vollwerternährung

Fassen wir es zusammen: Das Fleisch liefert uns neben Kartoffeln und Eiern das biologisch wertvollste Eiweiß. Egal, von welchem Tier es kommt. Es ist entscheidend für Wachstum, körperliche Leistungsfähigkeit und für die Abwehrkräfte unseres Körpers. Es ist reich an B-Vitaminen, vor allem an Vitamin B_1, das für den Stoffwechsel der Kohlenhydrate von größter Bedeutung ist. Darüber hinaus ist Fleisch eine wichtige Quelle für die Versorgung des Körpers mit Eisen, Magnesium, Calcium, Phosphor und Zink, die mit anderen Lebensmitteln schwieriger ist.

Mit der Leitzahl 2 können wir unseren individuellen Eiweißbedarf genau ermitteln

Um den biologischen Wert der Lebensmittel zu erfassen, die uns mit Eiweiß versorgen, verzichten wir auf die 100-g-Bewertung, wie sie in den Kalorien- und Nährwerttabellen üblich ist. Wir gehen hier von den genormten Tagesportionen aus, die sich aber, wenn man das will, auf Gramm zurückrechnen lassen.

Auch hier bedienen wir uns der nunmehr schon gewohnten Richtpunktskala von 1–9, wobei ich der Ordnung halber erwähnen muß, daß es die Zahl 0 sowohl bei der Energie-Leitzahl 1 als auch bei der Eiweißleitzahl gibt.
Jeder Richtpunktwert von 1–9 entspricht im Durchschnitt 3 g reinem Eiweiß und wird, ähnlich wie bei der Energie, nach biologischer Wertigkeit entweder auf- oder abgerundet.

Abb. 24

Die Leitzahl 2
Eiweiß

Richtpunkte	Lebensmittel-Portion	in g	Eiweiß in g
1	1 Scheibe Vollkornbrot	50	3,8
2	1 Becher Joghurt	140	6,5
3	2 dünne Scheiben Salami	30	9,5
4	3 Eßl. geriebener Parmesan	30	11
5	2 Eier	150	15
6	1 Knackwurst	150	17
7	1 Scheibe Fleischkäse	125	20
8	1 Kalbsschnitzel	125	25
9	2 Scheiben Kalbsleber	150	30

So kann man den Eiweißgehalt von Lebensmitteln einschätzen: 1 Scheibe Vollkornbrot, das sind etwa 50 g, enthalten 3,8 g Eiweiß – so wird 1 Richtpunkt vergeben. 2 Eier, das sind 150 g, enthalten 15 g Eiweiß und damit 5 Richtpunkte. 3 g Eiweiß entsprechen 1 Richtpunkt.

Vor der Eiweißbestimmung muß der individuelle Eiweißbedarf ermittelt werden

Gleich werden Sie sehen, daß auch hinsichtlich des tatsächlichen und vertretbaren Eiweißbedarfs die Menschen nicht gleich sind, denn die Berechnung wird eindeutig von Ihrem Körpergewicht bestimmt.
Wichtig: Pro kg Ihres aktuellen Körpergewichtes rechnet man 0,8 g Eiweiß.

Abb. 25

Die Ermittlung meines individuellen Eiweißbedarfs

Mein Körpergewicht in kg	x	0,8 g Eiweiß	=	mein täglicher Eiweißbedarf in g
75	x	0,8	=	60
				↓
				20 Punkte

Berechnen Sie Ihren Eiweißbedarf.

Bleiben wir bei unserem Beispiel, dann würde die Eiweißbilanz bei einem Körpergewicht von 75 kg pro Tag ziemlich genau 60 g betragen. Und wie man darauf kommt, wird Ihnen der **Lebensmittel-Qualitäts-Index** mit seinem **Leitzahlsystem** so einfach wie nie zuvor machen.

Abb. 26

Deckung des täglichen Eiweißbedarfs durch Kombination von Lebensmitteln in Leitzahl 2

Ermittelter Eiweißbedarf = 60 g pro Tag = 20 Richtpunkte

Richtpunkte	Eiweiß-Tagesbedarf in Richtpunkten
2 + 9 + 9 =	20
8 + 8 + 4 =	20
2 + 4 + 6 + 8 =	20
3 + 6 + 7 + 4 =	20
4 + 3 + 3 + 3 + 3 + 4 =	20

Eine Beispielliste für die Zusammenstellung der Lebensmittel zur Deckung finden Sie auf den nächsten Seiten.

Nach unserer Richtpunktskala konsumieren Sie pro Stufe 3 g Eiweiß, was man auch – zur Vereinfachung – als 1 Richtpunkt beziffern könnte. Dies bedeutet, daß man bei einem Tagesbedarf von 60 g Eiweiß in seiner persönlichen Eiweißbilanz 20 Richtpunkte verbuchen muß, was in den verschiedenen Kombinationen möglich ist.
Im Falle der Gewichtsreduktion kann man aber die Verzehrsportionen halbieren oder gar dritteln oder vierteln, was aber bedeutet, daß man mit seinen Eiweißpunkten ebenso verfahren muß. Es darf aber nicht so weit gehen, daß der individuell errechnete Tagesbedarf weit unterschritten wird, weil damit der Körper nicht mehr ausreichend versorgt wird.

Der falsch ernährte Mensch ist schlimmer dran als Mastvieh

Ein dauerhaft zu hoher Konsum an tierischem Eiweiß kann schlimme Folgen für die Gesundheit haben, was leider für viele Menschen schon traurige Realität geworden ist.
Jeder dritte von uns leidet an einer Erkrankung, die er nicht einmal dem Namen nach kennt: an der sogenannten Eiweißsucht. Im Gegensatz zur Fettsucht redet auch kaum ein Arzt darüber, kümmert sich die Ernährungsberatung zu wenig darum.

Abb. 27

Die Leitzahl 2
Lebensmittelbeispiele

Lebensmittel	Portion in g	Gesamt-Kalorien
1 Richtpunkt		
Aubergine	150 (1 kleine)	33
Banane	150 (1 Stück)	132
Bohnen frisch	150	45
Brombeere	125	68
Buchweizen ganz	40	144
Feige	25	72
Frischkäse Doppelrahm	30	106
Gelatine	3 (2 Blatt)	10
Haselnuß	25	170
Himbeere	125	44
Kartoffeln	200 (4 Stück)	166
Kohlrabi	150	39
Knäckebrot	20 (2 Scheiben)	64
Leinsamen	10	50
Mandarine	150 (3 Stück)	69
Reis	60	219
Rettich	150	15
Süßmolke	200 ml (1 Glas)	54
Tomate	150 (3 Stück)	27
Zwieback	20 (2 Stück)	66
2 Richtpunkte		
Brie Rahmstufe	30	106
Broccoli frisch	150	39
Buchweizenmehl	40	144
Buttermilch	200 (1 Glas)	72
Camembert 45% Fett	30	70
Cervelatwurst	30 (1 Scheibe)	153
Dickmilch vollfett	200	138
Erdnüsse	25	152
Fenchel	200	54
Geflügelmortadella	30 (1 Scheibe)	80
Gelbwurst	30 (1 Scheibe)	113
Grünkern	60	45
Grünkohl frisch	150	45
Hühnerei ganz	60 (1 Stück)	88
Joghurt teilentrahmt	150 (1 Becher)	77
Rosenkohl	150	57
Schinkenwurst grob	30 (1 Scheibe)	75
Sojamehl vollfett	15 (2 Eßl.)	54
Trinkmilch	200 (1 Glas)	98

Die Leitzahl 2
Lebensmittelbeispiele

Lebensmittel	Portion in g	Gesamt-Kalorien
3 Richtpunkte		
Chester Rahmstufe	30 (1 Scheibe)	127
Edamer 45% Fett	30 (1 Scheibe)	83
Emmentaler	30 (1 Scheibe)	125
Haferflocken	60	230
Hering	50	98
Jagdwurst	30 (1 Scheibe)	80
Limburger halbfett	30 (1 Scheibe)	63
Salami	30 (1 Scheibe)	134
Thunfisch in Öl	50	138
Tilsiter 45% Fett	30 (1 Scheibe)	90
Vollkornteigwaren	60	205
4 Richtpunkte		
Bohnen weiß	60	180
Frischkäse körnig	100	102
Kichererbsen	60	199
Magerquark	100	73
Matjeshering	75	116
Mortadella	100 (3 Scheiben)	345
Parmesan Fettstufe	30	124
Schweinefleisch Backe	125	847
Weizenkeim	40	148
5 Richtpunkte		
Aal geräuchert	75	305
Bismarckhering	125	210
Brathähnchen ganz	150	150
Harzer Käse	50	63
Kidney-Bohnen frisch	60	182
Makrele	75	82
Wienerle	100	313
6 Richtpunkte		
Frankfurter	100	286
Roggenkeim	40	154
Tintenfisch	150	99
7 Richtpunkte		
Flunder	125	99
Kabeljau ganz roh	125	100
Karpfen	125	121
Makrele geräuchert	75	220

Die Leitzahl 2
Lebensmittelbeispiele

Lebensmittel	Portion in g	Gesamt-Kalorien
7 Richtpunkte		
Pute ganz	50	205
Rinder-Hackfleisch	100	238
Rinder-Zunge	125	283
Schellfisch roh	125	96
Seehecht roh	125	98
Tartar	100	130
8 Richtpunkte		
Entenfleisch	150	369
Forelle frisch	125	121
Kalbs-Brust	125	205
Rotbarsch gegart	150	128
Scholle gegart	150	141
Seelachs gegart	150	135
Suppenhuhn mit Haut	150	391
Weißwurst	150	458
9 Richtpunkte		
Hasenfleisch	150	192
Hirschfleisch	150	196
Lachs frisch	150	331
Lammfilet	180	766
Putenfleisch	150	178
Rindfleisch	150	220
Schinken gekocht	160	344
Schweinefilet	150	234
Zander gegart	150	142

Weitere Lebensmittel finden Sie im großen Tabellarium, siehe Anhang.

Unser Blut sollte nicht zu dick werden

Die Folge eines dauerhaft zu hohen Eiweißkonsums ist, daß unser Blut dick und zähflüssig wird, was ein großes Problem für Ihre Gesundheit ist. Die 5–6 l Blut im Körper sind nämlich dann nicht mehr in der Lage, die rund hundert Billionen Körperzellen optimal zu versorgen.
Besonders betroffen sind fast alle funktionellen Körperorgane, allen voran Herz und Gehirn. Der Stoffwechsel klappt nicht mehr richtig, was verheerende Folgen haben kann, denn es kommt zu einer Minderversorgung des Gewebes mit Sauerstoff und Nährstoffen. Der Stoffwechsel produziert vermehrt Abfall, dessen Abtransport aber nicht mehr geschafft wird.

Die Folge sind »Umweltschäden« im eigenen Körper

Durch die Eiweißmast vergiften wir also unsere Innenwelt. Das können Sie mit der Verseuchung unseres Lebensraumes, also unserer Umwelt, vergleichen. Nur mit dem Unterschied, daß menschliches Gewebe viel empfindlicher ist als Wald und Flur.

Entsprechend dramatisch sind die Folgen

Falls die Zellen nicht aus Nahrungsmangel verhungern oder aus Mangel an Sauerstoff ersticken, würden sie an der entstehenden Übersäuerung absterben.
Am Beispiel des Herzinfarktes wird deutlich, welcher Teufelskreis dabei in Gang gekommen ist. Infolge einer Blutverdickung können die Organzellen des Herzens nicht ausreichend mit Sauerstoff versorgt werden. Zuerst sterben kleine Gewebebezirke im Herzen ab, dann immer größere. Falls nicht gleich die Katastrophe eintritt, vernarbt das Herz systematisch und geht gezielt dem Infarkt entgegen.

Abb. 28

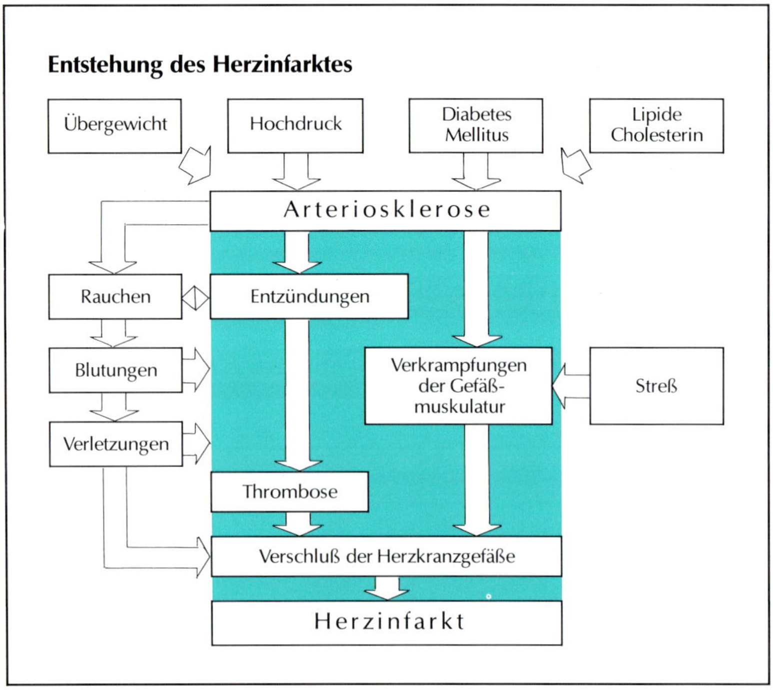

Die Entstehung des Herzinfarkts ist von vielen Faktoren abhängig.

Jahrzehntelang kann die »Eiweißsucht« unauffällig verlaufen

Die Betroffenen ahnen nichts, denn sie verspüren kaum etwas von dem schleichenden Verfall in ihrem Körper. Bis sie plötzlich, meistens zwischen dem 45. und 55. Lebensjahr, das Opfer eines Herzinfarktes oder Schlaganfalls werden. »Überraschend« heißt es dann, obwohl es auf Grund des Gesagten zu erwarten war.

Eiweiß-Zufuhrkontrolle mit dem Lebensmittel-Qualitäts-Index und den Leitzahlen

Auf der einen Seite ist das Eiweiß lebenswichtig. Auf der anderen Seite kann ein Überkonsum sehr gefährlich werden. Da ist es mehr als logisch, wenn wir diesem Nährstoff die Bedeutung beimessen, die er verdient, und genau darauf achten, daß wir dem Körper Eiweiß in den Mengen zuführen, die für ihn im Verhältnis zu den übrigen Nährstoffen, also innerhalb der gesunden Mischkost, stehen. Deswegen sollte neben der Ermittlung des täglichen Energiebedarfes auch die kontrollierte, aber ausreichende Eiweißzufuhr stehen.

Pflanzliches Eiweiß ist biologisch äußerst wertvoll

Gerade pflanzlichen Eiweißträgern sollte man in der heutigen Ernährung einen hohen Stellenwert einräumen. Diese weisen in der Regel einen niedrigen Fettgehalt auf, sind frei von Cholesterin und purinarm. Durch sinnvolle Kombinationen verschiedener Lebensmittel erreicht man eine ebenso wertvolle Eiweißkombination wie bei tierischen Eiweißträgern. Sehr gute pflanzliche Eiweißlieferanten sind Keime, Samen, Kerne, Haferflocken, Vollkorngetreide, Sojabohnen, Hülsenfrüchte. Nüsse und Hefeprodukte. Aber auch in der übrigen Frischkost ist pflanzliches Eiweiß, wenn auch mit unterschiedlichen Werten enthalten. Unser LQI bewertet mit seiner Leitzahlenskala auch das pflanzliche Eiweiß.

Abb. 29

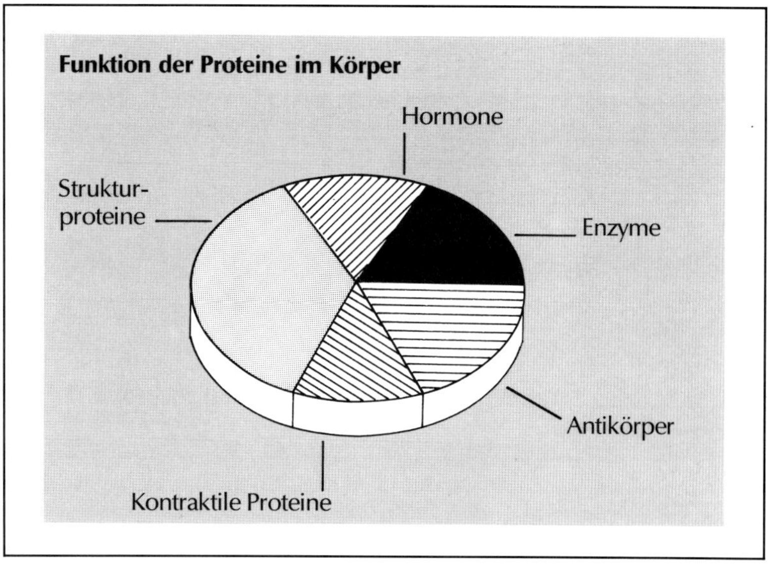

Proteine erfüllen eine Vielzahl von Funktionen im menschlichen Körper.

Die lebenswichtigen Aminosäuren im Eiweiß sind die Bausteine aller Zellen

Der Körper eines circa 75 kg schweren Menschen besteht zu etwa 13,5 kg aus Eiweißstoffen, die eine Vielzahl von ganz entscheidenden Aufgaben im Körper erfüllen:

- Als Enzyme, ohne die ein Stoffwechsel nicht möglich wäre.
- Als Hormone, die in Kombination mit anderen Stoffen von Drüsen gebildet und mit dem Blut über den ganzen Körper verteilt werden, um als Botenstoffe lebenswichtige Funktionen zu steuern.

- Als Strukturproteine, die – unter anderem – als Kollagen der Haut, dem Bindegewebe, den Knochen ihre Struktur und Festigkeit geben.
- Als sogenannte kontraktile Proteine, die chemische Energie in Bewegung umwandeln, etwa in der Muskulatur.
- Als Antikörper, die wesentliche Bestandteile unseres Immunsystems sind.

Alle diese Eiweißstoffe bestehen aus Hunderten bis Tausenden kleinster Bausteine, die in vielerlei Variationen Eiweißmoleküle bilden.
Es sind die sogenannten Aminosäuren. Insgesamt gibt es 42 von ihnen. Die meisten kann der Körper aus anderen Verbindungen selbst gewinnen. Bei acht von ihnen ist dies nicht möglich. Sie müssen mit der Nahrung **regelmäßig** und **ausreichend** zugeführt werden. Fehlt auch nur eine dieser essentiellen = lebenswichtigen Aminosäuren, kann dies der Gesundheit schaden.

KAPITEL 8

Leitzahl 3: Die optimale Zufuhr von Vitaminen, Mineralien und Ballaststoffen

Ein neuer Trend in der Ernährungsforschung zeichnet sich ab: Vitamine können wesentlich mehr, sie dienen nicht nur zur Aufrechterhaltung, sondern auch zur Verbesserung wichtiger Körperfunktionen.

Abb. 30

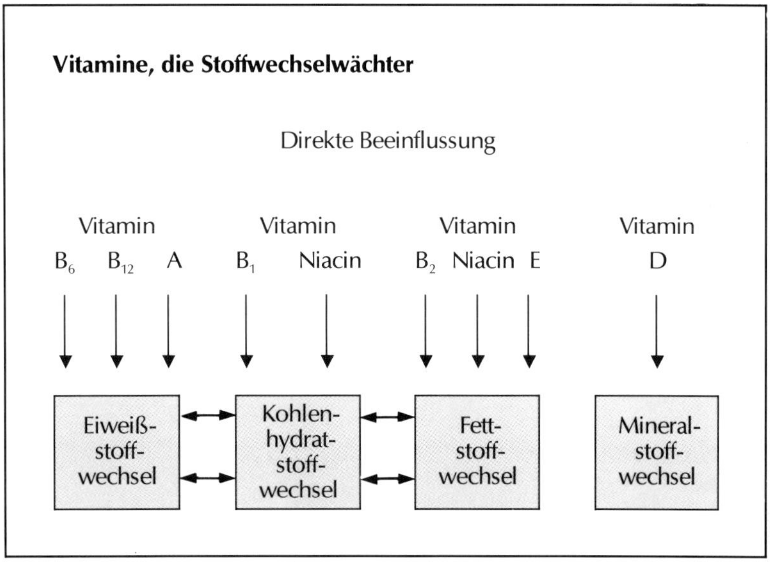

Damit wichtige Stoffwechselreaktionen in unserem Körper richtig ablaufen, werden die Vitamine gebraucht. So helfen besonders die B-Vitamine beim Abbau von Kohlenhydraten.

Zumindest einige von ihnen wirken in höherer Dosis wie Medikamente, die bestimmten Erkrankungen vorbeugen oder deren Behandlung zumindest unterstützen beziehungsweise verbessern können.

Dasselbe gilt für die Mineralstoffe und Spurenelemente.

Vitamine, Mineralstoffe und Spurenelemente sind gleich wichtig.

Sie haben drei wesentliche Eigenschaften gemeinsam:

1. Ohne sie kann kein Mensch leben. Sie sind an allen Abläufen im Organismus beteiligt, unter anderem auch als Katalysatoren, deren Dabeisein nun einmal alles ist.

2. Sie müssen regelmäßig und ausreichend aufgenommen werden. Weil der Körper sie nicht selbst herstellen kann, müssen sie mit der Nahrung zugeführt werden. Einzige Ausnahme ist das Vitamin D, das unter Einwirkung von Sonnenlicht in der Haut gebildet wird.
3. Es werden nur winzige Mengen benötigt. Pro Tag von allen 13 Vitaminen zusammen etwas mehr als ein Zehntel Gramm und von den 20 lebenswichtigen Mineralstoffen und Spurenelementen gemeinsam nur etwa zehn Gramm.

Abb. 31

Aufgrund ihrer chemischen Strukturen kann man die Vitamine in fett- und wasserlöslich unterteilen.

Die Unterteilung der Vitamine in fett- und wasserlöslich

Wasserlösliche Vitamine	**Fettlösliche Vitamine**
Vitamin B_1, B_2, B_6, B_{12}	Vitamin A, D, E und K
Niacin	
Pantothensäure	
Folsäure	
Biotin	
Vitamin C	

Abb. 32

Von Mineralstoffen spricht man, wenn der tägliche Bedarf über 100 mg liegt, von Spurenelementen, wenn er unter 100 mg liegt.

Unterscheidung von Mineralstoffen und Spurenelementen

Mineralstoffe		**Spurenelemente**		
Natrium	Kalzium	Eisen	Kobalt	Mangan
Kalium	Phosphat	Kupfer	Jod	Molybdän
Chlorid	Magnesium	Zink	Fluor	und andere

Wenige tausendstel Gramm entscheiden oft über Gesundheit oder Krankheit

Trotz der geringen Bedarfsmengen bekommen nicht alle Menschen genug, zumindest nicht die Mengen, die sie tatsächlich brauchen. Ein sichtbarer Beweis ist der Kropf, den manche Bundesbürger am Hals haben, ohne daß sie es optisch wahrnehmen wollen; die Folge eines Jodmangels. Dieses Spurenelement ist wichtiger Bestandteil der Hormone, die von der Schilddrüse produziert werden.
Ein vergleichbarer Mangel unter Vitaminen herrscht vor allem beim Vitamin B_1, in der Fachsprache auch Thiamin genannt. »Der Verbrauch erreicht nur in wenigen Altersgruppen die empfohlene Zufuhr«, resümiert der offizielle Ernährungsbericht der Deutschen Gesellschaft für Ernährung DGE. Das hat verschiedene Gründe, wie die übermäßige Aufnahme von zuviel Lebensmitteln mit zu geringer Nährstoffdichte bei gleichzeitig zu hohen Energiewerten. Aber auch Unterernährung bei Extrem-Diäten oder zu hoher Zucker- oder Alkoholkonsum können dabei eine Rolle spielen.

Abb. 33

Nährstoffmangel

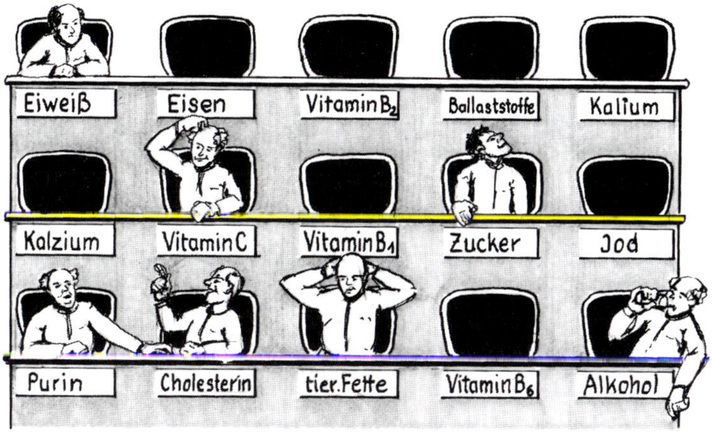

Unregelmäßig besetzte Positionen im Körperkollegium führen zu Unstimmigkeiten im Stoffwechsel und als Folge zu Erkrankungen.

Abb. 34

Die Vitamindichte – einige Beispiele

Positiv = hohe Vitamindichte	**Negativ = geringe Vitamindichte**
Vollkornbrot	Weißbrot, Brötchen
Naturreis, parboiled Reis	Weißreis
Frisches Obst	Kompott
Frisches Gemüse	Gelagertes Gemüse

Bevorzugen Sie Lebensmittel mit einer hohen Vitamindichte (z. B. Vollkornbrot) gegenüber Lebensmitteln mit geringer Vitamindichte (z. B. Weißbrot).

Mit der Umweltbelastung steigt der Bedarf an diesen »Heinzelmännchen« deutlich an

Ein Problem, das immer wieder verharmlost wird. Einerseits, weil manche Erzeuger großen Wert darauf legen, daß es totgeschwiegen wird. Andererseits, weil es manche Mediziner immer noch nicht wahrhaben wollen:

Je höher die Umweltbelastung, desto höher der Bedarf an Vitaminen, Mineralstoffen und Spurenelementen. So ist zum Beispiel der Bedarf an Vitamin C in Regionen mit nachweislich starker Luftverschmutzung etwa viermal so hoch wie in Gegenden mit bekanntermaßen guter Luft.

Ein anderes Problem ist der übertriebene Einsatz von künstlichen Düngemitteln oder anderen Chemikalien, die manchmal in der Landwirtschaft zum Einsatz kommen. Bestimmte Vitamine oder Mineralien, wie zum Beispiel das Vitamin C oder das Magnesium, verbrauchen sich im Abwehrkampf gegen diese Fremdkörper noch in der nicht abgeernteten Pflanze.

Auch bei falscher Lebensführung ist ein erhöhter Bedarf an Vitaminen, Mineralstoffen und Spurenelementen angezeigt

Die buchstäbliche »Selbstverstümmelung« mancher Menschen durch falsche Lebensführung und durch das Suchtproblem macht ein Überdenken des eigenen Vitaminstatus für jeden Einzelnen von uns dringend notwendig. So haben Raucher einen deutlich höheren Vitamin C-Bedarf als Nichtraucher. Auch wer regelmäßig Alkohol in größeren Mengen trinkt, muß bei der Vitamin- und Mineralzufuhr aufpassen.

Abb. 35

Alkoholkonsum

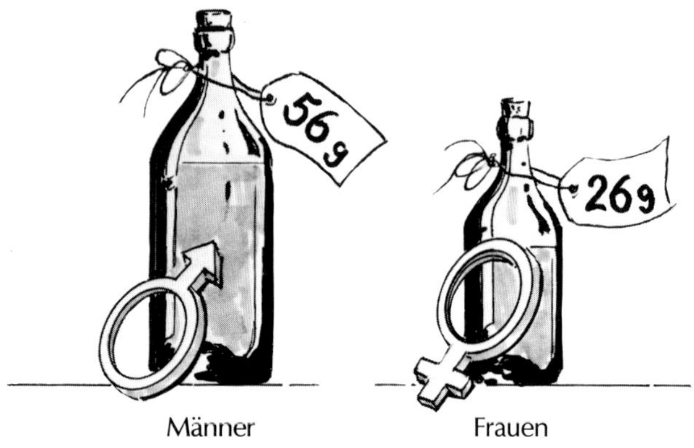

Maximal verträgliche Alkoholmenge in Gramm pro Tag in Abhängigkeit vom Geschlecht.

Wer regelmäßig Schmerztabletten einnimmt, hat einen gesteigerten Bedarf an Vitamin C, und sogar die Anti-Baby-Pille bewirkt bei der Frau einen Mangel an der zur Vitamin B-Gruppe gehörenden Folsäure.

Ich gehe mit der Leitzahl 4 ausführlich auf die wichtigsten Vitamine und Spurenelemente ein, weil die Bedeutung um das Wissen jedes Einzelteiles in der aktiven Gesundheitsvorsorge und in der optimalen Ernährung nicht stark genug herausgestellt werden kann.

Mit der Leitzahl 3 können Sie Ihre Ernährung buchstäblich »versichern«

Wer meint, unter einem Vitamin- oder Mineralstoffmangel zu leiden, der hat drei Möglichkeiten:

1. Er kann zum Arzt gehen und seinen persönlichen Status aus der Blut- oder Gewebeprobe bestimmen lassen, was aufwendig und gleichermaßen teuer ist.

2. Er kann auf das Riesenangebot an Vitamin-, Mineralstoff- und Spurenelemente-Präparaten zurückgreifen, die Apotheken und Lebensmittelhandel gleichermaßen vielfältig anbieten. Hier ist aber darauf zu achten, daß man auch des Guten zuviel tun kann und man lieber vorher den Arzt hinsichtlich der individuell richtigen Dosierung befragen sollte.

3. Man kann aber seine ausreichende Versorgung mit Vitaminen, Mineralstoffen, Spurenelementen und natürlich mit Ballaststoffen über eine richtige Ernährung sicherstellen. Dabei wird der LQI mit der Leitzahl 3 der wichtigste Helfer, der es uns wirklich denkbar einfach macht.

Die Leitzahl 3 wird in gerade und ungerade Zahlen unterteilt

Diese Unterteilung ist deswegen notwendig, weil wir in unseren Lebensmitteln Vitamine, Mineralstoffe und Spurenelemente meistens gemeinsam »vertreten« finden und ein Herauslösen keinen Sinn machen würde.

- Die Vitamine werden in der Leitzahlenskala nur über die geraden Zahlen 2, 4, 6 und 8 bewertet.
- Die Mineralstoffe und Spurenelemente werden in der Richtpunktskala nur über die ungeraden Zahlen 1, 3, 5 und 7 bewertet.

Wie Sie sicher sofort festgestellt haben, fehlt die Zahl 0, was aber die folgenden Gründe hat:

- Die Zahl 0 besagt, daß das betreffende Lebensmittel so gut wie keine Vitamine, Mineralstoffe und Spurenelemente ausweist. Ein typisches 0-Produkt wäre der isolierte, raffinierte Industriezucker.

Innerhalb der geraden Zahlen wurden die folgenden Vitamine als Leitvitamine zugrunde gelegt:
Vitamin A, Vitamin B_1, Vitamin B_2, Vitamin B_6, Vitamin B_{12}, Niacin, Folsäure und Vitamin C.
Innerhalb der ungeraden Zahlen wurden die folgenden Mineralstoffe und Spurenelemente als Leitmineralien zugrunde gelegt:
Calcium, Magnesium, Eisen und Zink.
Alles streng nach den Empfehlungen der Deutschen Gesellschaft für Ernährung (DGE).
Natürlich müssen Sie jetzt die Aussagekraft der einzelnen Leitzahlen auf der Skala mit den geraden und ungeraden Ziffern kennen, damit der Umgang mit der Leitzahl 3 tägliche Routine werden kann.
Wir beginnen mit den geraden Zahlen, also mit den Vitaminen:
2 Richtpunkte = 1/4 des Tagesbedarfs.
4 Richtpunkte = 1/2 des Tagesbedarfs.
6 Richtpunkte = 3/4 des Tagesbedarfs.
8 Richtpunkte = 1/1 des Tagesbedarfs.
Das Gleiche, nur mit jetzt ungeraden Richtzahlen, gilt für die Mineralstoff- und Spurenelemente-Wertigkeit unserer Lebensmittel:
1 Richtpunkt = 1/4 des Tagesbedarfs.
3 Richtpunkte = 1/2 des Tagesbedarfs.
5 Richtpunkte = 3/4 des Tagesbedarfs.
7 Richtpunkte = 1/1 des Tagesbedarfs.
Sowohl im Bereich der Vitamine als auch im Bereich der Mineralstoffe und Spurenelemente sollte Ihr Ziel nicht darin liegen, nur noch Lebensmittel auf den Speiseplan zu setzen, welche die höchste Richtpunktzahl ausweisen. Es ist im Sinne einer ausgewogenen, optimalen Mischkost besser, wenn man die für den Tagesbedarf

Abb. 36
Zuordnung von Vitaminen und Mineralstoffen zu den Richtzahlen innerhalb der Leitzahl 3.
Die Leitzahl 3 bewertet den Vitamin- und Mineralstoffgehalt eines Lebensmittels. Bei einer gemischten Kost decken Sie, wenn Sie auf eine Zahl von 15 Richtpunkten pro Tag kommen, den Tagesbedarf an den wichtigsten Mineralien und Vitaminen.

Zuordnung von Vitaminen und Mineralien zu den Richtpunkten innerhalb der Leitzahl 3

Vitamine		Mineralien
Richtpunkte	Tagesbedarfsdeckung	Richtpunkte
2	1/4	1
4	1/2	3
6	3/4	5
8	1	7

erforderliche durchschnittliche Punktzahl von 15 aus mehreren kleineren Richtpunkten zusammensetzt, weil damit auch das Bedürfnis nach Abwechslung und Vielfalt in unserer Ernährung befriedigt wird.
Wichtig: Vitamine, Mineralstoffe und Spurenelemente, die keine Bewertung als Leitlinien bekommen haben, nehmen wir über die verschiedenen Lebensmittel ausreichend auf, weil sie in unseren Grundnahrungsmitteln in so hoher Nährstoffdichte vorhanden sind, daß eine gesonderte Erfassung nicht notwendig war.

Abb. 36a

Die Leitzahl 3
Lebensmittelbeispiele

Lebensmittel	Portion in g	Ballaststoffe in g
8 Richtpunkte		
Avocado	150 (1/2 Stück)	3
Blumenkohl frisch	150	4
Erdbeeren	125	3
Felchen	150	0
Fenchel	200	6
Forelle gegart	150 (1/2 Stück)	0
Grünkohl	150	6
Heringsfilet Matjes	150	0
Johannisbeeren schwarz	125	4
Kiwi	150 (2 große)	4
Kohlrabi frisch	150	2
Kresse	150	5
Rosenkohl	150	7
Seezunge gegart	150	0
Zitrone	150 (3 Stück)	2

Die Leitzahl 3
Lebensmittelbeispiele

Lebensmittel	Portion in g	Ballaststoffe in g
6 Richtpunkte		
Blumenkohl	150	4
Corned Beef	200	0
Grapefruit	150 (½ Stück)	1
Grünkohl	100	6
Johannisbeeren rot	125	4
Kalbskotelett	125	0
Mandarinen	150 (3 mittelgroße)	3
Pfifferlinge	200	3
Radieschen	150 (1 Bund)	2
Rettich	150 (mittelgroß)	2
Rinderfilet	150	0
Scholle gegart	150	0
Spinat	150	3
Stachelbeeren	125	4
Weizenkeime	40 (2 Eßl.)	4
4 Richtpunkte		
Ananas	150	2
Aprikosen frisch	125 (4 Stück)	3
Banane	150 (1 Stück)	5
Buttermilch	200 (1 Glas)	0
Emmentaler	30 (1 Stück)	0
Feldsalat	50	6
Haferflocken	60 (6 Eßl.)	4
Himbeeren	125	9
Kuhmilch	200 (1 Glas)	0
Pellkartoffeln	200 (4 kleine)	5
Pfirsich frisch	150 (1 Stück)	2
Tomaten	150 (3 mittelgroße)	3
Vollkornteigwaren	60	5
Zucchini	150 (4 kleine)	2
3 Richtpunkte		
Edamer ¾ Fett	30 (1 Scheibe)	0
Pumpernickel	100 (3 Scheiben)	4
Romadur, Halbfett	30	0
Tilsiter, Vollfett	30	0
2 Richtpunkte		
Apfel	150 (1 mittelgroßer)	4
Banane getrocknet	5	3
Chicoree	50 (1 Kolben)	1

Die Leitzahl 3
Lebensmittelbeispiele

Lebensmittel	Portion in g	Ballaststoffe in g
2 Richtpunkte		
Erdbeer-Marmelade	25 (1 Eßl.)	1
Frischkäse Doppelrahmstufe	60	0
Gersten-Graupen	40 (1 Tasse)	3
Kirschen	150	3
Kopfsalat frisch	50	1
Mirabellen	150	4
Pflaumen	150	3
Rhabarber	150	3
Romadur ¾ Fett	30	0
Vollkorn-Weizenbrot	50 (1 Scheibe)	4
Wassermelone	150	2
Weizenmehl Type 1050	40 (4 Eßl.)	2
1 Richtpunkt		
Bisquit-Obsttorte	100 (1 Stück)	2
Haselnüsse	25 (1 Eßl.)	1
Leinsamen	20 (1 Eßl.)	1
Nuß-Nougat-Creme	20 (1 Eßl.)	1
Rote-Beete-Saft	200 (1 Glas)	4
Steinmetzbrot	45 (1 Scheibe)	3

So lese ich die Lebensmitteltabelle: 1 Portion Erdbeeren mit 125 g bekommt 8 Richtpunkte und hat 3 g Ballaststoffe. Auch die Ballaststoffe werden in der Leitzahl 3 angegeben.

Die Ballaststoffe sind der Schlüssel zur dauerhaften Gesundheit

Die Ballaststoffe sind zwar, wenn man die Medien verfolgt, in aller Leute Mund. Mir wäre es lieber, sie wären in aller Menschen Darm, denn dort gehören sie tatsächlich hin. Die Ballaststoffe sind für die Gesundheit von so großer Bedeutung, daß ich ihnen das ganze nächste Kapitel widmen werde.
Soviel sei aber im Zusammenhang mit der Leitzahl 3 vorgegriffen, daß bei allen Vitaminwerten und Mineralstoffwerten in der Richtpunktskala bei der Gramm- oder Portionsangabe des jeweiligen Lebensmittels auch der Ballaststoffgehalt in Gramm als Zusatzinformation für Sie mit aufgeführt wird.
Minimal 35 g reine Ballaststoffe sollten Sie dem Körper über die Ernährung zuführen, was logischerweise auch nur dann möglich ist, wenn man weiß, welche Lebensmittel uns mit diesen wichtigen Quell- oder Füllelementen versorgen.
Soviel vorweggenommen: Die Ballaststoffe sind nur in pflanzlichen Lebensmitteln enthalten. Deswegen haben wir sie in unserem Lebensmittel-Qualitätsindex in der Leitzahl 3 laufen, weil doch eine Vielzahl der dort bewerteten Lebensmittel pflanzlicher Natur sind.

Bleiben wir bei unserem Rechenbeispiel, dann sieht der Lebensmittel-Qualitätsindex eines Tages mit allen 3 Leitzahlen für den individuellen Vollwert-Bedarf wie folgt aus:

Abb. 37

Beispiel zur Darstellung meines Tagesbedarfs an Ballaststoffen.

Leitzahl 3
und Ballaststoffbedarf

Mein Tagesbedarf an lebenswichtigen Vitaminen und Mineralien beträgt nach Richtpunkten	Davon sollten Ballaststoffe sein
15 Punkte	35 g

Abb. 38

So berechnen Sie Ihre persönlichen Leitzahlen und erfüllen damit den Tagesbedarf an Kalorien, Eiweiß, Vitaminen und Mineralien.

Berechnungsbeispiel
für individuelle Leitzahlen

Der optimale Tagesbedarf:
167 cm Körpergröße und 75 kg Körpergewicht

Leitzahl 1	Leitzahl 2	Leitzahl 3
Nahrungsenergie	Eiweißzufuhr	Vitamine Mineralien
20 Punkte	**20 Punkte**	**15 Punkte**
Kalorien	Gramm	Empfehlung
2000 Kalorien	**60 Gramm**	**Leitvitamine Leitmineralien**

KAPITEL 9

Ballaststoffe sind die Bausteine unserer Gesundheit

Sie wurden lange Zeit von den Ernährungsexperten und auch von den Medizinern zu wenig beachtet. Logischerweise hat sich auch der Verbraucher nicht damit befaßt. Vielfach wurden sie erst als überflüssig angesehen. Erst in den letzten Jahren wurde das Thema in unserer Ernährung aktiviert.

Ballaststoffe sind nicht gleich Ballaststoffe

Sie kommen nur in pflanzlichen Lebensmitteln vor. Es handelt sich um unverdauliche Pflanzenfasern, die in Getreideprodukten, Obst und Gemüse vorkommen.
Der Gehalt an Ballaststoffen in den verschiedenen pflanzlichen Produkten ist so unterschiedlich, daß man als ernährungsbewußter Mensch eigentlich wissen müßte, wieviel Gramm oder Prozent Ballaststoffanteil die Lebensmittel haben, welche wir täglich konsumieren.
Das ganze Thema Ballaststoffe muß auch unter dem Aspekt gesehen werden, daß ein zu niedriger Ballaststoffkonsum erhebliche Konsequenzen für unsere Gesundheit, für unsere Leistungsfähigkeit, für unser Wohlbefinden hat.

Das Ernährungsbild hat sich zu Gunsten tierischer Produkte verschoben

Sie wissen es: Ich habe nichts gegen Fleisch oder andere tierische Produkte, wenn sie in vertretbarer Menge zugeführt werden. Doch einmal ehrlich: Wir haben es übertrieben. Bei einem großen Teil der Bevölkerung bestand mehr als die Hälfte der Nahrungszufuhr aus rein tierischen Produkten. Mit der absolut zu hohen Fettaufnahme sank der Anteil an faserreicher Pflanzenkost drastisch, was schlimme Konsequenzen für die Gesundheit nach sich zog:
Ein Ballaststoffmangel ist meistens die Ursache für alle Herz-Kreislauf-Leiden, für den Herzinfarkt, für Gefäßleiden, für Gallensteine, für die allgemeine Krebsneigung, für Entgiftungsschwäche und in der Hauptsache für Übergewicht.

Und so wirken Ballaststoffe

Während die Ballaststoffe unseren Verdauungstrakt scheinbar unbehelligt durchwandern, erledigen sie eine Reihe von wichtigen Arbeiten, die mit dem Entstehen oder Nichtentstehen von Krankheiten in direkten Zusammenhang gebracht werden können:
1. Cholesterinaufnahme: Ballaststoffe bremsen die Aufnahme von Cholesterin aus gleichzeitig gegessenen tierischen Lebensmitteln. Sie

fangen das Cholesterinmolekül ab, binden es an sich und führen es mit dem Stuhl zur Ausscheidung. Ein solches Cholesterinmolekül kann nicht mehr vom Blut aufgenommen werden, was der entscheidende Faktor für die Gesundheit ist.
Neben der direkten Bindung von aus der Nahrung zugeführtem Cholesterin beschleunigen die Ballaststoffe auch indirekt den Abbau von Cholesterin im Körper.
Wichtig: Je höher der Anteil von Ballaststoffen in der Nahrung, desto normaler der Cholesterinspiegel. Ein normaler Cholesterinspiegel bedeutet ein geringeres Herzinfarktrisiko und eine geringere Neigung zu Gefäßverschlüssen.

Abb. 39

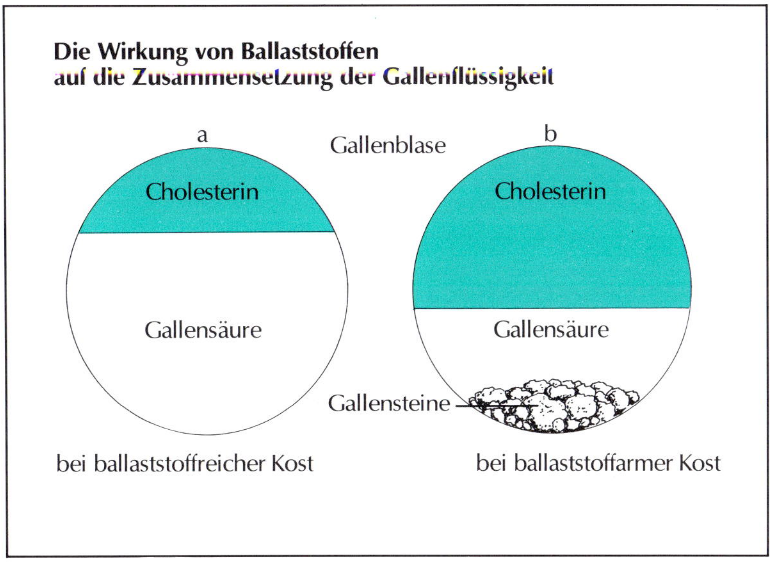

Ballaststoffe haben eine positive Wirkung auf den Cholesteringehalt und die Zusammensetzung der Gallensäure.

2. Gallensteine: Auch die Bildung von Gallensteinen wird durch zuviel Cholesterin gefördert. Ausreichende Ballaststoffzufuhr übt also auch hier eine Schutzfunktion aus.
3. Darmdivertikulose: Ein niedriger Ballaststoffanteil in der Nahrung macht den Stuhl hart. Bei der Entleerung ist starkes Pressen notwendig. Durch den somit erhöhten Druck kann es zur Bildung von Ausstülpungen der inneren Darmwandauskleidung durch die Darmwand hindurch nach außen kommen. Diese Ausstülpungen nennt man Divertikel. Man muß sich das so vorstellen, als würde sich der Innenschlauch eines Fahrradreifens durch ein Loch im äußeren Reifenmantel nach außen vorwölben oder als würde man mit einem Klumpen Lehm in der Hand die Finger zu einer Faust schließen und dabei das weiche Material durch die engen Fingerzwischenräume nach außen pressen. Divertikel können starke Bauchschmerzen, ständiges Unwohlsein verursachen und auch zu Entzündungen des Darms und anderer Organe führen.

Abb. 40

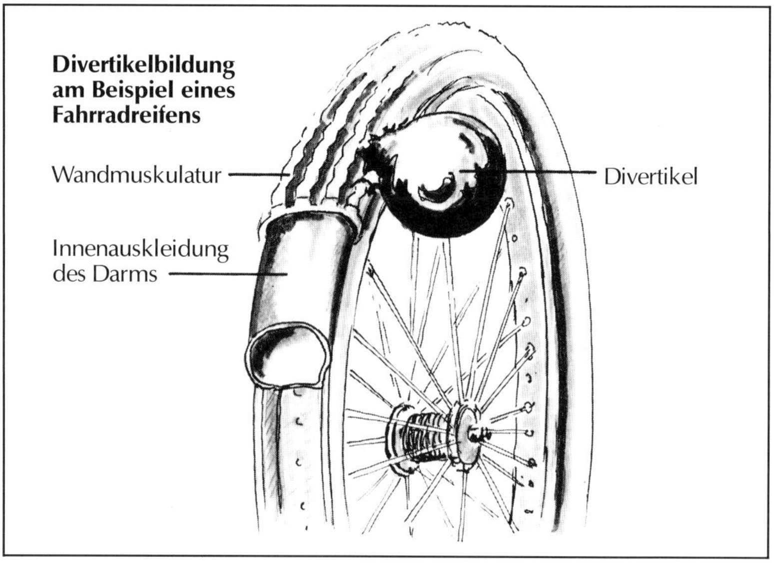

Die Divertikelbildung muß man sich so vorstellen, als würde ein Fahrradschlauch durch ein Loch im Mantel herausquellen.

4. Krampfadern: Wenn sich Venen erweitern und serpentinenartig geschlängelt unter der Haut hervortreten, spricht man von Krampfadern. Man spricht von einer verminderten Funktionsfähigkeit der Venen, deren Ursache neben einem Venenverschluß und anderen thrombotischen Prozessen auch in einem Ballaststoffmangel zu suchen ist. Zu dem geschlängelten Verlauf der Venen kommt es, weil das Gewicht des abwärts drückenden Blutes mit großem Druck auf die Gefäßwände wirkt, die nicht durch umliegende Muskeln von außen gestützt werden.

Abb. 41

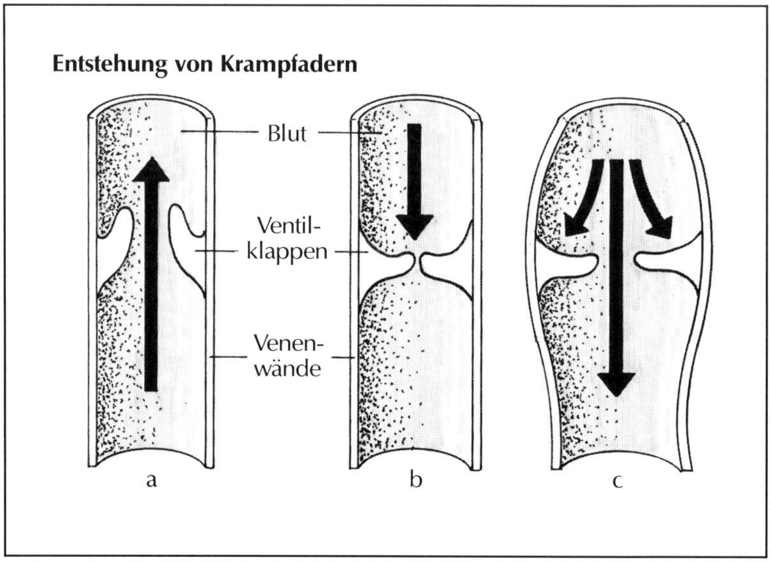

Wie es zur Entstehung von Krampfadern kommen kann:
a) Die Venenklappen gestatten nur den Durchfluß eines herzwärts gerichteten Blutstroms.
b) Sie verhindern den Rückfluß durch das Schließen der Ventilklappen.
c) Wird das Blut eine Zeitlang nach unten gedrückt, dehnen sich die Venenwände, und die Klappen schließen nicht mehr.

Abb. 42

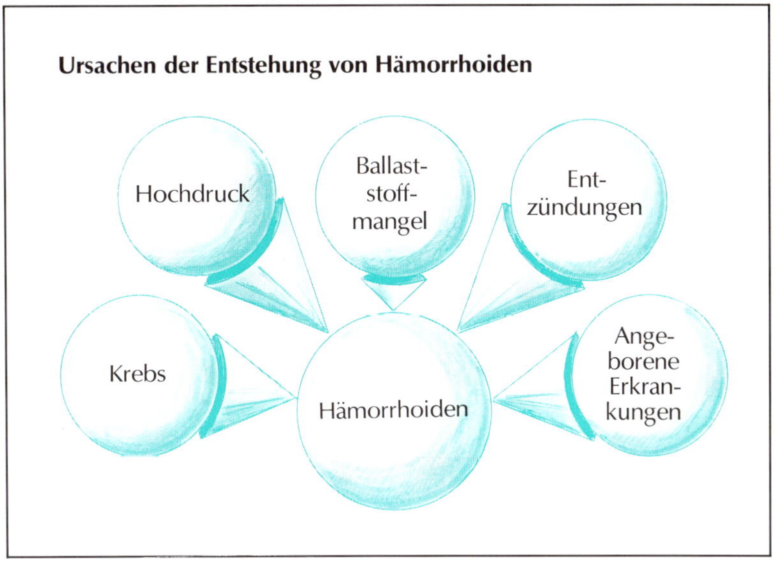

Falsche Ernährung führt unter anderem zur Entstehung dieser weitverbreiteten Erkrankung.

5. Hämorrhoiden: Bei Hämorrhoiden handelt es sich um ein Vorfallen der stark mit Blutgefäßen durchzogenen Schleimhautfalten am oberen Ende des Analkanals nach unten. Diese »Schwellkissen« halten den Darminhalt zurück. Schwellen sie übermäßig an und fallen am unteren Ende des Analkanals vor, bezeichnet man sie als Hämorrhoiden. Sie entstehen durch die Erhöhung des Druckes im Bauchraum, der bei zu hartem, knolligen Stuhl erfolgt. Die Ursache ist unter anderem ein großer Ballaststoffmangel.

6. Krebs: Das diskutiert die Medizin noch: Mangel an Ballaststoffen und gleichzeitiger Verzehr großer Mengen von Fett erhöhen die Konzentration von Gallensalzen im Darm. Diese reagieren mit den in der Zusammensetzung ebenfalls veränderten Darmbakterien. Es entstehen krebserregende Stoffe, und zwar durch die chemischen Veränderungen, die dadurch im Darm vorgehen. Bei einer ballaststoffreichen Ernährung werden diese krebsgefährlichen Stoffwechselprodukte schnell genug ausgeschieden, daher nicht in das Blut aufgenommen und auch nicht mit der Darmschleimhaut in längeren Kontakt gebracht. Auch eventuelle Giftstoffe in unserer Nahrung werden gebunden und über die ballaststoffbedingte erhöhte Verdauungsgeschwindigkeit ausgeschieden, bevor sie Schaden anrichten können.

7. Übergewicht: Eine ausreichende Ballaststoffzufuhr ist der beste Schlankmacher. Durch ihr Wasserbindungsvermögen quellen die Ballaststoffe bereits im Magen auf, was zu einer verzögerten Entleerung und dadurch zu lang anhaltendem Sättigungsgefühl führt.

Da Ballaststoffe dem Körper keine Energie zuführen, ist in ballaststoffreicher Kost die Energiedichte pro Bissen zwar geringer, der Sättigungseffekt aber größer.

Abb. 43

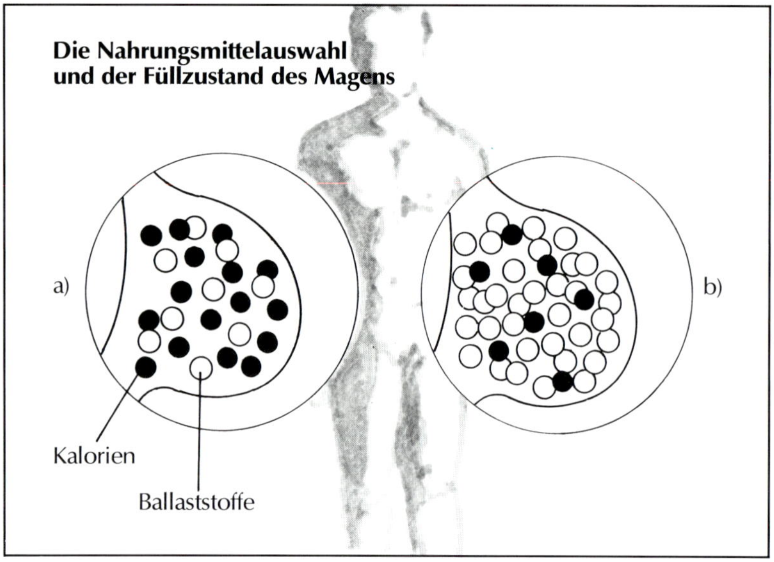

a) Ein mit ballaststoffarmer Nahrung gefüllter Magen verspürt schneller Hunger.
b) Ein mit ballaststoffreicher Nahrung gefüllter Magen ist schneller satt und bleibt es auch länger.

Außerdem verzögert ballaststoffreiche Kost die Abgabe von Nährstoffen in das Blut, was man am in die Länge gezogenen Anstieg des Blutzuckerspiegels nach Aufnahme von ballaststoffreicher Kost deutlich sehen kann. Das kommt auch dem Zuckerkranken zugute, denn man hat festgestellt, daß man mit Ballaststoffen auch Insulin einsparen kann (Abb. 45).

Abb. 44

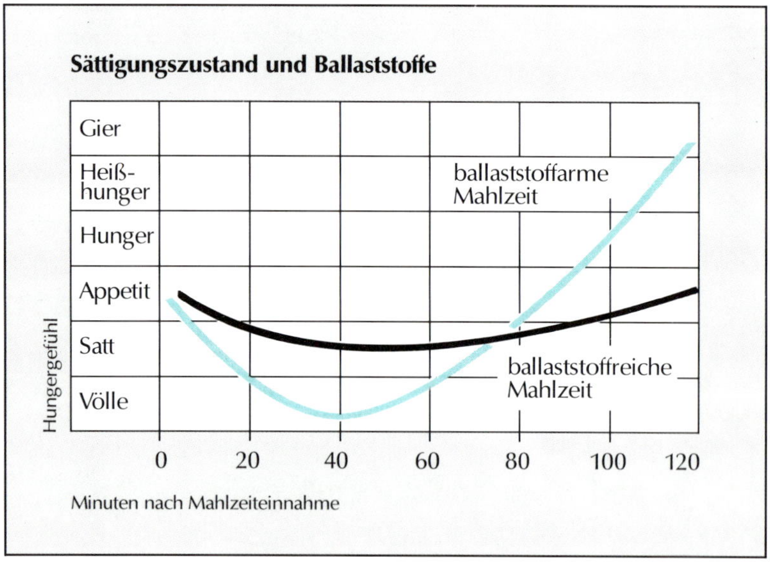

Eine ballaststoffarme Mahlzeit verursacht schon nach kurzer Zeit wieder Hunger, der sich meist als Heißhunger zeigt.

Abb. 45

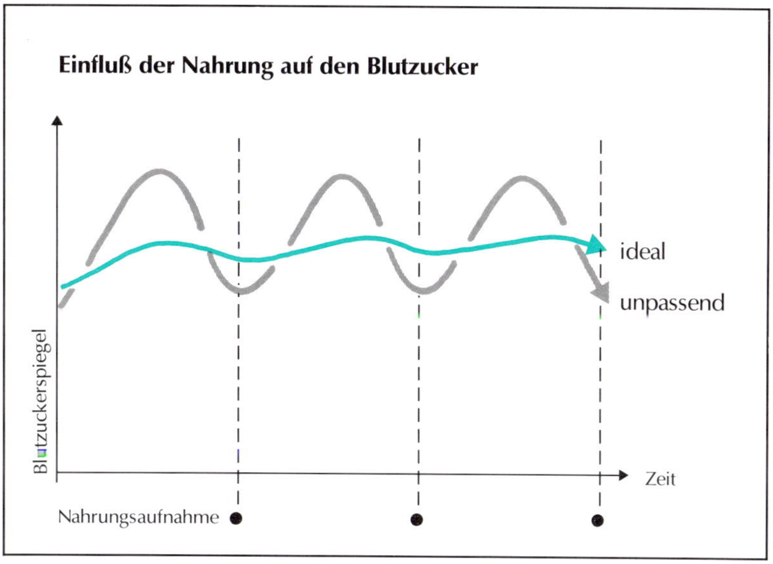

Eine ballaststoffreiche, stärkehaltige Kost (z. B. Vollkornbrot, Bananen) verhindert ein zu starkes Schwanken des Blutzuckerspiegels.

Ballaststoffe haben neben der vorbeugenden Schutzwirkung gegenüber den oben erwähnten Krankheiten noch andere Funktionen, insbesondere für unser Wohlbefinden, was sich dann in einer optimalen Verdauung ausdrückt. Deswegen sollte man als ernährungsbewußter Mensch mehr über die vielfältige Wirkungsweise wissen als nur, daß man sie braucht.

Abb. 46

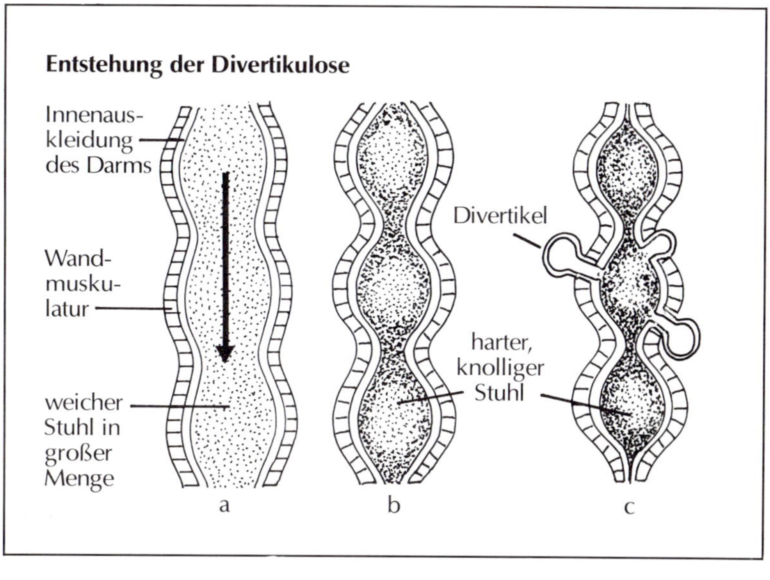

a) Bei ballaststoffreicher Nahrung ist der Darminhalt voluminös und weich; er läßt sich leicht durch den Darm transportieren.
b) Bei ballaststoffarmer Nahrung bedarf es besonderer Anstrengung der Darmwandmuskulatur, um den harten Stuhl weiterzubefördern. Die Muskulatur wird stärker.
c) Durch den somit erhöhten Druck kann es schließlich zur Bildung von Ausstülpungen der Darminnenauskleidung kommen, die man Divertikel nennt.

Bei den Ballaststoffen sprechen wir von einer großen Familie

Wir wissen, daß Ballaststoffe nur in pflanzlichen Produkten vorkommen. Aber aus welchen Teilen der Pflanzen, das spielt für die Ballaststoffqualität ebenfalls eine große Rolle:

- **Cellulosen und Hemicellulosen** kommen besonders in jenen Pflanzen vor, die lange Verstrebungen in ihrem Gerüst brauchen. Dazu gehören Kohlgemüse, Wurzeln, Rüben oder Spargel sowie Schoten. Nicht vergessen darf man die Frucht- und Samenschalen des Getreides.
- **Pektine** finden wir besonders reichlich in fleischigen Früchten wie in Äpfeln, Birnen, Pfirsichen, Aprikosen, aber auch in Zitrusfrüchten. Besonders hoch aber ist der Pektingehalt in Beeren. In Blattgemüsen, Stengeln, Wurzeln und Rüben sind Pektine ebenfalls gut vertreten. Ihre besondere Stärke ist das Bindevermögen: Sie können Schadstoffe, Gifte und Bakterien im Darm ansaugen, einschließen und mit dem Stuhl zur Ausscheidung bringen.
- **Lignine** sind Stützbaustoffe der verholzten Pflanzenteile. Man findet sie besonders in »holzigen« Nahrungsmitteln wie in der Ananas, in Rüben und in vielen Blattgemüsen, aber auch im vollen Getreidekorn.

Gesund beginnt im Mund, denn Ballaststoffe helfen schon beim ersten Bissen

Sie helfen Ihnen, Ihre Eßgeschwindigkeit erheblich zu verringern und das Vergnügen am Essen zu steigern, weil man sie, gewollt oder ungewollt, intensiv kauen muß. Wir genießen unser Essen erst dann, wenn es sanft und feucht ist. Darum ist langes Kauen bei ballaststoffreichen Mahlzeiten unbedingt erforderlich. Und das Kauen ist wichtig, denn nur so wird die Nahrung richtig eingespeichelt, werden ihr die Verdauungsenzyme schon mit auf den Weg in den Magen gegeben. Das macht die Nahrung insgesamt leichter verdaulich und bekömmlicher. Durch das Kauen werden Sättigungssignale abgegeben. Wer lange kaut, ist früher satt. Das intensive Kauen bewirkt auch psychisch Positives, es baut innere Spannungs- und Erregungszustände ab. Wir kennen es alle vom Kaugummikauen (siehe Abb. 47).

Viele Ballaststoffe brauchen noch mehr Flüssigkeit

Ganz entscheidend für die optimale Funktion der Ballaststoffe, für ihr Quellvermögen, das den Speisebrei weich und geschmeidig macht, ihm Volumen gibt und dadurch die Verdauung stark erleichtert, ist das Trinken.

Wichtig: Je höher die Flüssigkeitszufuhr bei ballaststoffreicher Nahrung, desto besser deren Wirkung auf unseren Körper.

Das gilt noch in besonderem Maße für konzentratähnliche Ballaststoffe wie zum Beispiel Weizenkleie, Früchtewürfel, Ballaststoffsnacks, aber schon für Dörrobst, Müslis und ähnliche Speisen, in denen eine hohe Ballaststoffdichte gegeben ist.
Fehlt Flüssigkeit, dann verwandeln sich die Ballaststoffe in das Gegenteil: Sie werden hart, verkrusten und bereiten dem Darm und damit der Verdauung größte Probleme.

Abb. 47

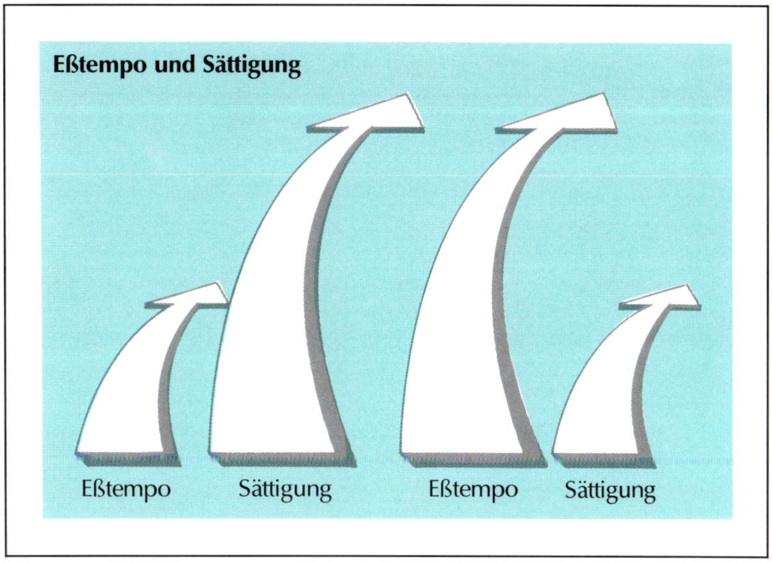

Langsames Essen macht schneller satt.

Abb. 48

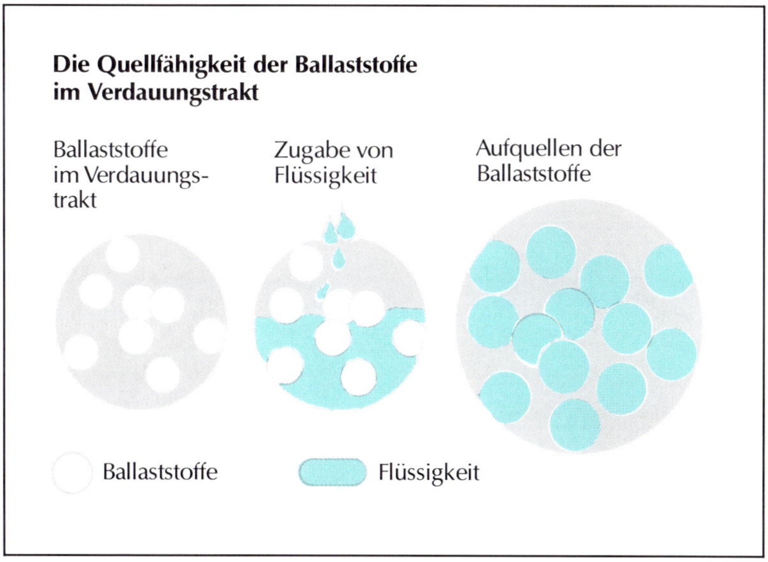

Nahrung und Flüssigkeit bilden den Speisebrei, der in Abhängigkeit von den Ballaststoffen unterschiedlich groß ist.

Der Lebensmittel-Qualitäts-Index zeigt Ihnen die Ballaststoffdichte in den Lebensmitteln an

Wir wissen, daß wir täglich mindestens 35 g reine Ballaststoffe mit der Nahrung aufnehmen sollen. Wenn Sie jetzt in Ihrer herkömmlichen Nährwerttabelle suchen, dann finden Sie die Ballaststoffwerte pro 100 g Lebensmittelgewicht, was sicher das Bild verfälscht.
Wenn Sie den LQI nutzen, dann können Sie die Ballaststoffdichte pro Portion und im Verhältnis der Leitzahlen im Lebensmittel sehen, was für die Qualitätsaussage besser ist, weil immer an die Energiezufuhr gedacht wird und Sie gar nicht erst auf die Idee kommen, Lebensmitteln mit hohem Energiewert den Vorzug zu geben.

Abb. 49

Leitzahl 3
Ballaststoffreiche Lebensmittel

Richtpunkte	Lebensmittel	Portion in g	Ballaststoffe in g
8	Fenchel	200	6,0
8	Meerrettich	50	4,1
6	Champignon, frisch	200	4,0
6	Erbsen grün	150	6,5
6	Stachelbeere	125	4,0
6	Weizenkleie	20	8,6
4	Artischocken, frisch	150	6,0
4	Banane	150	5,1
4	Haferflocken	60	4,0
4	Heidelbeere	125	6,1
4	Himbeere	125	8,7
4	Hirse	60	4,2
4	Kidney-Bohnen	150	15,0
4	Linsen, frisch	60	7,2
4	Sauerkraut	150	4,9
4	Vollkornteigware	60	5,3
4	Weizen	60	6,6
4	Zwiebel	50	1,5
2	Apfel	150	4,0
2	Kirschen	150	2,5
2	Pflaume	125	2,5
2	Sellerie, frisch	150	2,7
1	Leinsamen	10	1,0

Eine Portion Himbeeren hat 8,7 g Ballaststoffe, das sind etwa 1/4 des Tagessolls von 35 g.

KAPITEL 10

Enzyme sind unterschätzte Alleskönner

Der Mensch ist, was er ißt. Deswegen braucht er noch sogenannte »Hilfsstoffe«, um die täglich aufgenommenen Lebensmittel im Körper biochemisch umwandeln zu können. Und solche »Hilfsstoffe« sind die Enzyme, die Katalysatoren des Körpers.

Der Mensch kennt die Bedeutung des Katalysators nur bei seinem Auto

Die Enzyme sind, einfach ausgedrückt, die großen »Kuppler« im biochemischen Geschehen des Körpers.
Hier ein gutes Beispiel: Fett und Flüssigkeit lassen sich nicht miteinander verbinden. Auch wenn man eine sogenannte Emulsion herstellt, sind Fett und Flüssigkeit noch voneinander getrennt. Nach einer bestimmten Zeit setzt sich das Fett wieder von der Flüssigkeit ab. Gelänge es nicht, das Fett wasserlöslich zu machen, könnte es unser Körper nicht verwerten.

Die Natur hat das beste Rezept

Wenn die chemische Industrie einen solchen Prozeß vollziehen will, bedarf es dazu riesiger Anlagen und enormer Energien. Die Natur bewältigt das viel einfacher: Sie gibt zu Fett und Wasser einen dritten Partner, ein hochspezialisiertes Enzym. Dieses geht mit einem der beiden anderen Partner eine Verbindung ein, verwandelt ihn so gründlich, daß der andere ihn plötzlich mag. Jetzt können sich die beiden Partner miteinander verbinden.

Enzyme beschleunigen biochemische Prozesse im Körper zum Wohle der Gesundheit

Solches »Verkuppeln« braucht der Organismus aber nicht nur bei Substanzen, die sich gegenseitig ablehnen, sondern noch häufiger zur Beschleunigung schwieriger biochemischer Abläufe.
Auch hierzu wieder ein Beispiel: Das Eisen unserer roten Blutkörperchen nimmt aus der Atemluft den Sauerstoff und bringt ihn zu jeder unserer Billionen von Körperzellen, die ohne Sauerstoff nicht überleben könnten. Genauer gesagt, keine fünf Minuten lang. Das Eisen im Blutfarbstoff oxidiert – und dieser Vorgang wird sofort wieder rückgängig gemacht, wobei aber nicht Stunden und Tage zur Verfügung stehen wie bei einem Eisen, das langsam an der Luft dahinrostet. Es muß sekundenschnell geschehen. Und wiederum sind es die Enzyme, die eingreifen und den chemischen Prozeß ganz erheblich beschleunigen.
Mit Recht bezeichnet man die Enzyme deshalb als Biokatalysatoren.

Ohne die Enzyme läuft in unserem Körper überhaupt nichts

Bei dem Begriff Katalysator denken wir heute in erster Linie an das Platin-Gerät, das wir zur Abgasentgiftung in unsere Autos einbauen: Wir lassen die Abgase durch platinverkleidete Keramik-Kanäle strömen, weil nur bei der Anwesenheit dieses Edelmetalls bestimmte hochgiftige Stoffe in harmlosere Substanzen umgewandelt werden. So ähnlich müssen wir uns die segensreiche Arbeit der Enzyme in unserem Körper vorstellen.

Enzyme sind perfekte Mehrfach-Katalysatoren

Allerdings haben wir in den Enzymen nicht etwa nur einen einzigen Katalysator für eine spezielle Entgiftungsarbeit, sondern wir kennen heute viele tausend verschiedene Enzyme, von denen jedes seine ganz spezifische Arbeit zu erfüllen hat.
Ein Medizinlexikon bringt es auf den Punkt: »Leben ist das geregelte Zusammenwirken aller Vorgänge, die von den Enzymen geleistet werden. Krankheit ist dann sinngemäß die Störung des harmonischen Zusammenwirkens der Enzyme.«

Es gibt sechs verschiedene Enzymgruppen

1. In die erste Gruppe gehören die »auflösenden Enzyme«, die Sauerstoff und Wasser aus Substanzen lösen (Oxidoreduktasen). Hierzu gehört zum Beispiel ein Enzym, das zum Abbau von Glukose zur Milchsäure beteiligt ist.
2. In der zweiten Gruppe finden wir die Enzyme, die Gruppen von einer Substanz auf die andere übertragen (Transferasen). Diese Enzyme sind beim Zellaufbau besonders wichtig.
3. Die dritte Gruppe wird von Enzymen gebildet, die chemische Verbindungen spalten und dabei Wasser anlagern (Hydrolasen). Hierzu gehören zum Beispiel Proteasen, die Proteine und Peptide für den Körper verwendbar machen.
4. Durch die vierte Enzymgruppe werden Kohlenstoff-Verbindungen und Stickstoff-Verbindungen aufgelöst (Lyasen), zum Beispiel Kohlendioxid aus der Luft.
5. In die fünfte Enzymgruppe gehören die Enzyme, die eine chemische Strukturveränderung gewisser Stoffe erlauben (Isomerasen). Ein sonst fester Stoff wird beispielsweise flüssig oder umgekehrt.
6. In der sechsten Gruppe finden wir Enzyme, die Kohlenstoff-Verbindungen und Stickstoff-Verbindungen zusammenführen (Ligasen). Sie ermöglichen zum Beispiel den Zusammenbau von Protein-Bruchstücken zu Eiweißstoffen.

Wir müssen mit der richtigen Lebensmittelwahl dem Körper ausreichend Enzyme zuführen

Eines steht fest: Wir haben durch unsere erhöhte Infektanfälligkeit, durch unsere momentanen Umweltbedingungen und durch die Streßbelastungen, vor allem aber durch Ernährungsfehler einen höheren Enzymbedarf als unsere Vorfahren.
Die Natur hat es zwar auf wundervolle Weise so eingerichtet, daß wir mit den Lebensmitteln auch Enzyme aufnehmen. Dies aber nur dann, wenn Qualität, Lagerung, Behandlung und Verarbeitung stimmen, was aber leider selten der Fall ist.

Wie weit diese durch die Nahrung aufgenommenen Enzyme im Verdauungstrakt verändert werden oder ihre eigentliche Funktion erhalten bleibt, ist schwer nachvollziehbar und von Fachleuten umstritten.

Die Hitze ist der Tod aller Enzyme

Die meisten Enzyme werden schon bei einer Temperatur von +50 Grad Celsius zerstört. Das spricht natürlich eindeutig für den Verzehr von rohem Obst, Gemüse und von naturbelassenen Getreideprodukten. Sehr empfehlenswert ist in diesem Zusammenhang die Tiefkühlware, was man von Konserven und von gegarter, gekochter oder pasteurisierter Ware nicht behaupten kann. Im Gegenteil: Wir nehmen Nahrung zu uns ohne die ursprünglich mitgelieferten »Werkzeuge«, die Enzyme, welche ihre Verwertung erst möglich machen.

Mit zunehmendem Alter werden die Enzyme immer wichtiger

Dem vermehrten Bedarf an Enzymen steht heute ein vermindertes Angebot gegenüber. In jüngeren Jahren scheint das ohne schlimme Folgen zu sein, weil der Körper noch in der Lage ist, auch das doppelte Defizit immer wieder einigermaßen auszugleichen.
Tatsache ist, daß der Enzymspiegel des Menschen um die Lebensmitte deutlich absinkt. Dieses Absinken steht in einem direkten Verhältnis zur Zunahme der typischen Altersanzeichen und zur Zunahme der Krankheitsanfälligkeit.

Mit 40 Jahren fängt das Enzym-Defizit an, sich negativ auszuwirken

Schon um das 40. Lebensjahr, wenn sich nach jahrzehntelanger Überforderung der enzymproduzierenden Organe, vor allem der Bauchspeicheldrüse, eine gewisse Erschöpfung eingestellt hat, beginnen die gesundheitlichen Probleme, die den Enzymmangel anzeigen und eine dringende Umorientierung in der Ernährung notwendig machen:

Enzyme sind die Schrittmacher unserer Verdauung

1. Enzymquelle Speichel: Eine wichtige Enzymquelle ist der Speichel, der nur über intensives Kauen ausreichend von den Speicheldrüsen produziert wird. Wer sein Essen hinunterschlingt, nutzt eine der wichtigsten Enzymquellen nicht. Denn mit den Speichelenzymen werden die Kohlenhydrate im Mund vorverdaut, wird der Zucker wasserlöslich gemacht.
2. Enzymquelle Magensaft: Eine weitere Enzymquelle ist unser Magensaft mit seinen eiweißspaltenden Enzymen. Mit ihrer Hilfe werden eiweißhaltige Lebensmittel vorverdaut. Das Zusammenspiel zwischen Magensalzsäure und den Enzymen ist auch entscheidend für die Lösung des Minerals Eisen. Bei einem Großteil der Menschen, die gleichzeitig über Magenschmerzen und Verdauungsstörungen klagen, ist die Enzymproduktion nicht ausreichend. Es wird dann zu wenig Magensaft produziert.
3. Enzymquelle Bauchspeicheldrüse: Die wohl wichtigste Enzymquelle ist die Bauchspeicheldrüse, die den Speisebrei im Zwölffingerdarm mit ihrem Pankreassaft anreichert und damit eine Fülle von

Enzymen liefert, die alle drei Grundnährstoffe Eiweiß, Fett und Kohlenhydrate in wasserlösliche Bausteine zerlegen können.

Enzyme verfügen über gigantische Heilkräfte

Enzyme beschleunigen das Abheilen jedes Entzündungsprozesses. Sie sind an der Gerinnung des Blutes beteiligt und sorgen dafür, daß Wunden schnell verkrusten und bald heilen. Auch Blutergüsse werden von den Enzymen »geräumt«, was man sehr gut beim Rückgang der dadurch bedingten Verfärbung beobachten kann: Je schneller die Verfärbung des Blutergusses zurückgeht, desto besser ist es mit Ihrer Enzymversorgung bestellt.

Enzyme helfen uns, den hohen Cholesterinspiegel zu senken

Der biochemische Prozeß, der die Aufnahme der Fette in das Blut ermöglicht, ist ein Vorgang, an dem die Enzyme maßgeblich beteiligt sind. Eine gute Enzymversorgung begünstigt nachweislich die Bildung der sogenannten HDL-Werte, die das Fett aus dem Blut schaffen. Je höher die HDL-Werte, desto niedriger der Blutfettspiegel.

Enzyme wirken der gefürchteten Arteriosklerose entgegen

Die Enzym-Wirksamkeit führt zum Abbau von Ablagerungen in den Blutgefäßen. Wenn zuviel Fette und Kalkstoffe im Blut sind, dann »kleistert« sie der Organismus, der sie dort nicht brauchen kann, kurzerhand an die Innenwände der Blutgefäße. Es entsteht die Arteriosklerose. Mit Hilfe der Enzyme, die hier in der Vor- und Nachsorge wirksam sind, kann diesen gefährlichen Ablagerungen ein Riegel vorgeschoben, können Besserungen herbeigeführt werden.

Enzyme können Thrombosen auflösen

Neben der Arteriosklerose, die auf die Arterien beschränkt bleibt, sind Venenentzündungen und Thrombosen eine große Gefährdung für den Blutfluß. Die Risiken sind bekannt. Gesundes, mit ausreichend Enzymen versehenes Blut ist vor dem Festkleben an den Gefäßwänden geschützt. Enzyme lösen die Blutstaus auf.

Enzyme steigern die körpereigenen Abwehrkräfte ganz erheblich

Sie kommen den Viren bei, weil diese sich in einer Proteinhülle befinden, die von eiweißspaltenden Enzymen aufgelöst werden kann. Sie schaffen nicht nur Fremdstoffe aus dem Körper, sondern auch abgestorbene, kranke Zellen. Viren sind, solange sie sich noch nicht an die Zelle geheftet haben, schutzlos. Deswegen werden sie von den Enzymen wie totes Eiweiß aufgelöst. Aber auch, wenn sich die Viren an den Zellen festsetzen konnten, werden sie von den Enzymen enttarnt. Die Abwehrkräfte des Körpers werden alarmiert und können eingreifen.

Die Leitzahl 3 im LQI sagt Ihnen alles über die Enzyme in unseren Lebensmitteln

Wenn wir unseren Körper mit Vitaminen, Mineralstoffen, Spurenelementen versorgen, dann tun wir im Grunde nichts anderes, als ihm einen wichtigen Baustoff zu liefern, den er zur Herstellung von Enzymen benötigt.
Die meisten Vitamine, aber auch Mineralien und Spurenelemente, sind neben dem Eiweißkörper ein wichtiger Enzymbestandteil. Des-

wegen sollten Sie Produkten, die in der Leitzahl 3 eine hohe Punktzahl haben, immer den Vorzug bei Ihrer Disposition geben.

Wichtig: Für den Vitamin- und Spurenelementgehalt der Leitzahl 3 gilt, daß man die Lebensmittel im Rohzustand verzehren muß, will man die Enzyme dem Organismus »lebendig« erschließen.

So ist zum Beispiel mageres Fleisch nur dann ein Enzymlieferant, wenn es roh, als Tartar oder Carpaccio, verzehrt wird.

Bei Milch und Milchprodukten müssen Sie darauf achten, daß Sie keine erhitzte oder pasteurisierte Ware kaufen, wenn Sie den Enzymreichtum ausschöpfen wollen. Produkten mit rechtsdrehender Milchsäure sollte man den Vorzug geben.

Obst- oder Gemüsesäfte, aber auch süß-sauer eingelegtes Gemüse, insbesondere Sauerkraut, sind dann äußerst wertvolle Enzymlieferanten, wenn sie mit Milchsäure-Bakterien haltbar gemacht und nicht erhitzt worden sind.

KAPITEL 11

Das Vitamin A ist mehr als nur das Schönheitsvitamin

Das Vitamin A ist ein fettlösliches Vitamin und heißt im Volksmund auch »Schönheitsvitamin«. Es trägt diesen anspruchsvollen Titel zu Recht.

Ihre Haut braucht dringend Vitamin A

Jede Hautschicht des Körpers benötigt Vitamin A, die Schleimhäute, die Oberhaut, die Netzhaut, das Zahnfleisch. Aber auch die Qualität unserer Haare wird von diesem Vitamin mitbestimmt. Letztlich ist auch das Knochen- und Zahnwachstum von der Vitamin A-Zufuhr abhängig.
Bei einem Mangel an Vitamin A wird die Haut schuppig und hart, insbesondere an den Armen und an den Oberschenkeln.

Vitamin A für den urlaubsbraunen Teint

Eine Vorstufe zum Vitamin A, das sogenannte Beta-Carotin, unterstützt die Bildung der Bräunungspigmente, und eine stets leicht gebräunte Haut ist für uns ja schon fast so etwas wie ein Statussymbol geworden.
Nur bei einer optimalen Vitamin A-Versorgung kann man eine schöne Haut, schöne Haare und auch ein gutes Sehvermögen haben.

Vitamin A verbessert unser Sehvermögen

Das ist schon lange bekannt: Vitamin A stärkt unser Sehvermögen und bewahrt uns vor Nachtblindheit. Die in unserem Körper wirksame Form des Vitamin A wird auch Retinol genannt. Der Name gibt schon zu erkennen, wo das Vitamin seine Wirkung entfaltet, nämlich in der Retina, der Netzhaut des Auges.
Die Netzhaut benötigt Vitamin A, um daraus den Sehpurpur zu bilden, der die Lichtempfindlichkeit der Netzhaut steigert. Brennen und Schmerzen der Augen, Lichtüberempfindlichkeit und vermindertes Dämmerungssehen beziehungsweise Nachtblindheit sind erste, aber auch sehr ernste Anzeichen eines Vitamin A-Mangels.

Beta-Carotin ist mit der wertvollste Schutzfaktor gegen Krebs

Wir wissen, daß das Beta-Carotin, eine Vorstufe des Vitamin A, nur in Pflanzen enthalten ist. Alleine die Bezeichnung Vorstufe hatte zur Folge, daß Beta-Carotin weit unter Wert eingestuft worden ist. Denn wie man heute sicher weiß, ist Beta-Carotin ein natürlicher Wirkstoff, der die Krebsentwicklung verhindern, hemmen, vielleicht sogar rückgängig machen kann.

Beta-Carotin ist eine wirkungsvolle Abwehrwaffe

Beta-Carotin gilt als ein Fänger der sogenannten freien Radikale. Das sind Substanzen, die überall und jederzeit im Körper des Menschen entstehen, bei der Bindung von Sauerstoff in den Zellen ebenso wie bei der Einwirkung ultravioletter Strahlung von außen. Sie gelten als ausgesprochen reaktionsfreudig, verbinden sich rasch mit der Membran der Zellen oder ändern das Erbmaterial in deren Kern. Die Folge können bleibende Schäden sein, die unter anderem das Entstehen von Krebs begünstigen.

Beta-Carotin soll das verhindern, die freien Radikale abfangen und die Zellen dadurch gesund erhalten.

Beta-Carotin schadet selbst in großen Mengen dem Organismus nicht. Denn im Gegensatz zum Vitamin A ist seine Vorstufe völlig ungefährlich.

Hat der Körper zuviel davon, dann wandelt er kein Provitamin mehr um, so daß es nicht zu einer Übervitaminisierung kommen kann. Der ungenützte Überschuß wird im Fettgewebe deponiert. Im schlimmsten Fall schimmert es durch die Haut, färbt zuerst Handflächen und Fußsohlen gelblich. Auch das ist gänzlich harmlos und vergeht rasch wieder, sobald weniger Beta-Carotin aufgenommen wird.

Forscher liefern seit Jahren eine Vielzahl von Hinweisen, nach denen natürlich vorkommende Oxidantien, wie Carotinoide, Vitamin E und C, bei der Entstehung bedeutender Krankheiten, wie Arteriosklerose und Krebs, eine wichtige Schutzfunktion ausüben.

Abb. 50

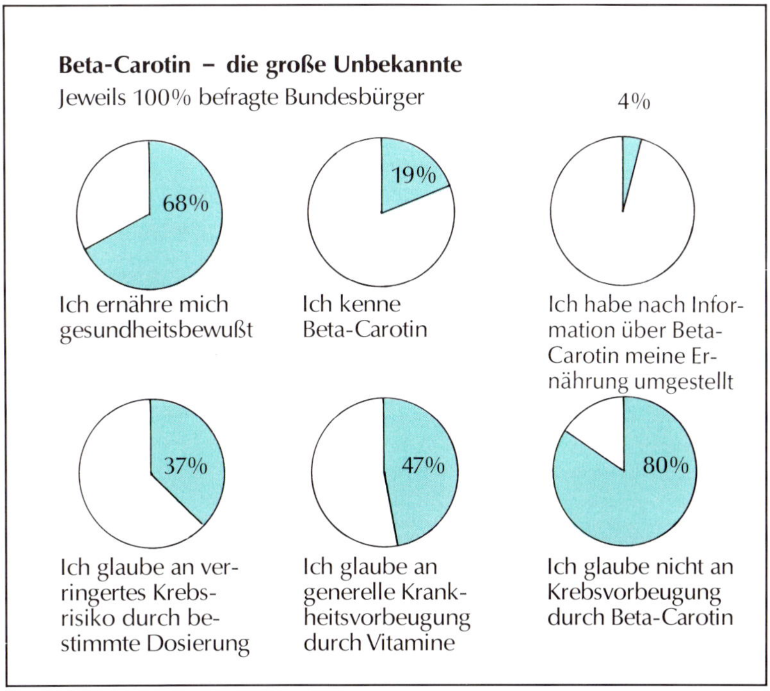

Bisher gab es wenig Informationen über Beta-Carotin. Neueste Studien aus Amerika belegen die biologische Wirkung in Bezug auf Krebsprophylaxe und Arteriosklerose.

Jetzt wurde in einer Studie, an der 2200 Ärzte teilnahmen, gefunden, daß Beta-Carotin bei Patienten mit Herz-Kreislauf-Erkrankungen das Risiko für einen Verschluß von Herzkranzgefäßen, Herzinfarkt, Herztod und Schlaganfall entscheidend senkt.

Das Vitamin A beugt auch anderen Krankheiten vor

Es ist ein sogenanntes »antiinfektives« Vitamin, das die körpereigenen Abwehrkräfte in der Haut, vor allem in den Schleimhäuten, stärkt. Wer häufig »auf der Nase liegt«, weil er sehr anfällig für Infektionen der oberen Atemwege ist, der sollte mit seinem Arzt hinsichtlich der Nahrungsergänzung mit Vitamin A sprechen.

In reiner Form existiert das Vitamin A nur in tierischen Produkten

Besonders reichlich ist es in Butter, Eigelb, Käse, Milch und Tierleber enthalten. Ein konzentrierter Vitamin A-Lieferant wäre der nicht gerade beliebte Lebertran. Ein zuviel an tierischem Vitamin A kann zur Übervitaminisierung und somit zu gesundheitlichen Problemen führen. Deswegen sollten Vitamin A-Präparate zur Nahrungsergänzung nur in Absprache mit dem Arzt eingenommen werden.

Das wichtige Beta-Carotin kann der Körper nur mit Hilfe des Fettes verwerten

Die Vorstufe des Vitamin A ist fettlöslich. Und daran muß man denken, wenn man seine Versorgung mit pflanzlichen Produkten sicherstellt. Um das Beta-Carotin aufzunehmen, benötigt der Körper Fett. Deswegen empfehle ich, Rohkost oder Salate immer mit einem Dressing anzumachen, um den Abbau des Provitamins überhaupt möglich zu machen.
Ideal ist die Verwendung hochwertiger Salatöle, aber auch Joghurt oder Mayonnaise tun gute Dienste. Werden Lebensmittel, die einen guten Beta-Carotin-Gehalt haben, mit anderen fetthaltigen Lebensmitteln verzehrt, dann erfolgt die Verwertung durch die Fettverbindung im Magen.

Auf die richtige Dosis kommt es an

Eine Überdosierung ist eigentlich nur über Präparate oder über Lebertran möglich. Die Deutsche Gesellschaft für Ernährung (DGE) empfiehlt für den Erwachsenen pro Tag 1 mg, für Kinder 0,8–1,0 mg und für Schwangere 1,2–1,4 mg. Im Gegensatz dazu geht das Nationale Krebs-Institut der USA (NCI) zur Krebsvorsorge von 6 mg täglich aus, womit aber nur das Beta-Carotin der Pflanzen gemeint ist.

Mit der Leitzahl 4 eine optimale Vitamin A-Zufuhr sicherstellen

Der **Lebensmittel-Qualitäts-Index** beschränkt sich auf die **Leitzahlen 1, 2** und **3**, was für eine gesunde Ernährung eigentlich völlig ausreicht. Wenn Sie aber glauben, daß Sie an Vitamin A-Mangel leiden oder daß Sie einfach über das Beta-Carotin mehr Krankheitsschutz sichern wollen, dann hilft Ihnen die **Leitzahl 4**, die immer den spezifischen Wert eines einzelnen Nährstoffes ausdrückt. So können Sie ohne Probleme die Lebensmittel abrufen, die Vitamin A und Beta-Carotin enthalten. Die Leitzahl 4 ist auch ideal für ein persönliches Ernährungstraining, denn nur wer die inneren Werte seiner Lebensmittel kennt, kann im Sinne einer gesunden Ernährung handeln.

Abb. 51

Der Vitamin A-Tagesbedarf

Altersgruppen	mg/Tag
Säuglinge	0,6
Kinder	0,8–1,0
Jugendliche und Erwachsene	0,8–1,1
Schwangere ab 4. Monat	1,2
Stillende	1,6–1,8

Empfehlungen der Deutschen Gesellschaft für Ernährung (DGE).

Abb. 52

Leitzahl 4
Vitamin A – Lebensmittelbeispiele

Richtpunkte	Lebensmittel	Portion in g
8	Aal, geräuchert	75
8	Corned Beef, dsch.	100
8	Fenchel (kleine Knolle)	160
8	Grünkohl	120
8	Leberwurst, fettarm (1 Stück)	22
8	Leipziger Allerlei	100
8	Mangold, frisch	150
8	Mohrrübe (2 Stück)	110
8	Spinat, frisch	120
6	Brunnenkresse	150
6	Löwenzahn	45
6	Mango	150
6	Sauerampfer	75
6	Schnittlauch	15
4	Broccoli, frisch	150
4	Endivie (1/2 Kopf)	50
4	Feldsalat, frisch	50
4	Hagebutte	125
4	Kürbis, frisch	150
4	Schweinefilet	150
4	Schwein, Muskelfleisch	150
4	Suppenhuhn, ganz	150
2	Aprikose, frisch	125
2	Papaya	150
2	Radieschen (10 Stück)	150
2	Sultaninen	25

Diese Lebensmittel haben einen hohen Vitamin A-Gehalt. Zum Beispiel können Sie mit 110 g Mohrrüben – das sind etwa 2 Stück – Ihren Tagesbedarf an Vitamin A decken.

Abb. 53

Beispiele für Kombinationen innerhalb der Leitzahl 4 zur Deckung des erhöhten Vitamin A-Bedarfs

Richtpunkte	Erfüllung des Tagesbedarfs	Vitamin A/mg
8	= für einen Erwachsenen	0,8–1
2 + 8 = 10	= für Schwangere	1,2
4 + 8 = 12	= für besondere Anforderungen	1,5

Beispiel: Schwangere: 10 Richtpunkte

6	= 4 Aprikosen	= 200 g	= 0,7 mg Vitamin A
+			
4	= 1 Mohrrübe	= 50 g	= 0,5 mg Vitamin A
=			
10			= 1,2 mg Vitamin A

Diese Übersicht zeigt Ihnen, wie Sie die Lebensmittel aus der Vitamin A-Tabelle so kombinieren können, daß Ihr Tagesbedarf an diesem Vitamin gedeckt ist.

KAPITEL 12

Die B-Vitamine für Körper, Seele und Geist

Im sogenannten Vitamin B-Komplex verstecken sich viele Einzelvitamine. Jedes hat eine äußerst große Bedeutung in der richtigen Ernährung. Und trotzdem darf man sie nicht losgelöst betrachten, sondern muß immer wieder vom B-Komplex sprechen. Denn gesund ernährt man sich nur dann, wenn man alle B-Vitamine, also den B-Komplex, in ausreichender Dosis täglich mit der Nahrung aufnimmt.

Die B-Vitamine sind »Spielgestalter« unseres Stoffwechsels

Eine Fußballmannschaft siegt, wenn der Spielgestalter gut in Form ist. Die B-Vitamine sind der Motor unseres Stoffwechsels. Sie sind verantwortlich für ein funktionelles Zusammenspiel von Kohlenhydrat-, Eiweiß- und Fettstoffwechsel.
Wichtig: Stoffwechsel heißt Umwandlung der Nahrung in vom Körper benötigte und verwertbare Bausteine für Muskeln, Organe, Haut, Haare und natürlich für die Energie.

Die B-Vitamine sind ein sehr guter Streßregulator und helfen bei der Schmerzbekämpfung

Um mit dem Streß unserer Zeit fertig zu werden, setzt unser Körper Streßhormone frei, die ihn in die Lage versetzen, seine Leistungsfähigkeit zu erhöhen: Muskulatur und Gehirn erhalten mehr Nahrung und damit mehr Energie. Für diesen Vorgang ist das Streßhormon Adrenalin zuständig. Ein anderes, das Noradrenalin, erhöht den Blutdruck und beschleunigt die Herzfrequenz. Kurz gesagt: Ihr Organismus läuft auf Hochtouren. Da Streßreaktionen sehr energieaufwendig sind, braucht der Körper ausreichend B-Vitamine, um diese kurzfristige Energiebereitstellung zu gewährleisten.
Die Beseitigung von Schmerzen ist eines der ältesten und vordringlichsten Anliegen der Heilkunst. Daß auch Vitamine zur Schmerzbekämpfung eingesetzt werden können, zeigen die Ergebnisse von verschiedenen aufsehenerregenden Forschungsarbeiten der letzten Jahre. In der Schmerzbekämpfung sind vor allem die Vitamine des B-Komplexes von Bedeutung.

Das Vitamin B_1 ist Medizin für schwache und kranke Nerven

Viele Kinder sind als sogenannte »Zappelphilippe« verschrien. Sie können nicht stillsitzen, sich nicht konzentrieren, sind reizbar und aggressiv. Schuld daran sind zwar auch Substanzen in der Nahrung, wie Phosphate oder Konservierungsmittel. In der Hauptsache ist es

aber ein eklatanter Vitamin B_1-Mangel, der auf den dauerhaften Verzehr von »leeren« Lebensmitteln und allzuvielen Süßigkeiten in allen Variationen zurückzuführen ist.
Die Folge ist auch ein unerklärlicher Leistungsabfall im Sport und vor allem in der Schule.
Wichtig: Hier hilft nur eine Einschränkung des Zuckerkonsums und eine vollwertige, Vitamin B_1-reiche Ernährung.

Abb. 54

Vergleich des Vitamin B_1-Gehaltes in verschiedenen Lebensmitteln

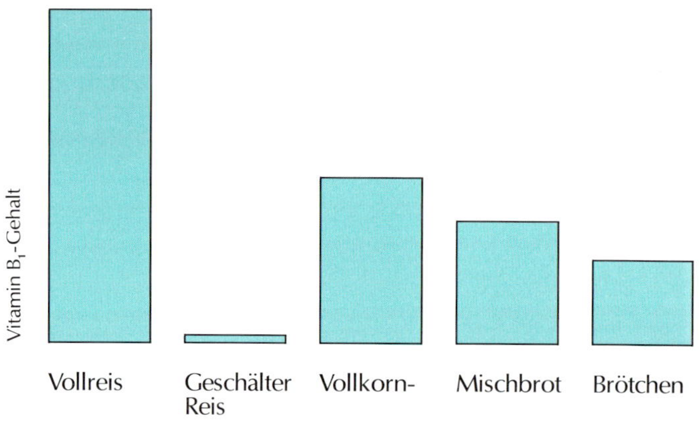

Vollreis deckt den Vitamin B_1-Bedarf von diesen Getreideprodukten am besten.

Abb. 55

Der Vitamin B_1-Tagesbedarf

Altersgruppen	mg/Tag
Säuglinge	0,3–0,5
Kinder 1– 9 Jahre	0,7–1,0
10–14 Jahre	1,1–1,3
Jugendliche und Erwachsene	1,1–1,5
Schwangere ab 4. Monat	1,6
Stillende	1,7

Empfehlungen der Deutschen Gesellschaft für Ernährung (DGE).

Leistungsabfall, Müdigkeit und Depressionen gehen meistens einher mit Vitamin B_1-Mangel

Vitamin B_1, auch Thiamin genannt, ist für den erwachsenen Menschen noch bedeutungsvoller.
Gedächtnis- und Konzentrationsschwäche, chronische Angstzustände, depressive Verstimmung und mangelnder Antrieb werden dem reiferen Menschen meistens als »normaler« Verschleiß durch Lebensjahre zugeschrieben.
Das menschliche Herz benötigt Vitamin B_1 für seine Schlagkraft.

Die gesteigerte Lust auf Süßes kann ein Vitamin B_1-Mangel sein

Je mehr isolierten Zucker wir verzehren, desto höher der Bedarf an Vitamin B_1, welches dann für die Umwandlung in verfügbare Energie durch den Stoffwechsel zuständig ist. Wir nehmen aber noch andere Kohlenhydrate mit der Nahrung auf, die für den Stoffwechsel ebenfalls das Vitamin B_1 brauchen. Besteht die andere Nahrung aus »leeren« Lebensmitteln, zum Beispiel aus ausgemahlenen Mehlen, dann ist bereits ein Vitamin B_1-Mangel mit all seinen Problemen gegeben. Starker Alkoholgenuß ist ein zusätzliches Dilemma für den B_1-Haushalt im Körper.

Abb. 56

Leitzahl 4
Vitamin B_1 – Lebensmittelbeispiele

Richtpunkte	Lebensmittel	Portion in g
8	Bratwurst (1 kleine)	100
8	Schweinefilet	150
8	Schweineschnitzel	150
8	Schweineschulter	150
8	Sultaninen	50
6	Broccoli	450
6	Fenchel	600
6	Fleisch-Extrakt	15
6	Flunder	450
6	Schweineschulter, fett	150
4	Bierhefe, getrocknet (1 Teel.)	5
4	Salami (3 Scheiben)	60
4	Schinken, gekocht (3 Scheiben)	100
4	Sultaninen	25
4	Weizenkeime	40
2	Endivie (1/2 Kopf)	50
2	Erbsen grün, frisch	150
2	Fenchel	200
2	Haferflocken (6 Eßl.)	60
2	Radieschen (10 Stück)	150
2	Rinderfilet	150
2	Scholle, gegart	150
2	Weizen	60
2	Weizenkleie (4 Eßl.)	40

Diese Lebensmittel haben einen hohen Vitamin B_1-Gehalt. Mit 1 Portion gekochtem Schinken – das sind etwa 100 g – haben Sie den normalen Tagesbedarf zur Hälfte gedeckt.

Und so macht sich der Vitamin B_1-Mangel bemerkbar

Die häufigsten Symptome sind Nervenentzündungen, Kopfschmerzen, Migräne, Gürtelrose, Neuralgien, das Zittern von Augenlidern und Händen, Muskelkrämpfe und Schweißausbrüche.
Der Tagesbedarf, wie er von der Deutschen Gesellschaft für Ernäh-

rung (DGE) empfohlen wird, liegt bei 1,2–1,5 mg. Viele Mediziner raten aber zu einer durchaus höheren Dosis, zumal bei einer Überversorgung keine Probleme für die Gesundheit entstehen.

Vitamin B_2 ist wichtig für die Augen und für die Haut

Seine vorbeugende Wirkung beweist sich an den Augen: Anhaltender Mangel an Vitamin B_2 führt zur Trübung der Linsen, schlimmstenfalls zum gefürchteten »Grauen Star«.
Das Vitamin B_2, das auch Riboflavin heißt, ist aber für die Gesunderhaltung der Haut von großer Wichtigkeit. Im Zusammenwirken mit Eiweiß fördert Vitamin B_2 bestimmte Enzyme, welche die Zellatmung verbessern, die Gehirnarbeit unterstützen.

Vitamin B_2-Mangel ist ein kosmetisches Problem

Das hat natürlich den Vorteil, daß man ihn schnell ausmacht: Gerötete Augen, leicht fettendes Haar, schuppige Haut, aufgerissene Mundwinkel oder vorzeitig sichtbare, vom Mund senkrecht fortführende Falten sind Anzeichen eines deutlichen Vitamin B_2-Mangels.
Der Tagesbedarf für den Erwachsenen wird von der Deutschen Gesellschaft für Ernährung (DGE) mit 1,5–1,8 mg angegeben, der nur bei Mangelsymptomen höher angesetzt werden muß.

Abb. 57

Der Vitamin B_2-Tagesbedarf

Altersgruppen	mg/Tag
Säuglinge	0,4–0,6
Kinder 1– 9 Jahre	0,7–1,3
10–14 Jahre	1,4–1,6
Jugendliche und Erwachsene	1,5–1,8
Schwangere ab 4. Monat	1,9
Stillende	2,6

Empfehlungen der Deutschen Gesellschaft für Ernährung (DGE).

Das Niacin hilft den Cholesterinspiegel zu senken

Das relativ unbekannte Niacin, manchmal Vitamin B_3 genannt, hat den anderen Nährstoffen gegenüber den Vorteil, daß es bereits weitestgehend als Medikament anerkannt ist. Es heißt deswegen auch Nicotinamid, weil es die Nicotinsäure enthält. Das Niacin ist einerseits mit einem Beruhigungsmittel vergleichbar, wird auch in der Suchtentwöhnung zur Ruhigstellung der Betroffenen eingesetzt. Es ist andererseits auch in der Lage, den Fettgehalt des Blutes, den Cholesterin-, besonders aber den Triglyceridspiegel zu senken und die gefährlichen Verklumpungen von Blutplättchen zu verhindern. Auch die Auflösung von bereits bestehenden Gefäßablagerungen kann es in gewissem Umfang bewerkstelligen. Obwohl man mit der Nahrung, gemessen an der Leitzahl 3, auch ausreichend Vitamin B_3 aufnimmt, ist eine Dosis bis zu 30 mg nicht schädlich.

Abb. 58

Leitzahl 4
Vitamin B_2 – Lebensmittelbeispiele

Richtpunkte	Lebensmittel	Portion in g
8	Dickmilch (4 Gläser)	800
8	Pfifferlinge, getrocknet	50
8	Rinderleber	50
8	Schweineleber	50
6	Broccoli	450
6	Grünkohl	450
4	Birkenpilze, frisch	200
4	Grünkohl	300
4	Pfifferlinge, getrocknet	25
2	Broccoli, frisch	150
2	Champignons	200
2	Grünkohl, frisch	150
2	Hirschrücken	150
2	Kalbskeule, mager	150
2	Makrele, gegart	150
2	Radieschen (10 Stück)	150

Diese Lebensmittel haben einen hohen Vitamin B_2-Gehalt. Mit 2 Portionen Grünkohl – das sind etwa 300 g – haben Sie den normalen Tagesbedarf an Vitamin B_2 zur Hälfte gedeckt.

Das Vitamin B_6 steuert den Eiweiß-Stoffwechsel

Ernährungsexperten und Vitaminforscher halten das Vitamin B_6 für einen der wichtigsten Wirkstoffe, da sein Aufgabengebiet im Organismus sehr breit gefächert ist. Als Bestandteil von 60 verschiedenen Enzymsystemen spielt es eine entscheidende Rolle beim Stoffwechsel des Eiweißes und verbessert dessen Verwertung in den Zellen. Aber auch zum Stoffwechsel von Fett und Kohlenhydraten wird es herangezogen.

Besonders für die Frau ist Vitamin B_6 sehr wichtig

Das Vitamin B_6, das auch in der Fachsprache Pyridoxin genannt wird, ist für Frauen, welche die Anti-Baby-Pille nehmen, von großer Bedeutung. Durch den Östrogen-Gehalt dieses Verhütungsmittels wird die lebenswichtige Aminosäure Tryptophan verstärkt abgebaut. Dazu braucht der Körper mehr Vitamin B_6. Ist ein Mangel gegeben, kommt es zu Niedergeschlagenheit und Depressionen. Auch die Tage vor der Monatsblutung gestalten sich mit einer ausreichenden Vitamin B_6-Zufuhr wesentlich angenehmer, weil Reizbarkeit, Schlaflosigkeit, Lethargie, Kopfschmerzen, Schwindelgefühl, Brustspannen und Anschwellen von Händen oder Füßen nicht belasten.

Vitamin B_6 fördert die Bildung von roten Blutkörperchen

Es reguliert den Magnesium-Haushalt der Muskeln und anderer Gewebe, unterstützt die Ausbildung von roten Blutkörperchen. Außerdem verteilt es die ungesättigten Fettsäuren haushälterisch und reguliert damit den Blutfettspiegel. Vermehrter Fettverzehr braucht immer größere Mengen an Vitamin B_6, dessen Tagesbedarf laut Deutscher Gesellschaft für Ernährung bei Erwachsenen zwischen 1,5–1,8 mg beträgt, bei eiweißreicher Ernährung aber durchaus höher liegen sollte.

Abb. 59

Der Vitamin B_6-Tagesbedarf

Altersgruppen	mg/Tag
Säuglinge	0,3–0,5
Kinder 1– 9 Jahre	0,7–1,4
10–14 Jahre	1,4–2,0
Jugendliche und Erwachsene	1,6–2,1
Schwangere ab 4. Monat	+ 1,0
Stillende	+ 0,6

Empfehlungen der Deutschen Gesellschaft für Ernährung (DGE).

Wer Alkohol trinkt, muß auf seine Vitamin B_6-Versorgung achten

Einen grundsätzlich höheren Bedarf an allen Vitaminen hat, wer regelmäßig und zuviel Alkohol trinkt. In der Regel leiden diese Menschen sogar unter großem Vitaminmangel. Besonders betroffen ist das Vitamin B_6, weil dadurch vor allem der Stoffwechsel der Leber leidet. Bei Alkoholikern mit beginnender Leberzirrhose kann der Vitamin B_6-Umsatz total zum Erliegen kommen (siehe Abb. 60).

Das Vitamin B_{12} ist ein erlaubtes Dopingmittel

Es wird auch Cobalamin genannt und ist unabdingbar für ein gesundes Nervensystem und für ein normales Blutbild. Es ist überhaupt der Gradmesser für die Blutqualität, denn es bildet rote Blutkörperchen und hilft beim Sauerstofftransport im Blut. Auch für den Aufbau des Zellkernes spielt es eine wichtige Rolle.

Vitamin B_{12} ist ein echter Balsam für die Psyche

Wer an morgendlicher Antriebsschwäche, andauernder Müdigkeit, an Konzentrationsschwäche leidet, braucht mehr Vitamin B_{12}. Auch bei starker Wetterfühligkeit kann es eine wertvolle Hilfe sein. Lange bevor Abweichungen im Blutbild erscheinen, treten bei Vitamin B_{12}-Mangel neuropsychiatrische Störungen auf. Bereits ein geringes Defizit führt zu Schwächezuständen, bedeutet mangelnde Motivation, Stimmungsschwankung, Erschlaffung der Muskulatur und Bewegungsstörungen in den Gliedmaßen.

Manchmal ist Nahrungsergänzung mit Vitamin B_{12} angezeigt

Wenn Sie die vorgenannten Symptome verspüren, dann sollten Sie Ihre Ernährung auf Vitamin B_{12}-haltige Lebensmittel ausrichten, was hauptsächlich den Verzehr von tierischen Lebensmitteln bedeutet.

Abb. 60

Leitzahl 4
Vitamin B_6 – Lebensmittelbeispiele

Richtpunkte	Lebensmittel	Portion in g
8	Avocados (2 Stück)	600
8	Bananen (4 Stück)	600
8	Endivien, frisch (1 Kopf)	100
8	Rosenkohl	600
8	Sojabohnen	180
6	Lachs, frisch	150
6	Rinderleber	150
6	Schnittlauch (1 gehäufter Eßl.)	15
4	Avocado (1 Stück)	300
4	Bratwurst (1 Stück)	150
4	Endivie (½ Kopf)	50
4	Makrele, gegart	150
4	Schweineleber	150
4	Weizenkeim (4 Eßl.)	40
4	Weizenkleie (4 Eßl.)	40
2	Banane (1 Stück)	150
2	Heilbutt, gegart	150
2	Hirse	60
2	Kartoffeln, ungeschält (3 mittelgroße)	200
2	Kresse	150
2	Radieschen (10 Stück)	150
2	Rosenkohl	150
2	Rotbarsch, gegart	150
2	Sultaninen	25
2	Tintenfisch, gegart	150

Diese Lebensmittel haben einen hohen Gehalt an Vitamin B_6. Mit einer Portion frischem Lachs haben Sie die Hälfte des normalen Tagesbedarfs an Vitamin B_6 gedeckt.

Abb. 61

Der Vitamin B_{12} Tagesbedarf

Altersgruppen	µg/Tag
Säuglinge	0,5–1,5
Kinder 1– 6 Jahre	2,5–3,0
7–14 Jahre	5,0
Jugendliche und Erwachsene	5,0
Schwangere	6,0
Stillende	6,0

Empfehlungen der Deutschen Gesellschaft für Ernährung (DGE).

Auch eine sehr blasse Hautfarbe ist oft sichtbarer Ausdruck eines Vitamin B_{12}-Defizites. Es gibt aber auch in der Apotheke Trinklösungen mit Vitamin B_{12}, die im Körper schnell abgebaut werden. Übrigens: Auch Leistungssportlern wird zur Steigerung der Motivation und zum Abbau von nervösen Spannungen vor großen Wettkämpfen Vitamin B_{12} verabreicht.

Abb. 62

Leitzahl 4
Vitamin B_{12} – Lebensmittelbeispiele

Richtpunkte	Lebensmittel	Portion in g
8	Hering, gegart	90
8	Makrele, gegart	70
8	Miesmuscheln	50
8	Rotbarsch, gegart	150
8	Tartar, frisch	100
6	Lachs, frisch	150
6	Schweinefilet	150
6	Schweinemuskel	150
4	Lachs, geräuchert	75
4	Matjes, gesalzen	75
4	Rinderfilet	150
2	Kabeljau, gegart	150
2	Rindernacken, mager	150
2	Schellfisch, gegart	150
2	Scholle, gegart	150

Diese Lebensmittel haben einen hohen Gehalt an Vitamin B_{12}. Mit einer Portion Forelle haben Sie Ihren normalen Tagesbedarf an Vitamin B_{12} gedeckt.

Die Familie der B-Vitamine ist aber noch etwas größer

Der ganze Komplex des B-Komplex ist erst vollständig, wenn auch noch Biotin, Folsäure und Pantothensäure erwähnt sind:

- Das Biotin wird zwar manchmal als Vitamin H bezeichnet, gehört aber zum B-Komplex. Es ist in jeder Zelle vorhanden und dort an allen Prozessen des Stoffwechsels beteiligt.
- Die Folsäure ist stark am Aufbau von Zell- und Zellkerneiweiß sowie an der Bildung des roten Blutfarbstoffes Hämoglobin beteiligt. Bei Einnahme der Anti-Baby-Pille ist der Bedarf an Folsäure erhöht.
- Die Pantothensäure stabilisiert unsere Immunkraft, wirkt Allergien entgegen, bildet Hormone und ist für gesundes Haar unerläßlich.

Dem Vitamin B-Komplex wird mit dem Lebensmittel-Qualitäts-Index voll Rechnung getragen

Natürlich sollten Sie in einem folgenden Kapitel noch lesen, was ich zur Empfindlichkeit der B-Vitamine zu sagen habe. Es ist aber für Sie gut zu wissen, daß Sie über die **Leitzahl 3** Ihre Versorgung mit dem ganzen B-Komplex sicherstellen, über die **Leitzahl 4** sogar optimieren können.

KAPITEL 13

Das Vitamin C ist ein Universal-Vitamin mit immer neuem Nutzen

In unserem Organismus spielt sich ständig ein hartnäckiger Kampf ab. Eine Unzahl von feindlichen Eindringlingen versucht sich breit zu machen und uns zu schaden. Das Immunsystem des Menschen und seine körpereigenen Abwehrkräfte sind gefordert.

Vitamin C ist einer der wichtigsten Verbündeten unseres Immunsystems

Das Vitamin C steigert die körperliche Widerstandskraft und hat einen positiven Einfluß auf verschiedene immunologische Vorgänge. Es ist in den sogenannten Leukozyten, den weißen Blutkörperchen, enthalten, die ihrerseits für die Abwehr von Krankheitserregern stehen. Bei Infektionen, Verletzungen und anderen gesundheitlichen Streßsituationen sinkt ihr Vitamin C-Gehalt rasch ab, womit sich auch ihre Abwehrleistung reduziert. Ein Auffüllen der Vitamin C-Speicher ist deswegen für die Infektabwehr und die Stabilisierung der Immunkraft von großer Bedeutung.

Eine lange Geschichte: Vitamin C und die Erkältung

Die Diskussion hinsichtlich der Wirksamkeit von Vitamin C bei Erkältungen beschäftigt die Wissenschaft seit Jahren. Fest steht, daß Vitamin C einerseits die Dauer von Erkältungskrankheiten verkürzt und andererseits deren Symptome deutlich lindert.

Bei einer Entgleisung des Immunsystems braucht man Vitamin C

Eine Entzündung entsteht auf Grund von Reaktionen unseres Immunsystems auf körperfremde Substanzen wie zum Beispiel Bakterien. Manchmal gerät das Immunsystem aus dem Gleichgewicht, ordnet körpereigene Substanzen plötzlich als »fremd« ein und geht dementsprechend auf die vermeintlichen Feinde los. Eine Entgleisung dieser Art passiert bei rheumatischen Erkrankungen. Hier kann die antientzündliche Wirkung des Vitamin C sehr hilfreich sein. Das Vitamin C ist sicherlich nicht imstande, Arthritis zu heilen, wohl aber im Verbund mit anderen Therapien eine Besserung herbeizuführen oder den weiteren Verfall zu verlangsamen.

Vitamin C ist wesentlicher Bestandteil jeder Krebsvorsorge

Schlagzeilen in den Medien belasten unser Gemüt, wenn es sich um die Gesundheit handelt. Manchmal werden wir von Nachrichten berührt, die unserem Gemüse, Pökelware, oder dem Trinkwasser einen zu hohen Gehalt an Nitraten nachsagen. Selten wird uns aber dazugesagt, warum das nicht gut für uns ist.

Nitrat ist ein echtes Umweltproblem

Nitrat findet man in vielen Blattgemüsen, Blattsalaten oder Wurzelpflanzen. Nitrat ist an sich nichts Böses; es ist eine Stickstoffverbindung, die für die Pflanzen wichtig ist. Je mehr aber beim Anbau auf Kunstdünger zurückgegriffen wird, desto höher der Nitratgehalt in den Pflanzen, der dann von Bakterien in Nitrit umgewandelt wird. Dieses Nitrit alleine würde noch keinen Schaden anrichten. Doch es kommt in unserem Magen mit Aminen – das sind Ammoniakverbindungen – in Berührung, mit denen es sich chemisch zu Nitrosaminen zusammenschließt, die dann leider überhaupt nicht mehr harmlos sind, denn sie gelten als erkannte, potente Krebserreger.

Vitamin C verhindert die Bildung von Nitrosaminen

Mit Hilfe von Vitamin C kann die Bildung der Nitrosamine im Magen verhindert werden, denn es vereint sich mit dem Nitrat schnell zu einer unschädlichen Verbindung und sperrt die Amine aus. Ein Schutz vor allem gegen den gefürchteten Magenkrebs.
Wer regelmäßig und ausreichend Vitamin C mit der Nahrung aufnimmt, der verringert sein Risiko, an Krebs zu erkranken, generell. In noch höherer Dosierung hilft es Krebskranken, die Nebenwirkungen der Medikamente und der Bestrahlung besser zu verkraften, und unterstützt den Körper dabei, wieder gesund zu werden.

Vitamin C entgiftet unseren Körper ganz entscheidend

Es gewinnt zunehmend Bedeutung als sogenanntes Antioxidans. Es fängt die freien Radikale ab, wobei es sich dabei selbst zersetzt, damit aber Schäden von Zellen und Geweben abwendet und somit entscheidend zur Verhütung von Krankheiten beiträgt. Diese antioxidative Wirkung ist der gemeinsame Nenner für viele Aktivitäten des Vitamin C, insbesondere für seine entgiftende Funktion.

Raucher brauchen viel mehr Vitamin C als Nichtraucher

Wissenschaftler haben nachgewiesen, daß Raucher Vitamin C schneller verbrauchen als Nichtraucher, weil es sich bei der Bekämpfung der mit dem Rauchen aufgenommenen Schadstoffe in hoher Dosis verbraucht. Aber auch Autoabgase bedeuten eine hohe Aufnahme von Schwermetallen, wobei hier angemerkt werden muß, daß vor allem Säuglinge und kleine Kinder Blei besonders schnell aufnehmen. Nicht zu vergessen all die Pestizide, Herbizide und sonstigen Schadstoffe, denen wir täglich ausgesetzt sind. Dazu zählen auch Belastungen in den Lebensmitteln.
Vitamin C verbindet Schwermetalle zu unlöslichen Komplexen, die über den Urin ausgeschieden werden, ohne daß sie unserer Gesundheit etwas anhaben können. Auch anderen Giftstoffen wirkt das Vitamin C, zum Teil noch in der wachsenden Pflanze, entgegen.

Auch der Streß braucht das Vitamin C

Die bei weitem höchste Vitamin C-Konzentration in unserem Körper, ist in der Nebennierenrinde zu finden, die auch gleichzeitig die meisten Streßhormone produziert. Verschiedene Streßsituationen führen zu einer Entleerung der Vitamin C-Speicher in der Nebennierenrinde. Wenn der Körper zu übermäßigen Anpassungsleistungen gezwungen wird, dann braucht er mehr Vitamin C. Dies kann zum Beispiel bei Zeitunterschied, Klimawechsel, Höhen- oder Tiefenaufenthalten der Fall sein. Wir können unserem Körper bei diesen Aufgaben helfen, indem wir die Vitamin C-Zufuhr erhöhen.

Vitamin C hilft den Cholesterinspiegel senken

Je höher der Cholesterinspiegel, desto niedriger der Vitamin C-Anteil im Blut. Das haben Wissenschaftler der Universität Basel festgestellt. Durchaus glaubhaft: Denn wer einen zu hohen Cholesterinspiegel hat, der ernährt sich in hohem Maße mit tierischen Produkten. Pflanzliche Lebensmittel kommen deutlich zu kurz, zumal Vitamin C nur in ihnen vorhanden ist.
Wissenschaftler an verschiedenen Forschungsinstituten sind seit Jahren an diesem Zusammenhang interessiert, und es gibt eine ganze Reihe mit vielversprechenden Ergebnissen. So konnte man zum Beispiel feststellen, daß die tägliche Einnahme von 1000 mg Vitamin C eine deutliche Senkung des erhöhten Cholesterinspiegels bewirkt, während die gleiche Dosis auf einen normalen Cholesterinspiegel keinen Einfluß hatte. Insbesondere die »bösen« Cholesterine – das LDL – reduzierten sich. Der Ansatzpunkt für diese Wirkung als »selektiver« Cholesterinsenker liegt in der Leber. Dort aktiviert das Vitamin C ein Enzym, das mehr Blutfette in Gallensäure umwandelt.

Vitamin C verbessert die Eisenaufnahme ganz deutlich

Eisenmangel ist der am häufigsten feststellbare und am weitesten verbreitete ernährungsbedingte Mangelzustand der Welt. Wir nehmen zwar mit einer gezielten Ernährung ausreichend Eisen zu uns. Nur wird es von unserem Körper nicht voll genutzt. Die Medizin gebraucht den Begriff **Bioverfügbarkeit** und meint damit, daß eine bestimmte Substanz für den Organismus in einer wirksamen, für die biologischen Abläufe tatsächlich nutzbaren Form verfügbar sein muß. Durch die geringe Bioverfügbarkeit des Eisens werden nur zwischen 3 und 10% des in der Nahrung enthaltenen Eisens vom Körper tatsächlich aufgenommen. Man spricht von einer sehr schlechten Bioverfügbarkeit.
Vitamin C stimmuliert die Bioverfügbarkeit, also die Verwertbarkeit des aufgenommenen Eisens, selbst in geringer Dosis sehr stark. Je mehr Vitamin C zugeführt wird, desto besser die Eisenverfügbarkeit.

Das Vitamin C ist mit Sicherheit das empfindlichste Vitamin

Es ist empfindlich gegen UV-Strahlen, gegen Wärme, gegen Sauerstoff, und es ist wasserlöslich. Wie man hohe Vitamin C-Verluste im Umgang mit unseren Lebensmitteln vermeiden kann, das werde ich Ihnen in einem Folgekapitel noch ausführlicher erklären.

Der Lebensmittel-Qualitäts-Index ist Garant für eine ausreichende Vitamin C-Versorgung

Mit der **Leitzahl 3** im LQI ist die von der Deutschen Gesellschaft für Ernährung (DGE) empfohlene Tagesdosis für den Erwachsenen mit circa 75–100 mg berücksichtigt. Ich empfehle aber eine höhere Tagesaufnahme, die auf Grund meiner Erfahrungen bei 200–250 mg liegen sollte. Hierzu können Sie die **Leitzahl 4** nutzen.

Diese meine Empfehlung ist nicht so zu verstehen, daß ich die DGE-Empfehlung für nicht ausreichend halte. Sie ist vielmehr die realistische Konsequenz aus dem tatsächlichen Vitamin C-Gehalt in unseren Lebensmitteln, der deutlich unter den in den Tabellen aufgeführten Werten liegt. Dazu mehr in einem Folgekapitel.

Abb. 63

Der Vitamin C-Tagesbedarf

Altersgruppen	mg/Tag
Säuglinge	40–50
Kinder	55–75
Jugendliche und Erwachsene	75
Schwangere ab 4. Monat	100
Stillende	125

Empfehlungen der Deutschen Gesellschaft für Ernährung (DGE).

Abb. 64

Leitzahl 4
Vitamin C – Lebensmittelbeispiele

Richtpunkte	Lebensmittel	Portion in g
8	Broccoli, frisch	75
8	Endivie (3 Blatt)	10
8	Erdbeere	125
8	Fenchel (1/2 Knolle)	90
8	Grünkohl, frisch	75
8	Hagebutte	10
8	Johannisbeere, schwarz	30
8	Kiwi (2 kleine)	100
8	Papaya	120
8	Paprikaschote	55
8	Rosenkohl, frisch	70
8	Sanddornbeerensaft (1/2 Glas)	80
8	Schnittlauch	3
8	Spinat, frisch	150
6	Blumenkohl, frisch	120
6	Grapefruit (1/2 große)	150
6	Kresse	110
6	Lidje, frisch	125
6	Radieschen (10 Stück)	150
6	Weißkohl, frisch	150
4	Grapefruitsaft (1 Glas)	200
4	Johannisbeere, rot	125
4	Löwenzahn	75
4	Mandarine (2 Stück)	150
4	Mango	150
4	Mangold, frisch	150
4	Stachelbeere	125
2	Ananas	150
2	Avocado (1/2 Stück)	150
2	Brombeere	125
2	Heidelbeere	125
2	Himbeere	125

Diese Lebensmittel haben einen hohen Gehalt an Vitamin C. Mit 1 Portion Erdbeeren haben Sie den normalen Bedarf an Vitamin C gedeckt.

KAPITEL
14

DEM VITAMIN E WERDEN SPEKTAKULÄRE WIRKUNGEN NACHGESAGT

Kaum ein Vitamin lieferte so viele Schlagzeilen und ist dabei so ins Gerede gekommen wie das Vitamin E, das in der Fachsprache als Tocopherol bezeichnet wird. Es ist bestimmt kein Wundermittel, aber für unsere Vitalität und unsere Gesundheit von großer Bedeutung.

Vitamin E verzögert den Alterungsprozeß beim Menschen

Der bekannte Altersmediziner Professor Dr. Volkmar Böhlau von der Johann Wolfgang Goethe-Universität in Frankfurt brachte es auf einen Nenner: »Viele vorzeitige Alterserscheinungen sind darauf zurückzuführen, daß es im Körper zu gestörten Stoffwechselvorgängen kommt oder daß die Zellen vollständig zerstört werden. Wenn dies durch Vitamin E verhindert wird, bleibt ein Mensch länger jung. Das ist das Geheimnis.«

Bei seinen Test-Gruppen wurde bei optimaler Vitamin E-Zufuhr, bereits nach vier Wochen eine deutliche Besserung der körperlichen und geistigen Leistungsfähigkeit festgestellt.

Altersflecken müssen nicht sein

Bräunliche Altersflecken in der Haut lassen sich mit Hilfe von Vitamin E entfernen. Solche »Lipofuszine« sind immer ein Zeichen dafür, daß der Stoffwechsel der Zellen fehlgesteuert ist. Er ist nicht mehr aktiv genug, alle Abbauprodukte abzutransportieren. Eine erhöhte Vitamin E-Zufuhr kann diese nicht gerade schönen braunen Flecken langsam zurückbilden.

Es sorgt zudem auch für eine bessere Durchblutung der Haut, was sie straffer macht und die Fähigkeit, Feuchtigkeit zu speichern, verbessert.

Das Vitamin E kann man auch über die Haut aufnehmen

Dabei ist es unerheblich, ob man das benötigte Vitamin E über die Nahrung oder über die Haut aufnimmt. Zur Aufnahme über die Haut empfehlen sich Vitamin E-haltige Cremes und Lotions. Sie dringen in die Poren ein, und ihr Vitamin E-Anteil verbessert die Atmung und den Stoffwechsel der Hautzellen. Ein sehr gutes Hausmittel ist, wenn man die betroffenen Hautteile ganz dünn mit hochwertigen, stark Vitamin E-haltigen Speiseölen einpinselt, einige Minuten einwirken läßt und dann heiß abwäscht. Das klappt natürlich nicht im Schnellgang. Geduld und Ausdauer bringen aber sichtbaren Erfolg.

Vitamin E schützt unser Körperfett vor dem Ranzigwerden

Es gehört zu den fettlöslichen Vitaminen und kommt vor allem in Getreidekeimen und Keimölen in hoher Dosis vor. Mit Abstand die beste Quelle für natürliches Vitamin E ist der Weizen, besser gesagt, der Weizenkeim. Leider wird der Weizenkeim beim Mahlen des Getreides abgetrennt. Dem typischen »Weißbrotesser« bleibt deshalb diese reiche Vitamin E-Quelle verschlossen. Das Vitamin E schützt Fette vor dem Oxydieren und verhindert damit, daß unser eigenes Körperfett ranzig wird.

Wenn die Körperzelle altert, wird auch der Mensch älter

Unsere Körperzellen bestehen zu einem großen Teil aus Fett. Dieses befindet sich hauptsächlich in der Zellmembran. Durch diese Schutzhülle geht ein intensiver Sauerstoffaustausch vor sich. Dabei können die Fette, welche die Zellmembran elastisch machen, oxydieren, also buchstäblich ranzig werden. Die Zelle »altert« dann schneller und ist weniger leistungsfähig. Und mit den Zellen altert der Körper.
Umgekehrt: Wenn die einzelne Zelle langsamer altert, dann altert der ganze Körper langsamer. Da das Vitamin E die Zellen länger fit hält, bleibt der Mensch länger vital. Fazit: Die antioxydative Wirkung des Vitamin E schützt unseren Körper.

Das Vitamin E geht mit dem Sauerstoff sehr ökonomisch um

Es begünstigt den Sauerstoffaustausch in den Muskeln. Die Muskulatur wird dadurch leistungsfähiger. Eine optimale, erhöhte Vitamin E-Zufuhr hat schon vielen Leistungssportlern zum Erfolg verholfen. Weil es den Sauerstoffverbrauch herabsetzt, profitieren davon in erster Linie Ausdauersportler.

Vitamin E ist für den Herzmuskel ein wichtiger Partner

Auch die Herzmuskulatur arbeitet mit Vitamin E besser. Für die Erfolge bei den gefürchteten Herzsymptomen – wie Herzenge, Herzschmerz, Schulter- und Armschmerz, Schweißausbrüche und Angstzustände – ist wahrscheinlich zum einen die Wirkung des Vitamin E auf die Gefäßwand der Herzkranzgefäße, zum anderen seine sauerstoffsparende Wirkung verantwortlich. Durch letztere wird eine Verbesserung der Ausnutzung des Sauerstoffangebotes im Herzmuskel erreicht, wodurch die durch ein Sauerstoff-Defizit vorstehend erwähnten Schmerzen verschwinden.
Wer ein Herzinfarktrisiko bei sich vermutet, sollte deswegen auf eine Vitamin E-reiche Ernährung achten. Menschen mit zu wenig Vitamin E haben im Hinblick auf Herz-Kreislauf-Erkrankungen einen vierfach höheren Risikofaktor.

Mit Vitamin E kann man die Arteriosklerose verhindern

Und das funktioniert wie folgt: Das LDL-Cholesterin, also das »böse« Cholesterin, das im Körper jedes Menschen aber auch vorhanden sein muß, ist der Risikofaktor für die Arteriosklerose, wenn zuviel davon im Blut vorhanden ist. So lange genügend Vitamin E im Körper ist, bleibt das LDL unverändert und der Mensch gesund. Ist zuviel LDL im Blut, dann oxydiert es und wird ranzig. Daraus entstehen sogenannte Schaumzellen, mit denen die Arteriosklerose beginnt.

Der Grundstein für Herzinfarkt, Schlaganfall und Gefäßkrankheiten. Zur Vorbeugung der Arteriosklerose kommt es nicht nur länger darauf an, erhöhte Blutfette und Blutdruck zu senken, sondern auch, für genügend Nährstoffe, in diesem Falle für Vitamin E zu sorgen.

Im Verbund mit Vitamin A senkt das Vitamin E auch den Gesamtcholesterinspiegel

Beide Vitamine sind sogenannte Lipotrope, das heißt, sie stehen in Beziehung zu den Fetten und wirken der Leberverfettung entgegen. Sie regen körpereigene Hormone an, die den Cholesterinabbau steuern. Zusammen mit Vitamin A wirkt Vitamin E normalisierend auf die Beschaffenheit der Blutgefäße, im Sinne einer schützenden Aktivität. **Wichtig: Beide Vitamine wirken der Einlagerung von Fetten und Cholesterin entgegen, wodurch die Gefäßdurchgängigkeit, die Fließgeschwindigkeit für das Blut erhöht, die Blutversorgung der Organe und Gewebe, deutlich verbessert wird.**

Das Vitamin E ist auch ein wirksamer Leberschutz

Es ist für die Funktion einer Vielzahl von Enzymen mitverantwortlich. Dies macht verständlich, daß Vitamin E besonders auch auf die Leberfunktion, bei der das Zusammenspiel zahlreicher Enzymsysteme besonders ausgeprägt ist, einen großen Einfluß hat. Eine ausreichende Vitamin E-Aufnahme verbessert sowohl die Leistung als auch die Regeneration der Leber.

Auch der rheumatische Formenkreis profiliert vom Vitamin E

Natürlich kann es das Problem nicht lösen. Dafür aber die Entzündungen aufhalten, den Medikamentenverbrauch mit den Nebenwirkungen senken, die Heilung unterstützen. Man sollte nur wissen, daß es lediglich gegen Symptome des rheumatischen Formenkreises, nicht gegen deren eigentliche Ursache wirkt.

Vitamin E hat auch Bedeutung für die Sexualfunktionen

Seine »Karriere« hat das Vitamin E zwar als sogenanntes Fruchtbarkeitsvitamin begonnen, diesen Ruf aber heute fast verloren. Schade, muß man sagen, denn es beeinflußt das menschliche Hormonsystem ganz gezielt. Es regt die Hirnanhangdrüse, also unsere Steuerzentrale, dazu an, mehr eigene Hormone an die Keimdrüsen, das sind die Eierstöcke bei der Frau und die Hoden beim Mann, abzugeben, damit diese dann mehr Sexualhormone produzieren.
Es wird angenommen, daß sich dadurch Potenz und Fruchtbarkeit beim Mann verbessern und bei der Frau die Wechseljahresbeschwerden besser verkraftet werden.

Mit Vitamin E kommen Sie heil durch die Sonne

Sonnen ohne Sonnenbrand und somit auch ohne größere Hautschädigung ist der Traum von vielen Sonnenanbetern.

Eine dauerhaft ausreichende Vitamin E-Zufuhr ist aber Voraussetzung

Einmal unterstellt, sie versorgen Ihren Körper durchgehend und ausreichend mit Vitamin E, dann wird das nächste Sonnenbad zum echten Vergnügen. Die texanischen Forscher W. B. Lo und H. S. Black haben ganz aktuell herausgefunden, daß Vitamin E die Haut gegen UV-Strahlen unempfindlicher macht.

Der Sonnenbrand läßt sich in Verbindung mit Sonnencremes, die einen vernünftigen Lichtschutzfaktor haben, mit großer Wahrscheinlichkeit vermeiden. Auch wird der Regenerationsprozeß der Haut nach dem Sonnenbad beschleunigt. Die Bräune zudem gleichmäßiger und länger anhaltend.

Vitamin E schützt auch gegen die verschiedenen negativen Umwelteinflüsse

Es vermindert die schädlichen Wirkungen von Stoffen, wie Stickstoffoxid und Ozon aus der Luft. Es bindet diese Stoffe an sich und verhindert soweit wie möglich, daß diese Schadstoffe wichtige Körperfunktionen behindern oder sogar Organe schädigen. Hier ist es gleich wertvoll wie das Vitamin C.

Die natürlichen Quellen des Vitamin E können wir täglich nutzen

Das unausgemahlene Getreidekorn, egal welcher Sorte und in welcher Verarbeitung, ist eine der wertvollsten Quellen für natürliches Vitamin E.

Abb. 65

Der Aufbau eines Getreidekorns

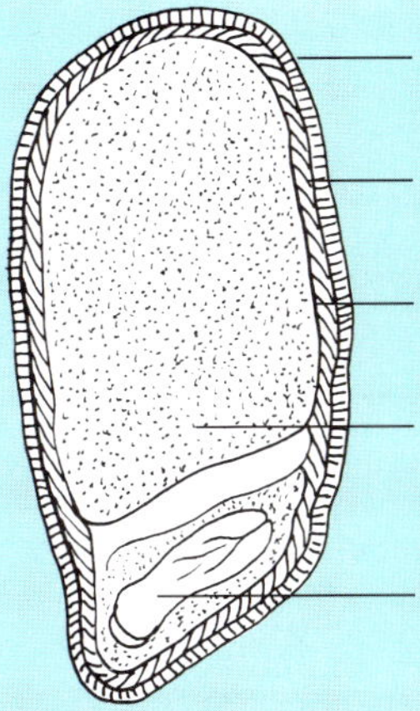

Ein Getreidekorn hat eine Vielzahl von wichtigen Bestandteilen für die Ernährung.

Aber auch Samen, Keime, Kerne, Sprossen oder Nüsse sind ideale Vitamin E-Lieferanten. Ganz besonders zu empfehlen sind in diesem Zusammenhang alle hochwertigen Pflanzenöle, wenn sie kaltgepreßt sind. Dann sind sie auch gleichzeitig reich an Enzymen. Wichtig ist auch, daß sie mehr als 50% Anteil an mehrfach ungesättigten Fettsäuren aufweisen.
Immer richtig liegt man mit den verschiedenen Keimölen, wobei die Sorte eine Frage des Geschmackes ist. Gute Vitamin E-Lieferanten sind auch hochwertige Pflanzenmargarinen, für welche die gleichen Qualitätskriterien wie für die Speiseöle gelten.
Hier ist es noch wichtig, darauf zu achten, daß die Fette nicht künstlich gehärtet sind.

Bei einem Mehrbedarf an Vitamin E muß der Lebensmittel-Qualitäts-Index über die Leitzahl 4 abgefragt werden

Wer sich einigermaßen nach den Vorgaben der **Leitzahlen 1, 2** und **3** ernährt, nimmt über die verschiedenen Lebensmittel ausreichend Vitamin E zu sich, wenn man von einem von der Deutschen Gesellschaft für Ernährung empfohlenen Tagesbedarf von 12–15 mg für den Erwachsenen ausgeht. Wer aber aus verschiedenen Gründen einen Mehrbedarf hat, kann Lebensmittel mit hoher Vitamin E-Dichte über die **Leitzahl 4** abfragen.

Abb. 66

Der Vitamin E-Tagesbedarf

Altersgruppen	mg/Tag
Säuglinge	3–4
Kinder	5–12
Jugendliche und Erwachsene	12
Schwangere ab 4. Monat	14
Stillende	17

Empfehlungen der Deutschen Gesellschaft für Ernährung (DGE).

Abb. 67

Leitzahl 4
Vitamin E – Lebensmittelbeispiele

Richtpunkte	Lebensmittel	Portion in g
8	Fenchel	90
8	Kohlrabi, gegart	150
8	Roggenkeim	40
8	Schwarzwurzel	150
6	Erbsen	120
6	Grünkohl	300
6	Haselnüsse	50
6	Joghurt (2 Becher)	300
4	Avocado	150
4	Erbsen	60
4	Grünkohl, frisch	150
4	Haselnuß	25
4	Joghurt, teilentrahmt	150
4	Löwenzahn, frisch	150
4	Spinat, frisch	150
4	Spinat, tiefgefroren	150
4	Weizenkeim	40
1	Kresse	150
1	Spargel	100

Diese Lebensmittel haben einen hohen Vitamin E-Gehalt. Mit einer Portion Avocado (½ Stück) haben Sie die Hälfte des Tagesbedarfs an Vitamin E gedeckt.

KAPITEL 15

DAS VITAMIN D LÖST EIN GROSSES PROBLEM UNSERER ZEIT

Eine schlimme »Modekrankheit« ist die gefürchtete Osteoporose, die man auch als Knochenverfall oder Knochenschwund bezeichnen kann. Im Alter haben damit vor allem die Frauen ihre Probleme. Aber die Weichen werden in der Kindheit gestellt. Ein Mangel an Vitamin D im Kindersalter bedeutet gestörtes Knochenwachstum und kann im schlimmsten Fall zu Rachitis führen.

Das Vitamin D ist für die Mineralisierung unserer Knochen verantwortlich

Es reguliert den Gehalt von Kalzium und Phosphat im Blut und sorgt somit dafür, daß die Knochen stets genügend Baustoff zur Verfügung haben. Es ist für die Einlagerung des Kalziums in die Knochen und Zähne zuständig. Ohne Vitamin D können weder Phosphor noch Kalzium ihrer Aufgabe zur Wachstumsförderung und Gesunderhaltung von Knochen und Zähnen nachkommen.
Während der Schwangerschaft kommt der Vitamin D-Versorgung große Bedeutung zu.

Mit Sonnenlicht wird in unserem Körper das Vitamin D produziert

Man kann Vitamin D mit bestimmten Lebensmitteln aufnehmen. Aber in der Hauptsache wird es mit Hilfe der UV-Strahlen des Sonnenlichtes im Körper gebildet.
Das geschieht in einer Art Kettenreaktion:
Es beginnt in der Haut, wo die UV-Strahlung der Sonne aus einem Abkömmling vom Blutfett Cholesterin eine Vorstufe zum Vitamin D bildet. Diese führt dann über die Leber, in der die Verbindung umgewandelt wird, in die Niere, wo die eigentlich wirksame Form des Vitamins D entsteht, das in der Fachsprache auch Calciferol genannt wird. Für den Erwachsenen ist die Zufuhr von fertigem Vitamin D nicht unbedingt erforderlich.
Wohl aber für Kleinkinder und Frauen nach den Wechseljahren.

Ein Mangel an Vitamin D kann für Frauen verhängnisvoll sein

Bei vielen von Ihnen sind die Knochen nach den Wechseljahren ohnehin brüchiger, zudem kann die Haut ab einem gewissen Alter weniger von der Vitamin-Vorstufe bilden, die zur Umwandlung in das eigentliche Vitamin D notwendig wäre. Das bedingt Stoffwechselstörungen in den Knochenzellen und begünstigt Knochenbrüche, wobei der schlimmste der sogenannte Oberschenkelhalsbruch ist.

Das Vitamin D kann aber noch sehr viel mehr

Es kann mit einem seiner Abbaustoffe, dem Alphacalcidol, einen erhöhten Blutdruck senken. Es reguliert das Wachstum von Zellen und hemmt deren übermäßige Teilung.

Mit Vitamin D kann man die häßliche Schuppenflechte wirksam angehen

Die Schuppenflechte ist Folge einer Störung bei der Bildung von Zellen in der Haut. Sie teilen sich zu rasch, reifen nicht aus, lassen viel zu viele silbrig weiße Schuppen auf der Haut entstehen, die zusammen mit flankierenden Hautrötungen den betroffenen Menschen buchstäblich »entstellen« können. Gegen diese Psoriasis, wie die Schuppenflechte genannt wird, bietet das Vitamin D einen echten Therapieansatz: Es normalisiert Entwicklung und Reifung der Hautzellen, läßt Schuppen und Rötungen langfristig zurückgehen. Beweise dafür haben Dermatologen in den USA und in Dänemark erbracht. Vitamin D kann die Psoriasis oder Schuppenflechte nicht heilen, weil deren Ursache unbekannt ist. Werden Hautcremes mit diesem Vitamin abgesetzt, wird die UV-Bestrahlung reduziert, dann erscheint nach kurzer Zeit die Schuppenflechte wieder.

Eine Übervitaminisierung mit Vitamin D ist gefährlich

So verlockend diese ebenso einfache wie wirkungsvolle Hauttherapie auch ist, sie muß unbedingt vom Arzt verordnet und kontrolliert werden. Selbstmedikation durch Einnahme von Vitamin D-Präparaten kann zu Schäden führen und gesundheitlich nicht absehbare Probleme bringen.

Es muß nicht immer das klassische Sonnenbad sein

Zunächst muß gesagt werden, daß beim Sonnenbaden nicht zuviel Vitamin D produziert wird, also eine Übervitaminisierung ausgeschlossen ist. Daß man beim Sonnenbaden übertreiben kann und einen Hautkrebs riskiert, ist heute allgemein bekannt, auch wenn es sich genauso verhält, wie bei allen Vitaminen: Auf die Dosis kommt es an. Mit Vernunft die Sonne genossen, macht keine Probleme.
Das Vitamin D braucht aber keine »pure« Sonne, um sich in unserem Körper zu bilden. Es genügen schon die UV-Strahlen, die auch bei bedecktem Himmel in der Luft sind, oder eine künstliche UV-Bestrahlung, die ja heute in den vielen Solarien für jedermann möglich und erschwinglich ist.
Unabhängig vom Vitamin D ist UV-Licht für unser Wohlbefinden und unsere Psyche wichtig und verhilft uns zu mehr Lebensfreude.

Über den Lebensmittel-Qualitäts-Index lernen wir die Vitamin D-Dichte unserer Nahrungsmittel kennen

Auf Grund der Tatsache, daß der Körper in Verbindung mit dem Sonnenlicht, beziehungsweise dessen UV-Strahlen das Vitamin D selbst herstellen kann, war es nicht notwendig, es in die Bewertung mit der **Leitzahl 3** aufzunehmen, weil wir im Sinne einer gesunden Mischkost auch viele Lebensmittel aufnehmen, die fertiges Vitamin D enthalten. Wer aber innerhalb der vorgenannten Problemgruppen seine Versorgung mit Vitamin D absichern möchte, kann über den LQI die **Leitzahl 4** abrufen, wo alle Nahrungsmittel aufgeführt sind, die einen hohen fertigen Vitamin D-Wert haben.

Abb. 68

Empfehlungen der Deutschen Gesellschaft für Ernährung (DGE).

Der Vitamin D Tagesbedarf

Altersgruppen	μg/Tag
Säuglinge	10
Kinder	10
Jugendliche und Erwachsene	5
Schwangere ab 4. Monat	10
Stillende	10

Abb. 69

Diese Lebensmittel haben einen hohen Gehalt an Vitamin D. Mit einer Portion Rotbarsch decken Sie den normalen Tagesbedarf zur Hälfte.

Leitzahl 4
Vitamin D – Lebensmittelbeispiele

Richtpunkte	Lebensmittel	Portion in g
8	Aal, geräuchert	25
8	Avocado (1/2 Stück)	100
8	Honig, gesalzen	10
8	Lachs, frisch	30
8	Matjeshering, gesalzen	20
6	Champignons	300
6	Forelle, gegart	150
6	Kabeljau	450
6	Scholle, gegart	150
6	Tintenfisch, gegart	150
4	Champignons	200
4	Rinderleber	150
4	Rotbarsch, gegart	150
4	Zander, gegart	150
2	Hühnerei (1 Stück)	60
2	Kabeljau, gegart	150
2	Makrele, gegart	150
2	Schweinekeule	175
2	Schweineleber	150

KAPITEL
16

Eisen bedeutet Mangel im Überfluss

Eisen ist nicht nur ein Metall, sondern auch ein lebenswichtiger Nährstoff. Es zählt zu den Spurenelementen, jenen unerläßlichen Nahrungsbestandteilen, von denen wir zwar nur winzige Mengen brauchen, diese aber unbedingt.

Eisen ist verantwortlich für den Sauerstofftransport in unserem Körper

Ganze vier Gramm Eisen befinden sich im Körper eines erwachsenen Menschen. Allein drei Gramm davon sind am Aufbau des roten Blutfarbstoffes Hämoglobin beteiligt.
Diesem Blutfarbstoff kommt eine große Bedeutung zu, denn mit seiner Hilfe nehmen die roten Blutkörperchen in der Lunge den eingeatmeten Sauerstoff auf und transportieren ihn zu den Zellen der Gewebe und Organe.

Ohne Eisen müßte der Mensch buchstäblich ersticken

Und das ist nicht einmal übertrieben, denn ein Eisenmangel hätte einen Mangel an rotem Blutfarbstoff Hämoglobin zur Folge, was automatisch eine Unterversorgung mit lebenswichtigem Sauerstoff bedeuten würde.

Man kann eine bestimmte Zeit von seinen Eisenreserven leben

Die Eisenspeicher im Körper befinden sich in Leber, Milz und Darmschleimhaut. Zwar enthalten diese Speicher nicht mehr als ein Gramm Eisen insgesamt. Doch das reicht für viele Monate, wenn keine besonderen Forderungen oder Verluste an Eisen auftreten. Der Körper geht mit dem Eisen auch wirklich sparsam um. Was nur möglich ist, verwendet er wieder.
Wenn ein rotes Blutkörperchen nach durchschnittlich 100 Lebenstagen zerfällt, dann wird ein Großteil seines Baumaterials als Abfall über die Nieren ausgeschieden. Sein Eisen aber wird sorgfältig aufbewahrt und bei Bedarf wieder in ein neues rotes Blutkörperchen oder in ein wichtiges Ferment eingebaut.

Wir haben große Eisenverluste

Eisen, das mit ausgefallenen Haaren, abschilfernden Haut- oder Darmzellen, mit dem Schweiß oder über Blutungen verloren geht, ist logischerweise nicht mehr verfügbar. Diese Verluste müssen unbedingt über die Nahrungsaufnahme ausgeglichen werden. Der normale Verschleiß beträgt pro Tag circa 1 mg Eisen. Er ist bei Kindern, Erwachsenen, Senioren beiderlei Geschlechts in etwa gleich.

Frauen haben einen höheren Eisenbedarf als die Männer

Das Eisen ist vorwiegend ein Problem des weiblichen Geschlechtes, denn bis zu den Wechseljahren ist der Eisenverlust doppelt so hoch wie normal, was hauptsächlich am Blutverlust durch die Menstruation liegt. Aber auch während einer Schwangerschaft, insbesondere aber während der Stillzeit, ist der Eisenbedarf bei der Frau besonders hoch, weil es zum Aufbau der Billionen von roten Blutkörperchen des Kindes im Mutterleib beziehungsweise später des Säuglings benötigt wird. Und es ist nicht einfach, den Mehrbedarf über die täglichen Speisen aufzunehmen, wie wir gleich erfahren werden.

Die Eisenaufnahme über unsere Nahrung ist kompliziert

Die durchschnittliche Normalkost, eine attraktive Mischkost unterstellt, enthält pro 1000 Kalorien circa 6 mg Eisen, was für einen Mann zur Deckung seines Tagesbedarfs ausreicht. Mit 2500 Kalorien hätte er seine 15 mg erreicht. Für Frauen stimmt diese Rechnung nicht.
Um nicht dick zu werden, müßte man als Frau bei der Lebensmittelwahl Produkte in die täglichen Speisepläne einbeziehen, die sowohl einen hohen Eisengehalt haben und deren Eisen vom Körper gut ausgenutzt werden kann. In diesem Zusammenhang spielt das Vitamin C eine große Rolle, wie wir bereits wissen.

Das Eisen aus tierischen Produkten ist für den Körper am besten ausnutzbar

Auch wenn man seinen täglichen Fleischkonsum über die **Leitzahl 2** individuell und richtig festgelegt hat, wird man feststellen, daß man mit einer reduzierten Menge seine Eisenaufnahme und Eisenverfügbarkeit sicherstellen kann.
Das Eisen der Tierleber wird zum Beispiel zu 15% ausgenützt. Das heißt, daß man bereits mit 30 g Schweineleber oder mit 60 g Kalbsleber die Hälfte des Tagesbedarfes decken könnte.
Das Eisen von Fleisch oder Fisch wird zu 25% ausgenutzt. Das heißt, daß man bereits mit 120 g magerem Fleisch oder Fisch die Hälfte des Eisenbedarfes gewonnen hat. Die andere Hälfte liefern uns pflanzliche Lebensmittel.

Pflanzliches Eisen kann der Körper nicht so gut nutzen

Pflanzliche Lebensmittel enthalten oft gar nicht so wenig Eisen, doch kann es unser Körper nicht so gut nutzen wie Eiweiß aus tierischen Produkten. So wird das Eisen aus pflanzlichen Produkten im Durchschnitt nur mit 5%, das der tierischen Produkte im Durchschnitt mit 25% ausgenutzt. Weitere wertvolle Eisenlieferanten mit erhöhtem Nutzungsgrad sind Eier, Milch und Milchprodukte, Hefeprodukte und vor allem auch Küchenkräuter.
Wichtig: Am Beispiel der Eisenausnutzung können wir sehen, daß die beste Ernährungsform eine Mischkost mit hohem Genußwert ist.

Traktieren Sie Ihre Kinder nicht mit dem Spinat

Jeder von uns hat es durchgemacht: Das Spinat-Syndrom. Auch ich erinnere mich, daß meine Mutter oft Spinat in mich hineinstopfte mit dem Argument, daß er ach so gesund sei, weil er viel Eisen enthalte. Dem ist nicht so.
Ich will damit nicht sagen, daß Spinat nicht gesund ist. Im Gegenteil.

Sein eisenhaltiges Image hat er nur, weil sich einmal jemand in der Kommastelle geirrt und dem Spinat einen höheren Eisenanteil genehmigt hat, als es in Wirklichkeit der Fall ist. Er bietet aber viele Vitamine, Mineral- und Ballaststoffe sowie 5 mg Eisen auf 100 g Spinat.

Das Eisen ist auch ein wichtiges Spurenelement für die Enzyme

Unabhängig von den vorgenannten Funktionen ist Eisen unverzichtbar als Bestandteil von Enzymen und anderen Eiweißkörpern in jeder Körperzelle. Es sorgt auch dafür, daß genügend sogenannte Neurotransmitter gebildet werden, mit deren Hilfe sich die Nervenzellen untereinander verständigen. Dieser Zusammenhang wird leider noch zu wenig beachtet, zeigt sich aber bei Kindern in Form von Entwicklungsstörungen als Folge eines Eisenmangels sehr deutlich.
Zu wenig Eisen vermehrt die Einlagerung des Schadstoffes Cadmium, der aus den Zigaretten, aber auch aus den Lebensmitteln in den Körper gelangen und erhebliche Gesundheitsschäden anrichten kann.

Man kann uns den Eisenmangel ansehen

Ein Eisenmangel läßt sich an verschiedenen Merkmalen feststellen: Kopfschmerzen, Ohrensausen, Fahrigkeit, inneres Zittern, ständige Müdigkeit, Schwächegefühl, Schluckbeschwerden und starke Wetterfühligkeit sind deutliche Anzeichen für einen Eisenmangel.
Der Fachmann sieht diesen aber auf den ersten Blick an Haaren, Fingernägeln und Haut: Die Fingernägel werden gerillt, auf eigene Art brüchig und dazu großflächig eingedellt. Es bilden sich sogenannte Hohlnägel. Das Haar erscheint struppig und ist brüchig. Die Haut ist trocken und faltig.
Risse an den Mundwinkeln, die besonders dann auftreten, wenn zum Eisenmangel noch der Mangel an Vitamin B_2 kommt, sowie eine glatte rote Zunge und eine »vornehme« Gesichtsblässe sind typische optische Symptome eines Eisenmangels. Klarheit schafft schließlich der Arzt mit seinen exakten Laboruntersuchungen, die man mindestens zweimal im Jahr machen lassen sollte.

Mit dem Lebensmittel-Qualitäts-Index ist Ihre Eisenversorgung sichergestellt

Eine erhöhte Eisenzufuhr ist in den Lebensabschnitten und den Geschlechtern unterschiedlich: Kinder in der Wachstumsphase, Jugendliche in der Reifephase, Frauen während der Schwangerschaft und Stillzeit, aber auch bis zur Menopause, haben einen höheren Eisenbedarf. Dies gilt auch für Senioren, da im Alter das Eisen aus der Nahrung schlechter genutzt wird.
Mit der **Leitzahl 3** im LQI können Sie einen **normalen** Tagesbedarf voll abdecken. Gehören Sie zu einer der vorgenannten Mehrbedarfsgruppen, dann empfiehlt es sich, im LQI über die **Leitzahl 4** zu gehen und mehr Lebensmittel in Ihre tägliche Speisenplanung einzubeziehen, die eine hohe Eisendichte aufweisen. Die Deutsche Gesellschaft für Ernährung (DGE) gibt den Mehrbedarf zum Beispiel bei Schwangeren mit bis zu 30 mg pro Tag an.

Abb. 70

Empfehlungen der Deutschen Gesellschaft für Ernährung (DGE).

Der Eisen-Tagesbedarf

Altersgruppen	mg/Tag
Säuglinge[1])	6
Kinder	12–18
Jugendliche und Erwachsene	12–18
Schwangere	bis 30
Stillende	bis 25

Abb. 71

Diese Lebensmittel haben einen hohen Eisengehalt. Mit einer Portion Rollmöpsen haben Sie ¼ des normalen Tagesbedarfs gedeckt.

Leitzahl 4
Eisen – Lebensmittelbeispiele

Richtpunkte	Lebensmittel	Portion in g
7	Pfifferlinge, getrocknet	20
7	Schweineleber	80
3	Rinderleber	150
3	Sauerampfer	150
1	Corned Beef	200
1	Fenchel (1 kleiner)	200
1	Hirschfleisch, mager	150
1	Radieschen (1 Bund)	150
1	Rollmops	300
1	Spinat, frisch	150
1	Sultaninen	25

KAPITEL 17

Kalium ist der große Gegenspieler des Natriums

Zwischen Natrium und Kalium gibt es viele Gemeinsamkeiten, vor allem aber Gegensätzliches. Gemeinsam ist beiden, daß sie durch die Fähigkeit, Wasser zu binden, den Wasserdruck in unserem Organismus regulieren und aufrechterhalten.
Allerdings besteht ein Unterschied: Natrium reguliert im wesentlichen den Wasserdruck in den Adern und im Bindegewebe, während für den Zelleninnendruck das Kalium verantwortlich ist.
Kalium ist zusätzlich noch an der Regulation des Wasserhaushaltes beteiligt. Die Flüssigkeitsausscheidung aus dem menschlichen Organismus über die Niere ist vom Mineral Kalium abhängig.
Wichtig: Eine zu hohe Natriumzufuhr in Form von reinem Kochsalz oder natriumhaltigen Lebensmitteln führt immer zu einem hohen Kaliumverlust im Körper. Je mehr Natrium wir essen, desto mehr Kalium benötigt unser Körper.
Glücklicherweise bewirkt eine erhöhte Kaliumzufuhr, daß ein Überangebot an Natrium und die damit verbundene erhöhte Wasserbindung im Körper aufgehoben wird. Kalium kann auch als Entwässerungsmineral im Körper gesehen werden.

Kalium ist sehr gut für einen normalen Blutdruck

Es gibt keinen Zweifel: Bluthochdruck ist gefährlich, ist ein Risikofaktor für Herzinfarkt, Schlaganfall, Nierenschädigung und kann auch anderen Organen Probleme bereiten.
Es müssen aber nicht immer gleich blutdrucksenkende Medikamente eingenommen werden, die auch ihre Nebenwirkungen haben. Mit Kalium ist es durchaus möglich, einen leichten Bluthochdruck zu senken, der seine Ursache ja ausgerechnet in einem Kaliummangel bei gleichzeitigem Natriumüberschuß haben kann. Aber auch dann, wenn man bei einem sehr hohen Blutdruck ohne Medikamente nicht mehr auskommt, kann eine kaliumreiche Ernährung eine dauerhafte Senkung der hohen Werte bewirken.

Für unser Herz ist Kalium ein ganz wichtiges Mineral

Auch für die Reizleitung in den Nerven ist Kalium unerläßlich. Besondere Bedeutung hat dies für die Reizleitung am Herzen, die vornehmlich kaliumabhängig ist. Dadurch wird die Schlagkraft erhöht, der Herzrhythmus wird stabilisiert. Bestehendes »Herzjagen« geht langsam zurück.

Kalium ist Produzent unseres »Muskelbenzines« Glykogen

Wer Ausdauersport betreibt, weiß es längst: Kalium ist für die Füllung unserer Energiereservespeicher unentbehrlich. Nur bei einer ausreichenden Kaliumzufuhr ist die maximale Glykogenbildung, also die Herstellung unseres »Muskelbenzins« möglich. Für jede sportliche oder körperliche Leistung, die wir erbringen wollen, ist dies von entscheidender Bedeutung.

Wer Sport treibt, leidet sehr oft auch an Kaliummangel

Nach intensiver körperlicher Leistung beim Sport kommt es zu einem deutlichen Absinken der Kaliumwerte im Körper:

- Durch das Training werden mehr Blut, mehr Muskeln und mehr Zellen gebildet, das heißt, es wird auch mehr Kalium benötigt.
- Die sportlich bedingte Erhöhung des Stoffwechsels bedeutet ebenfalls einen Mehrbedarf an Kalium.
- Nach sportlichen Leistungen entsteht ein beträchtlicher Kaliumverlust durch starkes Schwitzen.
- Das Magen-Darm-System wird weniger durchblutet, was wiederum die Aufnahme des benötigten Kaliums aus der Nahrung beeinträchtigt. Insbesondere ein zu hoher Flüssigkeitsverlust durch starkes Schwitzen kann die sportlichen Leistungen stark reduzieren und im Extremfall sogar die Gesundheit erheblich gefährden.

Abb. 72

Die Zusammensetzung des menschlichen Schweißes

Bestandteile	Gehalt (mg/l Schweiß)
Natrium	1200
Chlorid	1000
Kalium	300
Kalzium	160
Magnesium	36
Schwefel/Sulfat	25
Phosphat	15
Zink	1,2
Eisen	1,2
Mangan	0,06
Kupfer	0,06
Vitamin C	50

Überblick über die wichtigsten Bestandteile vom menschlichen Schweiß.

Abb. 73

Wasserverluste und ihre Auswirkungen

Wasserverluste in Prozent des Körpergewichts	Beispiel für einen Sportler mit 60 Kilogramm Körpergewicht (Wasserverluste in Litern)	Auswirkungen
2	1,2	verminderte Ausdauerleistung, Durstgefühl
4	2,4	verminderte Ausdauerleistung und Kraft, verstärkter Durst
6	3,6	körperliche Schwäche, Reizbarkeit, totale Erschöpfung, sehr starkes Durstgefühl
mehr als 6	mehr als 3,6	Übelkeit, Erbrechen, mangelhafte motorische Koordination
10	6	Lebensgefahr

1 Liter Schweißverlust = etwa 1 Kilogramm Gewichtsverlust

Wasserverluste führen zu einer Vielzahl von Störungen im menschlichen Körper, die je nach Ausmaß des Wasserverlustes bis zum Tode führen können.

Wichtig: Deswegen sollte man vor, während und vor allem auch nach dem Sport kaliumreich essen oder trinken.

Eine große Gefahr für den Kaliumhaushalt sind Abführtabletten

Obwohl man nach heutigen Erkenntnissen davon ausgehen kann, daß man über eine einigermaßen vernünftige Mischkost seinen Kaliumhaushalt leicht sicherstellen kann, gibt es neben dem Natrium weitere Faktoren, die erhebliche Kalium-Verluste bewirken können:

● So führt die Einnahme von chemisch wirkenden Abführmitteln, den sogenannten Laxantinen, zu verstärkten Kaliumverlusten und über diesen Mechanismus auch zur Schädigung der Darmwand. Das hat eine immer steigende Dosierung dieser Pillen bis hin zur Gewöhnung zur Folge. Wer sich also nach langer Einnahme solcher Abführmittel richtigerweise wieder davon trennen will, muß unbedingt darauf achten, daß in dieser Phase seinem Körper ganz bewußt viel Kalium zugeführt wird.

● Auch viele Entwässerungsmittel, die sogenannten Diuretika mit ihrer harntreibenden Wirkung, scheiden nicht nur Wasser über den Harn aus, sondern führen gleichzeitig zu beachtlichen Kaliumverlu-

sten. Dies gilt auch für harntreibende Teesorten, die sehr oft als »Diätbegleiter« zum schnellen Gewichtsverlust genutzt werden.
- Wer sich in feuchtheiße Klimazonen begibt, hat in der Phase des Klimawechsels sehr hohe Kaliumverluste.
- Bei der Zubereitung in der Küche kann es bei Gemüse und Salaten bei falscher Behandlung zu Kaliumverlusten kommen, da die Kaliumsalze gut wasserlöslich sind. Auf dieses Thema komme ich in einem Folgekapitel noch gesondert zurück.

Einen Kaliummangel merkt man leider oft viel zu spät

Viele Wissenschaftler weisen auf eine Erhebung der Deutschen Gesellschaft für Ernährung (DGE) hin, wonach die Kaliumversorgung vor allem bei jüngeren Frauen bis zu 35 Jahren unterhalb des empfohlenen Tagesbedarfes von 3–4 g liegt. Bei Sportlern ist der Tagesbedarf ungleich höher.
Die Mangelsituation wird allerdings nur selten erkannt, vor allem deshalb, weil die ersten Symptome eines Kaliummangels sehr allgemeiner Art sind: Man fühlt sich schlecht, antriebsarm und leistungsgemindert. Man ist müde und hat keine Motivation mehr. Gleichzeitig reagiert man aggressiv auf Anforderungen.
Wer die Symptome eines Kaliumsmangels an sich selbst zu erkennen glaubt, sollte zunächst seine Ernährung an stark kaliumhaltigen Lebensmitteln orientieren. Wird das Wohlbefinden nicht besser, dann sollte man sich an den Arzt wenden. Er kann durch Untersuchungen des Kaliumspiegels und durch Ausschluß anderer Krankheiten die richtige Empfehlung geben.

Im Lebensmittel-Qualitäts-Index finden Sie viele kaliumreiche Lebensmittel

Wie bereits erwähnt, kann man mit einer guten Mischkost seinen Kaliumbedarf locker abdecken. Wer aber einen Mehrbedarf hat oder sich besonders kaliumbewußt ernähren möchte, der sollte im LQI die **Leitzahl 4** konsultieren, die ihm die Lebensmittel mit der höchsten Kaliumdichte aufzeigt.
In der **Leitzahl 3** ist der Kaliumbedarf deswegen nicht berücksichtigt, weil er unter Einhaltung der vorgegebenen Ernährungsempfehlungen keinerlei Mangelsituation darstellt.

Abb. 74

Der Kalium-Tagesbedarf

Altersgruppen	g/Tag
Säuglinge	0,3–1,0
Kinder	1,0–3,0
Jugendliche und Erwachsene	3,0–4,0

Empfehlungen der Deutschen Gesellschaft für Ernährung (DGE).

Abb. 75

Leitzahl 4
Kalium – Lebensmittelbeispiele

Richtpunkte	Lebensmittel	Portion in g
7	Banane, getrocknet	200
7	Broccoli	400
7	Fenchel	400
7	Hackfleisch	150
7	Joghurt	250
7	Kartoffeln	400
7	Pfifferlinge, getrocknet	25
7	Pfirsiche, getrocknet	200
7	Steinpilze	400
5	Aprikose, getrocknet	100
5	Blumenkohl	450
5	Brathering	125
5	Broccoli	450
5	Feige, getrocknet	150
5	Hackfleisch	100
5	Kartoffeln	300
5	Steinpilze	300
3	Feige, getrocknet	100
3	Joghurt 1,5%	150
3	Kartoffeln	200
3	Pfifferlinge	200
3	Pistazien	100
3	Rinderzunge	125
3	Sojabohnen	60
3	Steinpilze	200
3	Weiße Bohnen	100
1	Apfel, getrocknet	100
1	Blumenkohl	150
1	Broccoli	150
1	Champignons	200
1	Datteln, getrocknet	100
1	Erbsen	150
1	Grünkohl	150
1	Kresse	100
1	Kürbis	150
1	Matjeshering	150
1	Rettich (1 mittelgroßer)	150
1	Rinderfilet	150
1	Sellerie, frisch	150
1	Sojasprossen	100
1	Spinat, gegart	150

Diese Lebensmittel haben einen hohen Gehalt an Kalium. Mit einer Portion Aprikosen – circa 3 Stück – haben Sie die Hälfte des normalen Tagesbedarfs gedeckt.

KAPITEL 18

Auf das Kalzium baut Ihr ganzer Körper

Ein für Aufbau und Widerstandskraft wichtiger Mineralstoff ist das Kalzium. In jedem erwachsenen Menschen sind nicht weniger als 1500 Gramm davon gelagert. Rund 99% davon befinden sich in den Knochen und Zähnen. Dort sorgt es in Verbindung mit Phosphor, Fluor, Chlor, Magnesium, Natrium, Kalium und Kohlenstoff für Form und Festigkeit unserer Gestalt. Und das restliche 1% spielt eine immens wichtige Rolle bei fast allen übrigen Körperabläufen, auf die ich etwas näher eingehen möchte.

Mit Kalzium bleibt unser Knochengewebe fest und stabil

Wir wissen, daß etwa 99% unseres Körper-Kalziums in den Knochen und Zähnen steckt. Mit zunehmendem Alter verringert sich dieser Anteil. Es wird weniger Substanz auf- als abgebaut. Dieser Vorgang beginnt bereits ab dem 35. Lebensjahr und setzt sich, vor allem bei Frauen nach den Wechseljahren, verstärkt fort. Folge: Die Knochen werden brüchig, die Knochenmasse baut sich ab. Eine sogenannte Knochenerweichung tritt ein.

Schon ein kleiner Sturz kann böse Folgen haben

Denn schwere Knochenbrüche sind leider allzuoft die Folge. Wir sprechen im gefährdeten Stadium von der sogenannten Osteoporose oder vom Knochenschwund, von dem Frauen in der Hauptsache betroffen sind. Dem kann nur eine regelmäßige, dauerhafte und ausreichende Kalziumzufuhr entgegenwirken.

Das Mineral Kalzium ist eine reine Nervensache

Wir kommen wieder zurück auf das 1% Kalzium im Blut, das wahre Wunder in unserem Organismus zu Wege bringt.
Gute Nerven sind nicht nur eine Sache der Veranlagung, sondern auch abhängig von der Kalziumzufuhr. Kalzium ist im Nervensystem allgegenwärtig und für die Leitung der Impulse von Nerv zu Nerv auf den Muskel unentbehrlich. Mit ihm funktionieren offensichtlich die »kleinen grauen Zellen« des Gehirns optimal, und der Mensch hat ganz einfach gute Nerven.

Das Kalzium ist auch für den Herzmuskel verantwortlich

Eine der Hauptaufgaben des Kalziums ist es, das Zusammenziehen der Muskeln, also auch der Herzmuskeln, zu steuern. Deswegen kann man dieses wertvolle Mineral im wahrsten Sinne des Wortes als natürlichen »Schrittmacher« bezeichnen.

Bei der Krebsvorsorge sollte man Kalzium in jedem Fall miteinbeziehen

Heute wird von Wissenschaftlern nicht mehr bestritten, daß Kalzium auch dem gefürchteten Darmkrebs vorbeugen kann. Es kann sich mit freien Fettsäuren und mit Gallensäuren zu unlöslichen Kalziumsalzen verbinden und verhindert dadurch, daß diese beiden miteinander verbundenen Substanzen die Darmzellen zu vermehrter Teilung bewegen, was eine Krebsentwicklung begünstigen könnte.

Unser Blut kann nur mit Hilfe von Kalzium gerinnen

Gäbe es kein Kalzium, müßten wir bei Verletzungen buchstäblich verbluten, denn ohne dieses Mineral kann der komplizierte Vorgang der Blutgerinnung nicht stattfinden.

Kalzium nimmt uns auch die Angst vor verschiedenen Allergien

Es kann in vielen Fällen durchaus vor den Folgen allergischer Reaktionen schützen, denn es stabilisiert die Membranen, also die Schutzhüllen der sogenannten Mastzellen. Diese können dann weniger vom Gewebshormon Histamin freisetzen. Dies bedeutet, daß allergische Erscheinungen wie Quaddeln, Ödeme, Juckreiz, Hautkribbeln unterdrückt werden.
Insbesondere bei der Sonnenallergie kann Kalzium der »Urlaubsretter« sein, denn ich kenne viele verzweifelte Frauen, die nach dem ersten intensiven Sonnenbad Pusteln im Bereich des Dekolletés und an den Armen hatten, deren Juckreiz unerträglich ist. Hier kann Kalzium Abhilfe schaffen. Noch besser ist es, vor dem Urlaub die Kalziumzufuhr deutlich zu erhöhen, um somit eine gewisse Schutzwirkung zu erzielen.

Einen Kalzium-Mangel darf man nicht auf die leichte Schulter nehmen

Schlaflosigkeit, Depressionen, häufige Müdigkeit, Streßanfälligkeit, Lärm- und Schmerzempfindlichkeit sind die üblichen, noch als leicht einzustufenden Symptome.
Knochenerweichung, Knochenschwund, damit verbundene Haltungsschäden und Durchblutungsstörungen sind dann beim Erwachsenen die größeren Probleme.

Kalzium ist eine wirksame Waffe gegen gefährliche Schadstoffe

Bei einem Mangel werden die Schwermetalle Blei und Kadmium, aber auch radioaktive Elemente wie Caesium oder Strontium verstärkt vom Körper aufgenommen und dort abgelagert, wo eigentlich das Kalzium hingehört: im Knochengewebe und bedingt auch im Blut. Daß dies zu großen Gesundheitsschäden führt, brauche ich nicht mehr auszuführen.

Vom Kalzium kann man nicht genug aufnehmen

Heute wissen wir, daß häufig ältere Menschen nicht genügend Kalzium aufnehmen. Dafür kann es zwei Gründe geben:
1. Zur Aufnahme im Körper ist Vitamin D eine wichtige Hilfe. Bei einem Vitamin D-Defizit ist auch die Kalziumaufnahme nicht optimal.
2. Es ist eine unglückliche Wortschöpfung, daß die Arteriosklerose volkstümlich auch als »Verkalkung« bezeichnet wird. So kann der Eindruck entstehen, daß der Kalk, also das Kalzium, im Alter mit Vorsicht zu genießen ist. Das Gegenteil ist der Fall.

Abb. 76

Empfehlungen der Deutschen Gesellschaft für Ernährung (DGE).

Der Kalzium-Tagesbedarf

Altersgruppen	mg/Tag
Säuglinge	500
Kinder	600–1000
Jugendliche und Erwachsene	800
Schwangere	1200
Stillende	1200

Abb. 77

Diese Lebensmittel haben einen hohen Gehalt an Kalzium. Mit einer Portion Tilsiter (3/4 Fettstufe) haben Sie die Hälfte des normalen Tagesbedarfs an Kalzium gedeckt.

Leitzahl 4
Kalzium – Lebensmittelbeispiele

Richtpunkte	Lebensmittel	Portion in g
7	Bohnen, weiß	60
7	Buttermilch (1/2 Liter)	500
7	Hering, gegart	50
7	Kabeljau, gegart	70
7	Kuhmilch (1/2 Liter)	500
7	Lachs, geräuchert	30
7	Linsen	60
7	Matjes, gesalzen	70
7	Rinderfilet	30
7	Rotbarsch, gegart	70
7	Scholle, gegart	70
7	Tartar	40
7	Tintenfisch, gegart	50
5	Parmesan, fett	30
5	Roggenkeim (4 Eßl.)	40
5	Tilsiter 3/4 fett (1 Scheibe)	30
5	Weizenkeim (4 Eßl.)	40
3	Brie, Rahmstufe	30
3	Chester, Rahmstufe	30
3	Dickmilch, Joghurt (10 Eßl.)	200
3	Emmentaler (1 Scheibe)	30
3	Erbsen grün, frisch	150
3	Hühnerei (1 Stück)	60
3	Kefir (10 Eßl.)	200
1	Haferflocken (6 Eßl.)	60
1	Roggen	60
1	Spinat, frisch	150
1	Weizenkleie (4 Eßl.)	40

Mit dem Lebensmittel-Qualitäts-Index ist die Kalziumversorgung nie gefährdet

Der Tagesbedarf an Kalzium wird von der Deutschen Gesellschaft für Ernährung (DGE) mit 800 mg für den Erwachsenen angegeben. Frauen sollten aber ihren Tagesbedarf an 1000 mg ausrichten. In der Schwangerschaft und im Alter kann er sogar noch 400 mg darüber liegen. Kinder haben ebenfalls einen erhöhten Tagesbedarf, der auch bei 1000 mg liegen kann.

Mit der **Leitzahl 3** wird im LQI der normale Tagesbedarf von 800 mg gesichert. Wer also, wie vorstehend aufgeführt, einen Mehrbedarf hat, kann die **Leitzahl 4** nutzen, wo viele beliebte Lebensmittel mit hoher Kalziumdichte aufgeführt sind. Kalzium-Tabletten müssen wir nicht unbedingt schlucken, wenn eine optimale Nahrungszufuhr möglich ist, denn das darin isolierte Kalzium hat niemals die gleiche Wertigkeit wie das natürliche, in den Lebensmitteln »verpackte«.

KAPITEL 19

Magnesiummangel ist ein Roulette-Spiel mit unserer Gesundheit

Ein Magnesiummangel ist von einer Vielzahl funktioneller Störungen und klinischer Zeichen begleitet, wobei in erster Linie eine starke Beeinträchtigung der Muskelfunktionen, der Muskelorgane sowie Herzerkrankungen im Vordergrund stehen.
Die Symptome äußern sich durch Konzentrationsschwäche, äußerste Reizbarkeit, nervöses Muskelzucken, richtiges Muskelzittern, Krämpfe in der Arm- und Beinmuskulatur, Rücken- und Nackenverspannung. Im Bereich des Nervensystems kann man ebenfalls Symptome ausmachen: Benommenheit, Ohrensausen, Ohrendruck, Kopfdruck, Schwindel, Lern- und Merkschwierigkeiten sowie innere Unruhe und ständige Angstzustände.
Im Bereich des Herzens: Herzjagen, Herzrhythmusstörungen, EKG-Veränderungen, degenerative Herzerkrankungen bis hin zum Herzinfarkt, Kreislauf- und Durchblutungsstörungen.

Das Magnesium ist die »Zündkerze« in unserem Körper

Ohne diesen Mineralstoff läuft im Leben überhaupt nichts. Das kann man mit Bestimmtheit sagen. Das Magnesium steuert mehr als 300 Enzyme, ist über diese maßgeblich an allen Prozessen des Stoffwechsels und der Energiegewinnung beteiligt. Es ist entscheidend für optimale Leistungen unserer Muskulatur, die Herzmuskulatur ausdrücklich mit eingeschlossen.
Eine große Bedeutung hat das Magnesium auch für die normale Funktion des gesamten Nervensystems, wo sich Änderungen der Magnesiumkonzentration sofort bemerkbar machen.
Da eine Vielzahl biochemischer Reaktionen in der Leber ablaufen, ist Magnesium ein wichtiger Faktor für die Aktivierung der Leberzellen. Von besonderem Interesse ist auch der Einfluß des Magnesiums auf das Gesamtgeschehen bei der Entstehung der Arteriosklerose.

Die meisten Infarktbetroffenen hatten zu wenig Magnesium im Blut

Magnesium ist für Ihr Herz von so großer Bedeutung, daß wir uns damit unbedingt auseinandersetzen müssen:
- Es entspannt die Muskulatur in den Wänden der Blutgefäße, verhindert beziehungsweise löst Verkrampfungen der empfindlichen

Koronararterien und sorgt so für bestmögliche Durchblutung und Sauerstoffzufuhr. Das bewährt sich vor allem in Streßsituationen, wo das Magnesium buchstäblich einen Schutzschirm um das betroffene Herz legt.

- Magnesium hemmt die Bildung und verlangsamt die Leitung gewisser elektrischer Impulse, die den Rhythmus des Herzens steuern. Das Herz schlägt dadurch regelmäßiger.
- Magnesium reguliert die Kontraktionskraft, mit der sich der Herzmuskel zusammenzieht, damit er weniger Sauerstoff verbraucht.
- Magnesium ist ein natürlicher Kalzium-Antagonist. Das bedeutet: Es verhindert, daß zuviel Kalzium in die Herzmuskelgefäße eindringt, was zu deren Verkalkung und somit zu einer abnehmenden Herzleistung führen würde. Bei Magnesiummangel wird der Herzinfarkt in gefährlichem Maße begünstigt.

Es ist auch erwiesen, daß vom Herzinfarkt Betroffene in der Rekonvaleszenz bei erhöhter Magnesiumzufuhr mit der Gesundung und Reorganisation der Herzleistung viel besser vorankamen.

Mit Magnesium kann man die Arteriosklerose gleichzeitig vermeiden und bekämpfen

Die Arteriosklerose ist – das wissen wir heute – einer der größten Risikofaktoren für Herzinfarkt und Schlaganfall. Sie entsteht in der Hauptsache durch Cholesterinablagerung an den Gefäßwänden. Das Magnesium aktiviert das cholesterinabbauende Enzym Cholesterinesterase, was zum einen zur Senkung des Cholesterinspiegels führt, zum anderen in den Blutgefäßen bereits abgelagertes Cholesterin entfernen kann.

Mit Magnesium fließt unser Blut viel besser

Der günstige Einfluß von Magnesium auf einen erhöhten Blutdruck und auf Durchblutungsstörungen beruht zum einen darauf, daß es die Spannungen der Gefäßmuskulatur senkt und Krämpfe der Kreislaufgefäße beseitigt. Zum anderen erweitert es die Blutgefäße, löst eventuell vorhandene Blutgerinsel auf.

Die meisten Muskelverletzungen sind auf einen Magnesiummangel zurückzuführen

Magnesium beeinflußt in hohem Maße die Funktion unserer Muskulatur. Ist der Magnesiumgehalt zu niedrig, können Muskelzittern, Muskelkrämpfe, kurz Muskelverletzungen auftreten. Da ein akuter Mehrbedarf an Magnesium zuerst aus der Muskulatur gedeckt wird, ist die Anfälligkeit für Muskelverletzungen, aber auch für die verminderte Leistungsfähigkeit der Muskeln klar. Sportler, die sehr oft mit Muskelkrämpfen, Muskelzerrungen ausfallen, haben ihre Magnesiumversorgung vernachlässigt.

Wer an der sogenannten »Sekretärinnenkrankheit«, der schmerzhaften Verspannung der Rücken- und Nackenmuskulatur, leidet, sollte schnellstens seine Magnesiumzufuhr deutlich erhöhen.

Wer permanent unter Streß steht, braucht viel Magnesium

Unter starkem Streß kommt es zu einer Magnesiumverarmung im Herzmuskelbereich. Die Häufigkeit von Krämpfen im Bereich der Herzmuskulatur steigert das Infarktrisiko.

Streß begünstigt aber auch die sogenannten neurovegetativen Störungen. Unter diesem Begriff sind Symptome zusammengefaßt, die durch Störungen des vegetativen Nervensystems bedingt sind. Ständige Unruhe, Angstzustände, Kopfschmerzen, Herzklopfen und Schlafstörungen sind die Folge. Bevor man jetzt zu Beruhigungstabletten oder zu den sogenannten Beta-Blockern greift, sollte man es erst einmal über einen längeren Zeitraum mit einer Verbesserung der Magnesiumzufuhr probieren.

Was hat sich verändert, daß wir Magnesium so dringend brauchen

Dafür gibt es wichtige Gründe, die wir kennen müssen, damit wir unser Leben im Interesse unserer Gesundheit »magnesiumfreundlicher« gestalten können. Ich will die Ursachen der Einfachheit wegen in zwei große Gruppen unterteilen:

a) Die Änderung der Eßgewohnheiten

- Die Lebensmittel mit hoher Magnesiumdichte werden in der täglichen Speiseplanung zu wenig berücksichtigt.
- Es wird zuviel verkocht. Magnesiumhaltige Lebensmittel verlieren durch den Kochprozeß circa 40% ihres Magnesiumgehaltes. Hier muß man schonende, wasserarme Garverfahren berücksichtigen.
- Es wird zu fett gegessen. Zuviel Fett bindet Magnesium im Darm und behindert den Transport in das Blut.
- Es wird zuviel Eiweiß gegessen. Je höher die Eiweißaufnahme, desto mehr Magnesium wird gebraucht. Ein hoher Eiweißkonsum kommt hauptsächlich über tierische Produkte zustande, die kaum Magnesium liefern.

b) Die Änderung der Lebensgewohnheiten

- Der zunehmende Bewegungsmangel. Viele »bewegungsfaule« Menschen müssen sich beim Essen einschränken. Man hat errechnet, daß in 1000 Kalorien normaler Reduktionskost nur circa 110 mg Magnesium enthalten sind.
- Der hohe Alkoholkonsum, der die Magnesiumausscheidung durch die Niere beschleunigt. Dadurch wird unter anderem die Fähigkeit des Lebergewebes, sich schnell zu erneuern, stark beeinträchtigt. Und neuerlicher Alkohol trifft auf eine besonders anfällige Leber. Durch einen übermäßigen Alkoholkonsum, bei gleichzeitigem Magnesiummangel, steigt auch das Risiko der Krebserkrankung in Organen wie Bauchspeicheldrüse, Magen, Speiseröhre und Zunge.
- Der zunehmende Streß, denn unter der Fülle von streßbedingten Belastungen wird das Magnesium sowohl schlechter aufgenommen als auch vermehrt ausgeschieden.
- Ein Zuviel an Kunstdünger beim Anbau von Obst und Gemüse. Die langjährige Praxis, Stickstoff-Phosphat-Kalium als Kunstdünger einzusetzen, hat die Aufnahmefähigkeit der Pflanzen für Magnesium erheblich beeinträchtigt. Es hat zwar ein Umdenken eingesetzt, doch könnten die Veränderungen zum rückstandsfreien Anbau noch stärker sein. Auch der Verbraucher kann durch den gezielten Kauf von Lebensmitteln positiv einwirken.

Mit dem Lebensmittel-Qualitäts-Index gibt es bei der Magnesiumzufuhr über eine gesunde Mischkost keine Defizite

Über unseren LQI können wir eine mehr als 100prozentige Magnesiumzufuhr sicherstellen. Mit der **Leitzahl 3** decken wir den von der Deutschen Gesellschaft für Ernährung (DGE) empfohlenen Tagesbedarf von circa 350–400 mg ohne Probleme ab.
Für einen streßbedingten Mehrbedarf von 750–900 mg täglich brauchen Sie die **Leitzahl 4**, die Ihnen genau die Lebensmittel präsentiert, die eine besonders hohe Magnesiumdichte haben.

Abb. 78

Der Magnesium-Tagesbedarf

Altersgruppen	mg/Tag
Säuglinge	50–120
Kinder	140–300
Jugendliche und Erwachsene	300–400
Schwangere ab 4. Monat	500
Stillende	650

Empfehlungen der Deutschen Gesellschaft für Ernährung (DGE).

Abb. 79

Leitzahl 4
Magnesium – Lebensmittelbeispiele

Richtpunkte	Lebensmittel	Portion in g
3	Corned Beef	200
3	Weizenkleie	40
1	Grünkern	60
1	Hafer	60
1	Haferflocken (6 Eßl.)	60
1	Hagebutte, frisch	125
1	Hirse	60
1	Paranuß (6 Stück)	25
1	Radieschen (1 Bund)	150
1	Roggenkeim (8 Eßl.)	40
1	Rollmöpse	300
1	Rosenkohl, frisch	150
1	Seezunge, gegart	150
1	Spinat, frisch	150
1	Sultaninen	25
1	Weizen	60
1	Weizenkeim (8 Eßl.)	40

Diese Lebensmittel haben einen hohen Gehalt an Magnesium. Mit einer Portion Seezunge haben Sie ¼ des normalen Tagesbedarfs gedeckt.

KAPITEL 20

Die Risikostrecke der Vitamine ist der Weg vom Erzeuger in Ihren Magen

Das angebotene Frischgemüse ist leider nicht immer mit erntefrischem Gemüse gleichzusetzen. Bevor Obst und Gemüse im Laden angeboten werden, müssen sie häufig viel über sich ergehen lassen. Flug- oder Schiffsreisen, lange Lkw-Fahrten sind üblich und notwendig. Diese schwere Anreise überleben nicht alle Vitamine unbeschadet.

Luft, Licht und Wärme sind die Feinde, auf die man sich als ernährungsbewußter Verbraucher wie folgt einstellen sollte:

Abb. 80

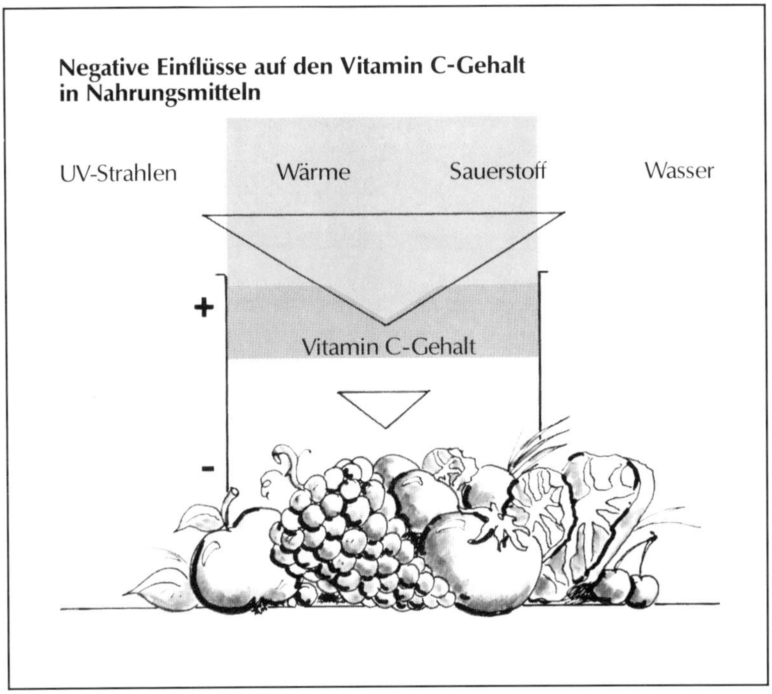

Der Vitamin C-Gehalt in Nahrungsmitteln kann durch diese Einflüsse stark vermindert werden.

Die Küche ist der »Friedhof« der meisten Vitamine

Auch die Vitamine, die den Weg zum Verbraucher überlebt haben, müssen noch so manche Risikosituation in der Küche meistern. Der »Tod« vieler Vitamine lauert in der Küche, denn bei der Verarbeitung entstehen in der Regel noch einmal große Vitaminverluste:

1. Das Vitamin C ist und die B-Vitamine sind lichtempfindlich. Sie vertragen kein direktes Sonnenlicht, aber auch keine UV-Strahlen bei bedecktem Himmel. Kaufen Sie deshalb keine Frischkost, die unter freiem Himmel feilgeboten wird. Einen Sonnenschirm oder eine Markise sollte dem Händler die Qualität seiner Ware schon wert sein.

Abb. 81

Die Lichtempfindlichkeit von Gemüse

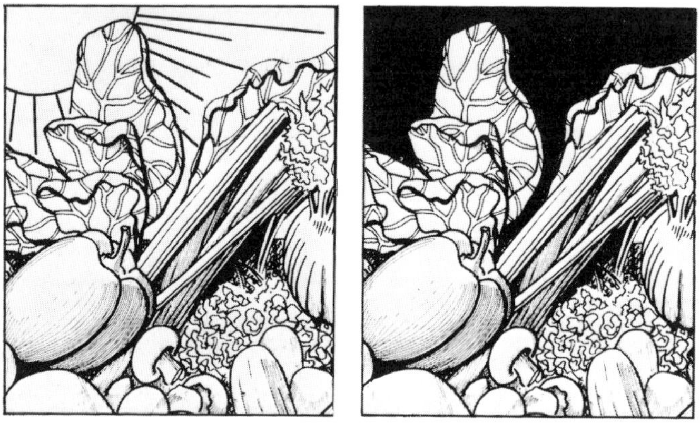

falsch richtig

Lagern Sie Ihr Gemüse im Dunkeln.

2. Alle Vitamin C-haltigen Obst- und Gemüsesorten müssen kühl gelagert werden. Das passiert vorzugsweise im Gemüsefach des Kühlschrankes oder aber im Lagerkeller. Die Lagertemperatur sollte 8 Grad Celsius nicht übersteigen, da mit höheren Temperaturen auch Vitamin C-Verluste einhergehen. Eine echte Unsitte ist in diesem Zusammenhang das Aufbewahren von Zitrusfrüchten während der Advents- und Weihnachtszeit in deutschen Wohnzimmern. Einmal davon abgesehen, daß Lebensmittel keine Dekorationsartikel sind, reichen rund 48 Stunden bei einer Zimmertemperatur von rund 25 Grad aus, um den Vitamin C-Anteil in den Zitrusfrüchten fast gänzlich zu vernichten.

3. Die Vitamine C und B sind wasserlöslich. Deswegen sollte man zum Beispiel den Salat erst waschen und dann zerkleinern. Das Gemüse sollte nur wasserarm, im Dampf gegart werden, weil sonst die Vitamine im Kochwasser zurückbleiben.

Abb. 82

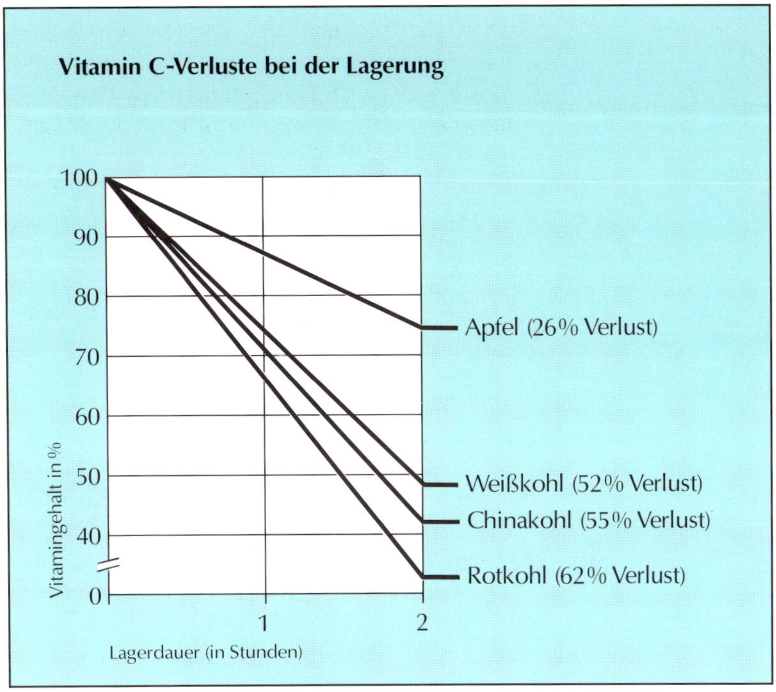

Vitamin C-Verluste nach einer zweistündigen Lagerung von zerkleinerten Äpfeln und verschiedenen Kohlsorten.

Abb. 83

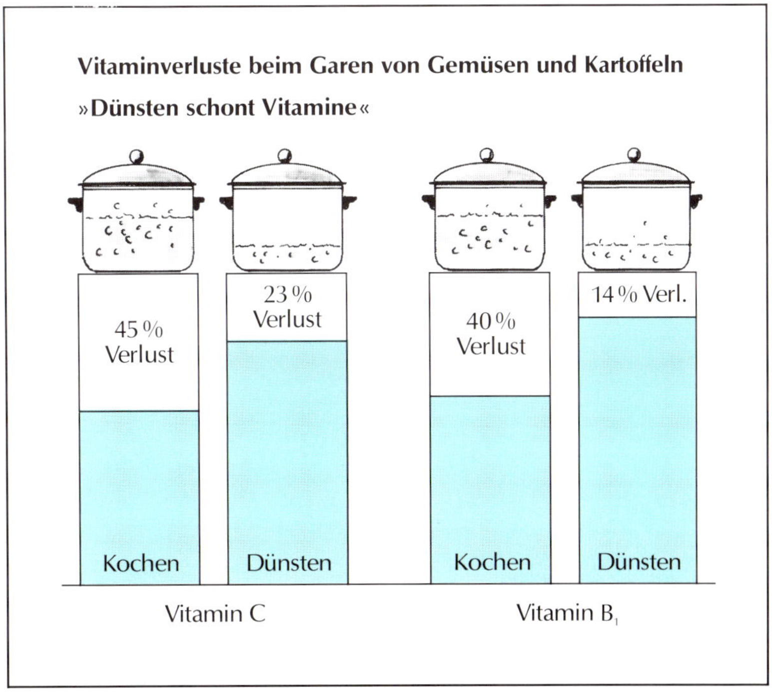

Achten Sie auf die schonendste Garmethode, um Vitaminverluste zu vermeiden.

4. Frischkost sollte erst kurz vor dem Verzehr zerkleinert werden. Denn je länger zum Beispiel geraspelte Rohkost dem Sauerstoff ausgesetzt ist, desto höher der Verlust an Vitamin C. Sinnvoll ist es, falls die zerkleinerte Rohkost nicht sofort verzehrt werden kann, wenn man sie mit Haushaltsfolie abdeckt.
5. Je mehr man Frischkost zerkleinert, desto größer wird die Angriffsfläche für den Sauerstoff. Am deutlichsten wird das beim Pressen von Fruchtsäften. Beispiel Orangensaft: wir trinken den Orangensaft wegen seines Vitamin C-Gehaltes. Bleibt der frisch gepreßte Saft nach dem Pressen länger als eine halbe Stunde unverschlossen, also offen stehen, hat der Sauerstoff fast den gesamten Vitamin C-Anteil vernichtet. Deswegen den Saft verschließen oder sofort trinken.
6. Nun gibt es aber gerade bei Blattsalaten Probleme, weil man zum Beispiel einen Kopf grünen Salat nicht im ganzen waschen kann, ohne daß der Sand irgendwo zwischen den Blättern sitzt. Man darf in diesem Falle die Blätter vom Strunk brechen, muß sie aber beim Waschen ganz lassen. Solange der Strunk des Salatblattes nicht aufgeschnitten und das Salatblatt nicht anderweitig zerpflückt ist, bleiben die wasserlöslichen Vitamine und Mineralien erhalten, weil sie sich nicht mit dem Wasser verbinden können.
7. Knoblauch wird verträglicher und fast »geruchsfrei«, wenn man ihn wie folgt behandelt: Zuerst schälen, dann in feine Scheiben schneiden und mit ganz wenig Salz mit Hilfe des Messerrückens so lange zerreiben, bis der Knoblauch Brei oder Püree geworden ist. Er verliert bei dieser Prozedur nichts von seinem gesundheitlichem Wert als wirksamste natürliche Waffe gegen Arteriosklerose und zu hohen Cholesterinspiegel.

Abb. 84

Vitamin C-Gehalt in Apfelsorten in mg je 100 g Fruchtfleisch

Berlepsch 25 - 35	Idared 15 - 25	Jonagold 15 - 20	Boskoop 15 - 20
Cox-Orange 10 - 15	Golden Delicious 10 - 15	Goldparmäne 10 - 15	
Granny Smith 5 - 10	Gloster 5 - 10	Jonathan 5 - 10	
Morgenduft 5 - 10			

Es gibt sehr große Unterschiede im Vitamin C-Gehalt von verschiedenen Apfelsorten.

Mit Köpfchen einkaufen, das heißt, weniger mit den Augen, sondern mehr mit dem Verstand kaufen. Alles, was wir bei Obst und Gemüse unter Handelsklasse I bekommen, ist zwar optisch schöner, aber aus Sicht der biologischen Wertigkeit zweifelhaft. Denn die Optik wird zum Teil nur über fragwürdige Aufzuchtmethoden erzielt.
Produkte der Handelsklasse II oder Handelsklasse III sind zwar optisch weniger beeindruckend, dafür aber, von den inneren Werten her gesehen, eindeutig gehaltvoller, wie unser Apfelbeispiel beweist.

Die Tiefkühlkost unbedingt in Ihre Speiseplanung mit einbeziehen

Daß die Tiefkühlware beim Verbraucher ein hohes Ansehen genießt, hat seinen guten Grund, denn die Produkte aus dem »Kälteschlaf« haben eine Reihe besonderer Vorzüge. Tiefkühlware ist zum großen Teil sogar besser, was die Vitamine und Mineralstoffe betrifft, denn Obst und Gemüse werden unmittelbar nach der Ernte schockgefrostet. Es kommt nur zu unwesentlichen Verlusten. Manche Vitamine oder Mineralien werden durch das Schockfrosten vom Körper besser ausgenutzt. Schwer verdauliche Elemente, z.B. Kohl oder Hülsenfrüchte, werden durch das Schockfrosten verträglicher.

KAPITEL 21

WENN DAS SALZ DES LEBENS ZUM PROBLEMFALL WIRD

Ein dauerhaft zu hoher Verzehr von natriumhaltigem Kochsalz ist nach Erkenntnissen der Wissenschaftler eine der Hauptursachen für Bluthochdruck, den wohl größten Risikofaktor für Herz-Kreislauf-Erkrankungen, den Herzinfarkt, den Schlaganfall sowie für Nierenprobleme.
Kochsalz besteht fast zur Hälfte aus Natrium, das zwar ein lebenswichtiges Mineral, aber nur in kleinen Mengen nötig ist.
Natrium hat die Eigenschaft, Wasser zu binden. Das können Sie in der Küche immer wieder beobachten, wenn Sie Kochsalz offen herumstehen lassen. Schon aus der Luftfeuchtigkeit bindet das Natrium Wasser: Das Salz bildet erst Klumpen, um dann richtig fest zu werden.

Wir essen alle zuviel Kochsalz

Ernährungswissenschaftler gehen davon aus, daß 2–3 Gramm Salz täglich ausreichen und 5–6 Gramm für Gesunde durchaus vertretbar sind. Jeder Deutsche konsumiert aber im Durchschnitt 10–15 Gramm Kochsalz täglich und teilweise noch mehr.

Abb. 85

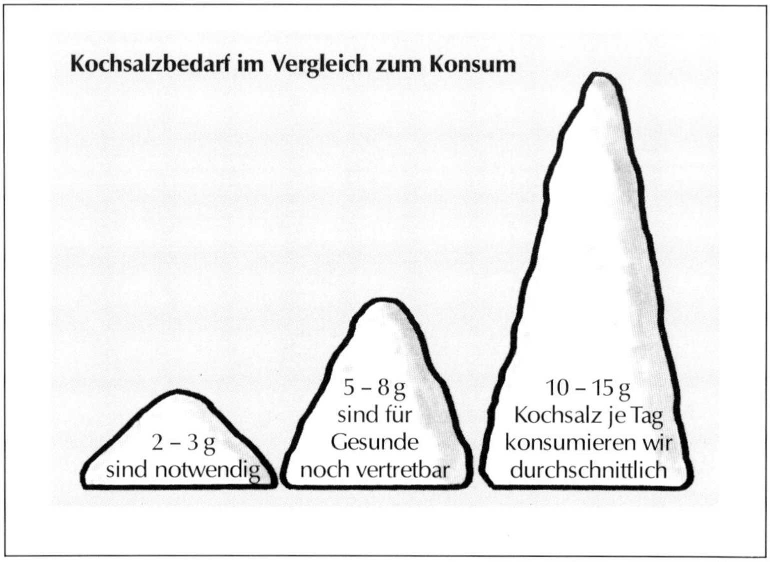

Unser täglicher Kochsalzkonsum liegt 5mal so hoch wie der Bedarf.

Auf die »versteckten« Salze muß man unbedingt achten

Wer sich salzarm ernähren möchte oder muß, steht vor dem Problem der Lebensmittelwahl, denn meistens ist es nicht das Salz, welches wir an die Speisen geben, sondern das »versteckte« Salz in unseren Lebensmitteln, die, teilweise unbearbeitet, schon hohe Natriumwerte haben, was Sie in unserem Lebensmittel-Qualitätsindex mit der **Leitzahl 4** sehen können.
Insbesondere Produkte des täglichen Bedarfes haben einen hohen Kochsalzgehalt, wie zum Beispiel Brot, Wurst, Käse, Würzmittel, Brühwürfel, Instantsaucen und -suppen, Senf und Tomatenketchup.
Es lohnt sich, beim Einkauf die folgenden Bezeichnungen auf den Etiketten unserer Lebensmittel zu beachten:
1. Salzreduziert: Diese Bezeichnung besagt, daß in 100 Gramm Produkt maximal zwischen 0,6–1,3 Gramm Kochsalz enthalten sein darf.
2. Salzarm: Diese Bezeichnung besagt, daß in 100 Gramm Produkt maximal 0,3 Gramm Kochsalz enthalten sein darf.

Wenn schon Salz, dann bitte unbedingt Jodsalz verwenden

Der Jodmangel gefährdet immer noch Millionen Menschen. Die meisten von uns sind sich der Gefahr überhaupt nicht bewußt. Insbesondere unsere Kinder, Frauen und Schwangere im Alpen- und Voralpengebiet leiden unter einem eklatanten Jodmangel, der nicht ohne Folgen bleibt.

Ein dicker Hals ist die Vorstufe zum Jodmangelkropf

Unsere Schilddrüse benötigt Jod als Baustein zur Produktion ihrer Hormone, die das Wachstum, den Stoffwechsel und viele andere Funktionen unseres Organismus steuern. Einen Mangel beantwortet die Schilddrüse mit einer Vergrößerung. Es entsteht ein Kropf als äußeres Zeichen, den viele nur als dicken Hals abtun.

Abb. 86

Schilddrüse und Jodmangel

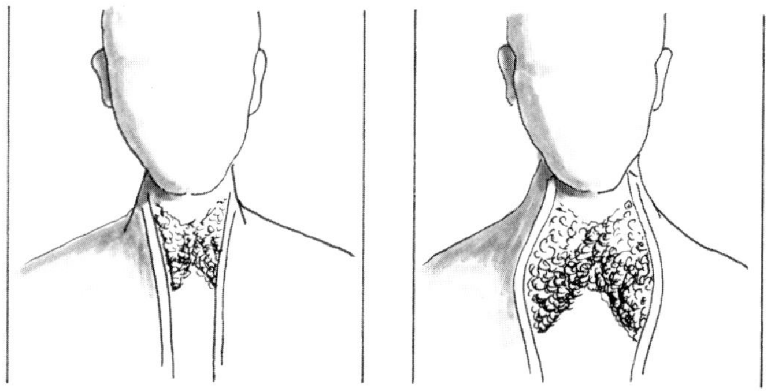

Normale Schilddrüse ohne Jodmangel

Vergrößerte Schilddrüse infolge Jodmangels

Jodmangel führt zu einer deutlichen Vergrößerung der Schilddrüse – im Volksmund auch Kropf genannt.

Ein dauerhafter Jodmangel hat aber noch andere Folgen

Fehlende oder unzureichende Mengen von Schilddrüsenhormonen wegen Jodmangel führen meistens zu:

- Müdigkeit und nachlassender Leistungsfähigkeit.
- Depression und Konzentrationsschwäche.
- Lern- und Merkschwierigkeiten, besonders bei Schulkindern, aber auch bei Erwachsenen.
- Entwicklungsstörungen bei Kleinkindern.
- Verstopfung und Darmträgheit.
- Kälteempfindlichkeit und ständiges Frieren.

Ein durch Jodmangel gestörter Stoffwechsel kann zu einer ungünstigen Gewichtszunahme führen, die man sich auf Grund der verzehrten Nahrungsmenge nicht erklären kann.

Abb. 87

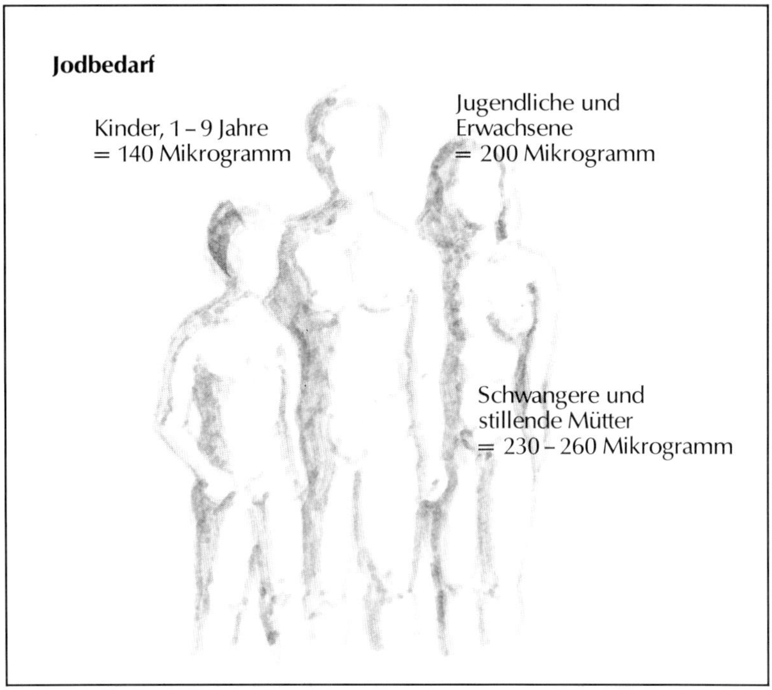

Der Jodbedarf ist von einer Reihe von Faktoren abhängig. So benötigen Schwangere mehr Jod als ein »normaler« Erwachsener.

Wenn wir Kochsalz gegen Jodsalz austauschen, betreiben wir natürliche Nahrungsergänzung

Das Jod ist in der geologischen Entwicklung aus dem Boden ausgewaschen, mit den Bächen und Flüssen in das Meer transportiert worden. Deswegen ist Seefisch die beste und fast einzige Jodquelle, die unsere Versorgung sichern kann. Das gilt auch für anderes Meeresgetier. Ein weiterer Jodlieferant ist die Milch, mit der man eine Jodversorgung nicht ausschließlich gestalten, aber zumindestens unterstützen kann.

Jodiertes Speisesalz, das man heute überall kaufen kann, ist für den Körper schnell verfügbar, und seit kurzem darf bei der Lebensmittelherstellung auch Jodsalz verwendet werden, was sicherlich zur Verbesserung der Jodsituation beitragen wird.

Ein Tausch, der sich für Ihre Schilddrüse lohnt

Deswegen tauschen wir Kochsalz gegen Jodsalz aus, was geschmacklich völlig gleich ist. Bedenken muß man aber, daß im Jodsalz das Natrium in der gleichen Menge wie beim Kochsalz vorhanden ist. Deswegen sollte man auch nicht mehr als 5 Gramm

Abb. 88

Leitzahl 4
Natrium – Lebensmittelbeispiele

Richtpunkte	Lebensmittel	Portion in g
8	Corned Beef, Konserve	200
8	Hering, gesalzen	35
8	Ochsenschwanzsuppe, klar	18
8	Rostbratwurst (1 Stück)	150
8	Salz-Dill-Gurken (6 Stück mittelgroß)	200
8	Thunfisch in Öl (½ Dose)	100
8	Wiener Würstchen (2 Stück)	200
7	Bratwurst, grob (1 Stück)	150
6	Brühe, instant (1 Teel.)	5
6	Fleischbrühe (1 Würfel)	5
6	Weißwurst	150
5	Fisch, gesalzen	150
4	Mixed Pickles	200
4	Mortadella, Konserve	100
4	Rindfleisch im Saft	200
4	Tomatencremesuppe	50
4	Wiener Würstchen (1 Stück)	100
3	Bohnen, Konserve	150
3	Brathering	125
3	Erbsen, Konserve	150
3	Rahmspinat + Ei	190
3	Spargel, Konserve	150
3	Tomatensaft (1 Glas)	200
3	Weißkohl, Konserve	150
1	Cornflakes mit Zucker	25
1	Leberwurst	30
1	Pumpernickel (1 Scheibe)	45
1	Tintenfisch, fritiert	150
1	Vollkornbrot/Weizen (1 Scheibe)	50
1	Vollkornteigwaren	60

Diese Lebensmittel haben einen hohen Natriumgehalt und sollten bei hohem Blutdruck und auf Empfehlung des Arztes gemieden werden.

Jodsalz pro Tag zum Würzen verwenden, womit man 100 Mikrogramm Jod aufnimmt, was ungefähr der Hälfte des Tagesbedarfs entspricht. Wer einen zu hohen Blutdruck hat und deshalb auf Salz weitestgehend verzichten muß, sollte seinen Jodbedarf über Jodidtabletten decken, die es in der Apotheke zu kaufen gibt.

Abb. 89

Beispiele für die Berechnung der täglichen Natriumaufnahme

I. Streng natriumarme Kost: max. 1,2 g Natrium/Tag

2 Richtpunkte		3 Richtpunkte		5 Richtpunkte
Natrium 0,4 g	+	Natrium 0,6 g	=	Natrium 1 g
2 Scheiben Vollkornbrot (100 g)		Tilsiter/Dreiviertel-Fettstufe (60 g)		

II. Normale Natriumzufuhr: 3–5 g Natrium/Tag

	3 Richtpunkte		5 Richtpunkte		4 Richtpunkte
	Natrium 0,6 g	+	Natrium 1,0 g	+	Natrium 0,8 g
	3 Scheiben Vollkornbrot (150 g)		Tilsiter/Dreiviertel-Fettstufe (100 g)		Thunfisch in Öl (50 g)
	4 Richtpunkte		2 Richtpunkte		18 Richtpunkte
+	Natrium 0,8 g	+	Natrium 0,5 g	=	Natrium 3,8 g
	Tomatencreme-Suppe (250 ml) ≙ 50 g Trockenprodukt		Oliven grün (20 g)		

Wählen Sie die Lebensmittel aus dem großen Tabellarium so aus, daß die Zufuhr an Natrium Ihrem Bedarf entspricht. Wer streng natriumarm leben muß, der darf nicht mehr als 5–7 Richtpunkte an Natrium aufnehmen. Es gilt, allgemein nicht mehr als 15–20 Richtpunkte für Natrium zuzuführen.

KAPITEL 22

Die Auswahl der Speisefette erfordert grösste Verantwortung

Überernährung tötet genau so viele Menschen wie Hungersnot. Eine wahre, aber traurige Tatsache. Dabei dürfen wir nicht alle gesundheitlichen Probleme dem Übergewicht anlasten, das viele Zeitgenossen mit sich herumtragen.

Nur falsches Fett verhindert fit

Daß der Mensch zwischen 25% und 30% seines täglichen Kalorienbedarfes aus dem Nährstoff Fett bestreiten soll, erscheint vielen »Gesundheitsaposteln« als zu hoch. Das stimmt nicht, wenn man die richtigen Fette verwendet und auf die versteckten Fette in unseren Lebensmitteln achtet.

Abb. 90

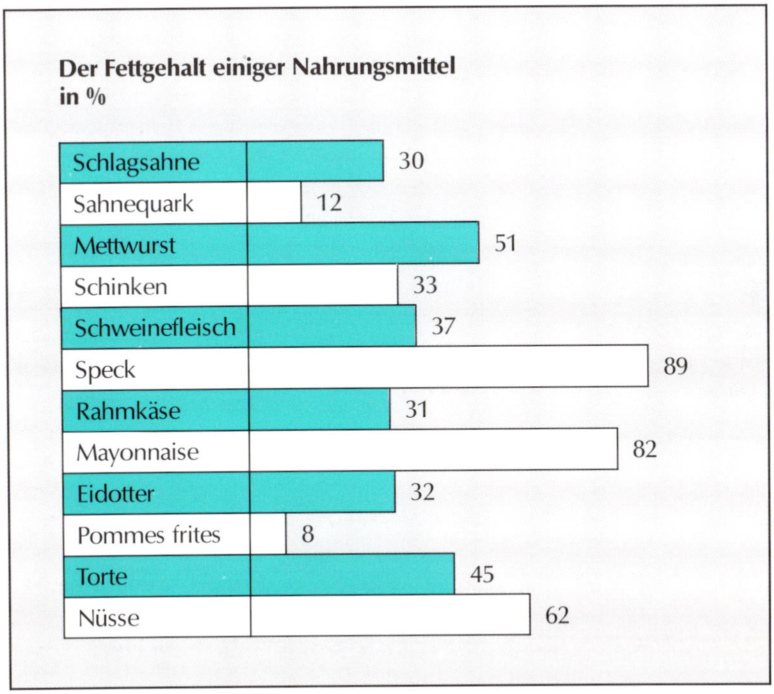

Der Fettgehalt in Speck und Mayonnaise ist in diesem Beispiel am höchsten (siehe Leitzahl 1).

Fette und Öle sind wichtig für unseren Stoffwechsel, bei dem sie ja eine Trägerfunktion für die fettlöslichen Vitamine ausüben. Der Umgang und die Auswahl von Fett erfordern ein großes Maß an Wissen, Vernunft und vor allem Verantwortung.

Pflanzlichen Fetten unbedingt den Vorzug geben

Der Mensch braucht vor allem Fette mit einem hohen Anteil an mehrfach ungesättigten Fettsäuren, die hauptsächlich in Pflanzenfetten oder Pflanzenölen vorkommen.
So weit, so gut. Fest steht, daß ein zu hoher Konsum an einfach gesättigten Fetten genauso zur Krankheit führt, wie ein zu geringer Konsum an mehrfach ungesättigten Fettsäuren. Und genau dieser Zustand ist bei uns vorherrschend: Wir essen zuviel gesättigte und zu wenig mehrfach ungesättigte Fettsäuren. Einem gigantischen Übermaß an gesättigten Fettsäuren, die wir vorzugsweise in fritierten Lebensmitteln, Wurst, Käse, Sahne oder anderen fetthaltigen, tierischen Lebensmittelverarbeitungen zu uns nehmen, steht ein krasser Mangel an mehrfach ungesättigten Fettsäuren gegenüber, die wir in Pflanzen, Nüssen, Samen, Kernen, Getreiden oder in kaltgepreßten Speiseölen und in hochwertiger Margarine finden.

Das Gleichgewicht der Fette ist ein Teil der gesunden Ernährung

Es geht gar nicht um Butter oder Margarine. Beides ist gleich gut und gleich wichtig. Es geht um das Gleichgewicht der Fette, um den sogenannten **PS/Quotienten**. Wenn der Anteil in Ihrer täglichen Nahrung von gesättigten und mehrfach ungesättigten Fettsäuren ausgeglichen, also 50:50 ist, dann haben Sie mit 1 einen guten PS/Quotienten.

Wichtig: Liegt der PS/Quotient unter 1, was eine vermehrte Aufnahme von gesättigten Fetten bedeutet, steigt der Blutfettspiegel an. Liegt der PS/Quotient über 1, dann bedeutet dies einen Überhang zu Gunsten der mehrfach ungesättigten Fettsäuren und somit zu Gunsten eines normalen Blutfettspiegels. In jedem Falle aber sollte die tägliche Fettzufuhr 30% insgesamt nicht überschreiten.
Im Gegenteil: Ein Überhang an mehrfach ungesättigten Fettsäuren kann dazu beitragen, daß der Cholesterinspiegel sinkt.

Man sollte wirklich mehr über seine Blutfettwerte wissen

Die wichtigsten Blutfette sind Cholesterin und Triglyceride.
- Cholesterin wird zum größten Teil vom Körper selbst aufgebaut. Zusätzlich nehmen wir aber auch über alle tierischen Lebensmittel Cholesterin auf.
- Es ist ein wichtiger Baustein für die Wände unserer Körperzellen. Es dient zum Aufbau verschiedener Hormone, vor allem der Gallensäure, ohne die unsere Verdauung nicht richtig funktionieren könnte.
- Die Triglyceride werden unserem Körper vorwiegend mit tierischen, aber auch mit pflanzlichen Nahrungsmitteln zugeführt. Außerdem kann die Leber aus Zucker und Alkohol Triglyceride bilden. Deshalb geht regelmäßiger Alkoholkonsum auch einher mit der Erhöhung des Blutfettspiegels.

Abb. 91

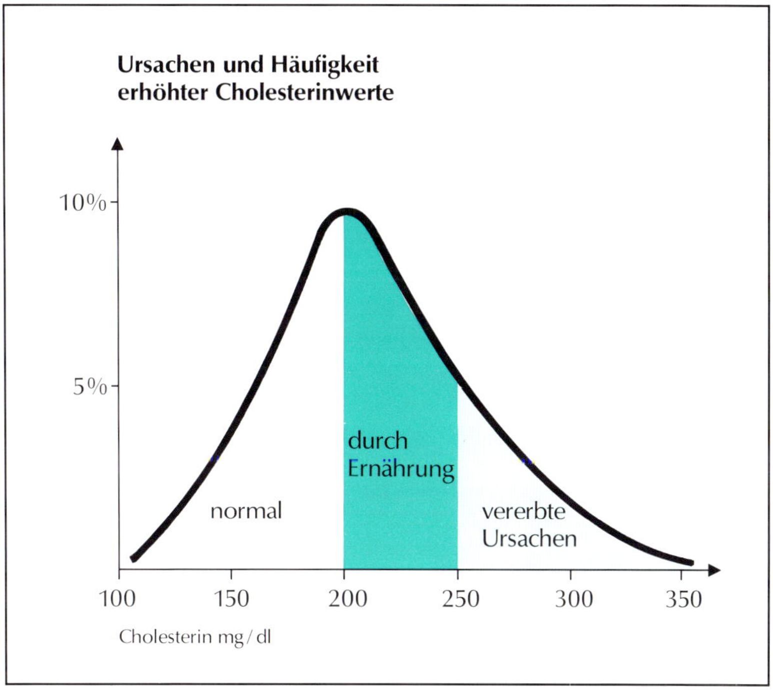

Bei einer Normalverteilung der Bevölkerung hat die Hälfte einen Cholesterinwert über 200 mg/dl. Falsche Ernährung trägt wesentlich zur Entstehung dieses Risikofaktors bei.

Abb. 92

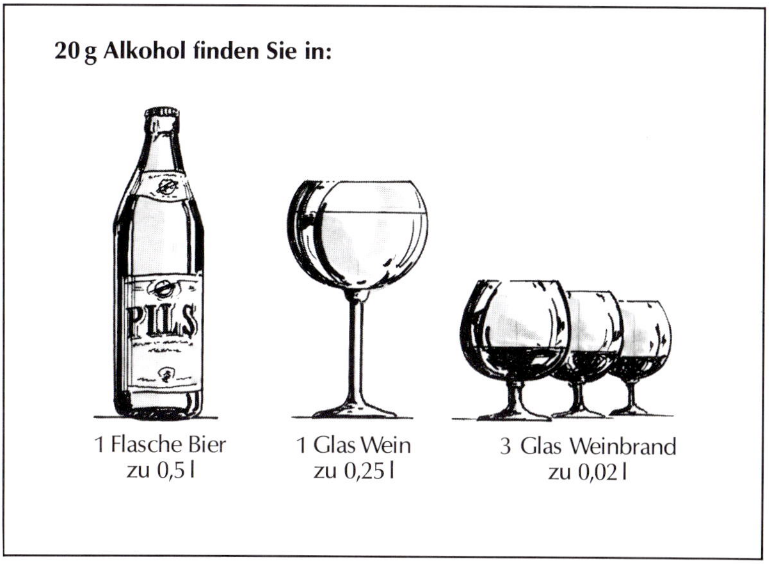

Mit dieser Menge an alkoholischen Getränken haben Sie das vom Körper täglich ohne Bedenken tolerierbare Alkoholpensum eingehalten.

So gelangen die Blutfette an ihren Bestimmungsort

Das von der Darmschleimhaut aufgenommene Cholesterin wird an das Blut abgegeben, wo es, an eiweißreiche Transportvehikel gebunden, transportiert wird.
Von der Leber werden diese Eiweiß-Cholesterinverbindungen herausgefiltert und in andere Verbindungen »umgebaut«. Die bekanntesten sind LDL und HDL, die sich jetzt wie folgt verhalten:

- LDL bedeutet »Low density lipoproteins« oder Eiweiß-Verbindungen von geringer Dichte. Sie schaffen das Cholesterin in die Arterienwand, und zwar dann, wenn lebenswichtige Cholesterine im Überfluß vorhanden sind. Je höher die LDL-Werte sind, desto leichter und schneller lagert sich Cholesterin in den Gefäßwänden ab, und das ist schlecht, denn jetzt besteht Arteriosklerosegefahr. Deswegen werden sie auch als »böse« Cholesterine bezeichnet.

Abb. 93

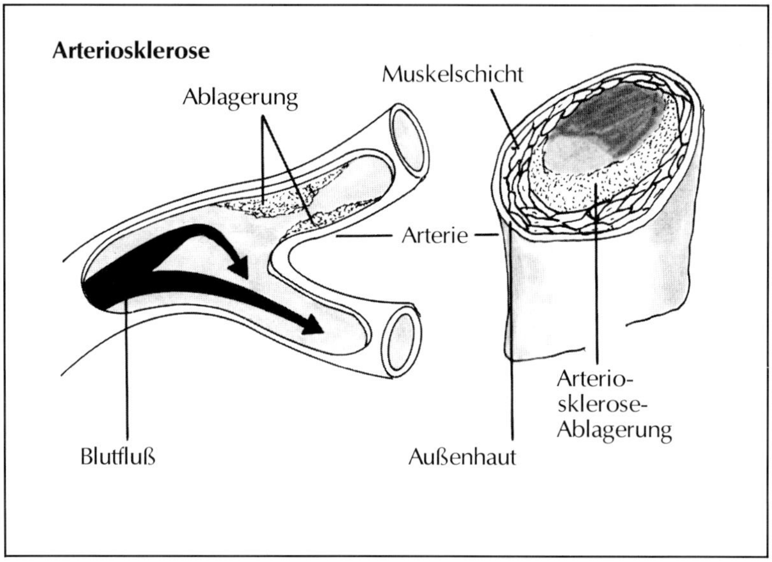

Verengung einer Arterie durch Ablagerung (Arteriosklerose) und Behinderung des Blutflusses in der Ader.

- HDL heißt »High density lipoproteins« oder Eiweiß-Verbindungen mit hoher Dichte. Sie schaffen das Cholesterin aus den Arterien in die Leber, wo es dann zu Gallensäure verarbeitet wird. Die fein verteilten HDL gleichen also die ungünstige Wirkung der LDL aus, indem sie den Abtransport des Cholesterins aus den Zellen und der Gefäßwand heraus ermöglichen. Je höher die HDL-Cholesterinwerte sind, desto mehr wird wieder aus den Arterienwänden und dem Blutkreislauf herausgeholt. Deswegen gelten sie als die »guten« Cholesterine.

Wichtig: Der Gesamtcholesterinspiegel im Blut sollte unter 200 mg/dl liegen. Die LDL-Werte sollten unter 60 mg/dl liegen. Die HDL-Werte sollten mindestens 35 mg/dl betragen. Die Triglyceride sollten 200 mg/dl nicht übersteigen.

Abb. 94

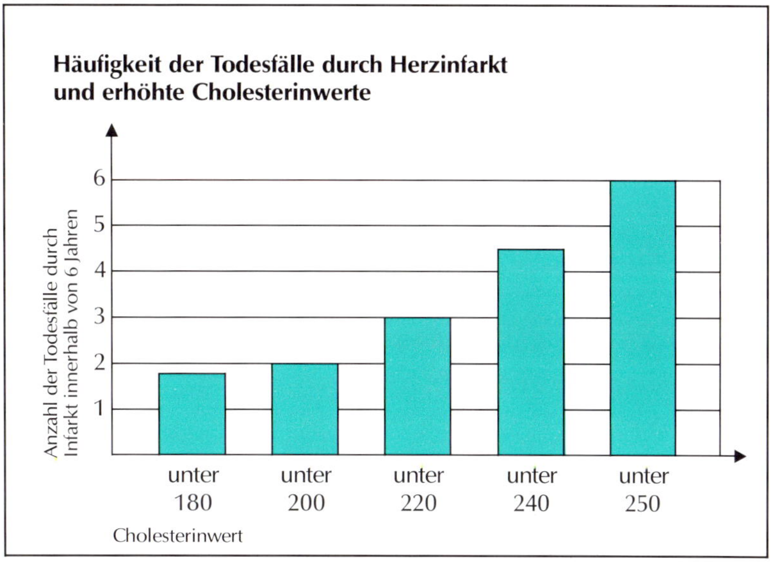

Zu hohe Cholesterinwerte sind eine der Hauptursachen für das Auftreten von Herzinfarkten.

Abb. 95

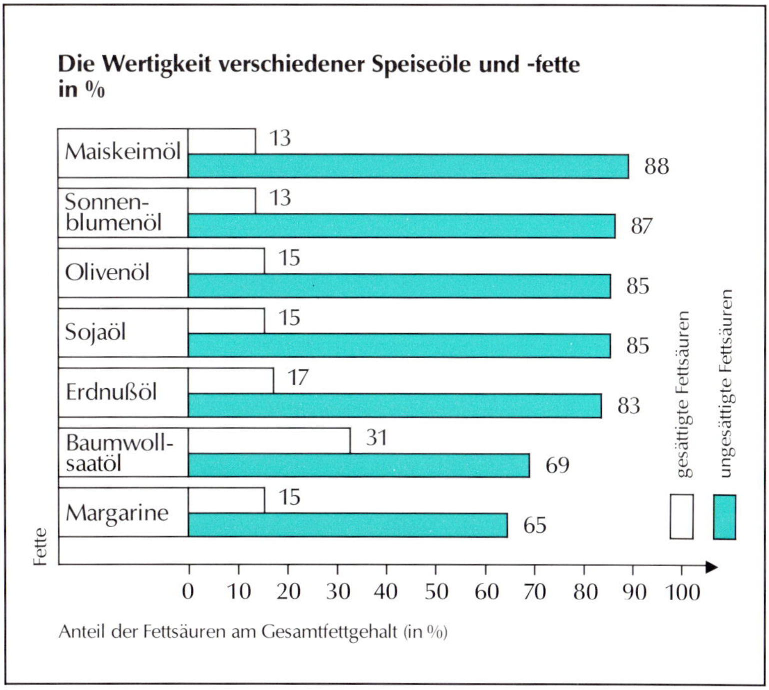

Mit 88% hat Maiskeimöl den höchsten Anteil an ungesättigten Fettsäuren in dieser Abbildung.

Pflanzenfett ist nicht gleich Pflanzenfett

Wir wissen, daß wir mehrfach ungesättigten Fettsäuren den Vorzug geben sollten. Aber nicht alles, was unter dem Titel Pflanzenfette oder Pflanzenöle angeboten wird, entspricht den Qualitätsnormen von einem hochwertigen Produkt. Deshalb sollten Sie sich beim

Einkauf die folgenden Kriterien zur Bewertungsgrundlage machen:
1. Beim Kauf von Speiseölen sollte klar hervorgehen, aus welchen Pflanzen das Öl gepreßt wurde. Dies ist nicht nur eine Qualitäts-, sondern vor allem eine Geschmacksfrage.
2. Sie sollten grundsätzlich nur kaltgepreßte Öle kaufen, weil Sie dann in den Genuß sämtlicher Enzyme kommen, mit denen gerade Pflanzenöle reichlich gesegnet sind.
3. Der Anteil von mehrfach ungesättigten Fettsäuren sollte mindestens über 50%, besser bei 65% bis 75% liegen.
Die etwa gleichen Bewertungskriterien gelten für Pflanzenmargarinen, die ja aus Pflanzenölen hergestellt werden.

Fette gehen in den meisten Küchen buchstäblich durch die Hölle

Trauriges gibt es in der Küche zum Thema Fett zu sagen: Fette verändern sich, wenn sie erhitzt werden. Die mehrfach ungesättigten Fettsäuren verwandeln sich dabei in gesättigte Fette und erfahren so eine chemische Veränderung, die dem Körper nicht zuträglich ist. Dieser Effekt verstärkt sich, wenn Fette mehrfach verwendet werden. Außerdem ist es ein teurer Spaß, wenn ich ein hochwertiges Fett oder Öl so zu einem Billigprodukt mache.
Deswegen muß man einen starken Einwand gegen Lebensmittel haben, wenn sie aus dem Schnellimbiß oder aus Küchen kommen, die man auf ihre Fettsauberkeit hin nicht beurteilen kann. Vorsicht, wenn Ihre Kinder Stammkunden beim Pommes-Frites-Händler um die Ecke sind.
Verwenden Sie deswegen die Fette mit mehrfach ungesättigten Fettsäuren überall dort, wo sie nicht erhitzt werden müssen: Die Margarine als Brotaufstrich, die Speiseöle für das Salatdressing oder zur Herstellung kalter Saucen.
Wenn Sie Fett zum Braten verwenden, obwohl es viele Möglichkeiten des fettfreien Bratens gibt, dann sollten Sie gehärtete Pflanzenfette verwenden, diese – nach dem Anbraten und Farbe-Nehmen des Bratgutes – abschütten und aus geschmacklichen Gründen mit einem angemessenen Stück Butter nachbraten.
Wichtig: Hochwertige Salatöle sollten immer im Küchenschrank dunkel gelagert werden, damit sie nicht an Wertigkeit verlieren. Eine Lagerung im Kühlschrank mindert die Qualität und Haltbarkeit.

Auf die »versteckten« Fette achten, ist ein Dienst an der eigenen Gesundheit

Der Fettgehalt verschiedener Lebensmittel ist extrem hoch. Besonders die Wurst kann uns in diesem Zusammenhang nicht »wurst« sein. Beim Kauf sollte man auf das große Angebot an fettreduzierten Wurstsorten achten, weil man damit erheblich an tierischen Fetten einsparen kann, was übrigens auch für Käse gilt.

Abb. 96

Der Fettgehalt verschiedener Wurstsorten

Aspikwaren, Sülzen Kalbssülze, Schinken Sülzwurst, Schwartenmagen, Corned beef	5 – 15%
Bratwurst, fein zerkleinert rohe Mortadella, Fleischwurst, Gelbwurst Wiener- und Frankfurter Würstchen	20 – 35%
Bratwurst, grob Grobe Schinkenwurst Salami	20 – 35%
Rohwurst, streichfähig Teewurst, Schlackwurst Braunschweiger Mettwurst	35 – 50%
Kochwurst, Kalbsleberwurst Pfälzer Leberwurst	40 – 50%
Rohwurst, streichfähig Mettwurst, einfach Schmierwurst, fett	55 – 65%

Bevorzugen Sie fettarme Wurstwaren.

KAPITEL
23

Wer Zucker allzu sehr liebt, ist bald unterernährt

Die Denaturierung unserer Lebensmittel, die einer Entwertung gleichkommt, muß angeprangert werden. Ein ganz großes Problem ist der zu häufige, hohe Genuß von isoliertem oder raffiniertem Zucker, den wir als »leeres« Lebensmittel im Überfluß genießen. Hiermit ist nicht der seltene, evtl. dann auch reichliche Genuß, wie z.B. die Kuchenschlacht am Weihnachtstag gemeint, sondern der regelmäßige.

Der Zucker selbst ist nicht ungesund, sondern ein »leeres« Lebensmittel

Wer behauptet, daß Zucker ungesund ist, der macht es sich zu einfach. Denn der Zucker selbst hat zwar keine biologische Wertigkeit, ist ein »leeres« Lebensmittel mit hohem Energiewert, aber schädlich nur dann, wenn man zuviel davon verzehrt. Und das tun viele Menschen, insbesondere die Kinder, im Übermaß.

Zuviel Zucker stört wichtige Funktionen des Organismus

Der isolierte, raffinierte Zucker ist ein Produkt, das in der Natur nicht vorkommt, das aber den Stoffwechsel übel beeinflußt. In zu großen Mengen genossen, verbraucht er zuviel Vitamin B_1, das wiederum für den Stoffwechsel der Kohlenhydrate dringend benötigt wird. Ein zu hoher Zuckerkonsum bedeutet aber auch, daß dem Körper Kalzium entzogen wird, was Funktionsstörungen im Organismus zur Folge hat. Kommen beide Faktoren zusammen, dann hat das bedenkliche gesundheitliche Konsequenzen.
Gewichtszunahme, Karies, aber auch Diabetes können langfristig das Ergebnis sein.
Vor allem eine zu süße Kindheit bedeutet meistens auch Krankheit in späteren Jahren.

Übertriebener Zuckergenuß fördert den falschen Appetit

Der übermäßige Konsum von isoliertem und raffiniertem Zucker produziert mehr Hunger und Appetit als vergleichsweise der im Naturprodukt gebundene Fruchtzucker. Das heißt, die Nahrungsaufnahme wird durch den Industriezucker forciert. Die Gefahr einer Überernährung ist groß. Wir sprechen auch von der Sucht auf Süßes. Doch der Zuckerverbrauch steigt ständig weiter.

Der Anteil an verstecktem Zucker entwickelt sich nach oben

Etwa ⅓ des isolierten Industriezuckers wird im Haushalt direkt verwendet. ⅔ werden in Nahrungsmittelbetrieben weiterverarbeitet.

Abb. 97

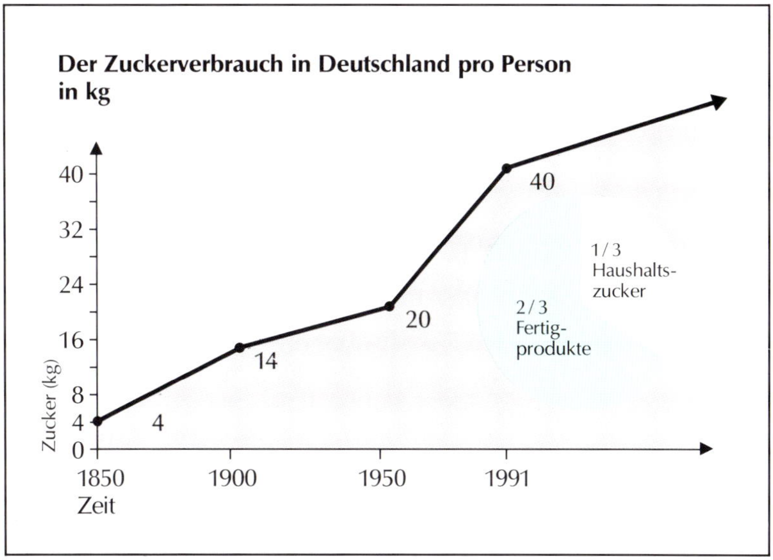

Der Zuckerverbrauch ist gerade in den letzten 20 Jahren nahezu explodiert – mit all den Auswirkungen, wie z. B. Karies und Übergewicht.

Abb. 98

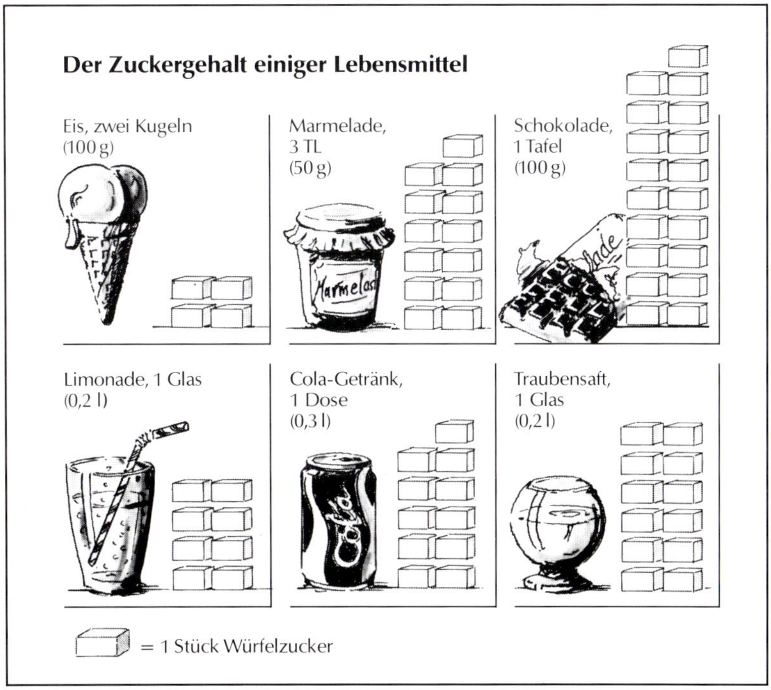

Achten Sie auf den versteckten Zucker in Lebensmitteln.

Ein neues Ernährungsbewußtsein läßt den optischen Zuckerkonsum im Haushalt zurückgehen. Die Industrie reagiert, indem sie immer mehr Zucker verarbeitet.
Deswegen sollte man auf die versteckten Zucker achten, denn sie sind unser eigentliches Problem.

Alternative Naturprodukte zum Süßen verdrängen den Industriezucker

Die Natur ist ein Wunder. Das zeigt sich auch beim Zucker, ohne den wir gar nicht leben könnten. In seinem natürlichen Umfeld, zum Beispiel im Obst, aber auch im Gemüse ist er für die Ernährung äußerst wichtig. Im Gegensatz zum Industriezucker nehmen wir mit Naturprodukten den Zucker im richtigen Verhältnis zur Menge und zusammen mit Vitaminen, Mineralien, Ballaststoffen und Spurenelementen auf.

Wer zukünftig mit dem Zucker sparsamer umgehen will, der hat viele Alternativen, die einen hohen, der Gesundheit nicht schadenden Süßwert und einen ebenso hohen Genußwert haben:

● Konfitüren oder Marmeladen, die nicht gekocht werden, was gleichbedeutend mit der Tatsache ist, daß Vitamine, Mineralien, Spurenelemente und vor allem Enzyme erhalten bleiben. Sie enthalten 40% weniger Kalorien und keinen Zucker, dafür um so mehr Früchte. Um die gleiche Süße zu bekommen wie zuckerhaltige Ware, müssen 5mal soviel Früchte verarbeitet werden. Dafür bekommt man aber den wahrhaftigen Fruchtgeschmack und ein tolles Aroma.

● Apfel- oder Birnendicksäfte enthalten nur fruchteigene Zuckerarten, Mineralien und Spurenelemente und werden wertschonend verarbeitet. Mit ihnen kann man alles süßen, insbesondere Getränke. 2 Teelöffel Dicksaft haben die Süßkraft von 1 Teelöffel Zucker.

● Isomalt heißt ein natürlicher Zuckerersatz, der – wie der Zucker selbst – aus der Zuckerrübe gewonnen wird. Er hat die gleiche Farbe, die gleiche Konsistenz, das gleiche Aussehen und eine Süße, die dem Industriezucker am nächsten kommt, aber nur 50% seiner Kalorienwerte. Isomalt ist frei von belastenden Elementen und deswegen auch von Diabetikern unter Anrechnung zu genießen. Achten Sie beim Kauf von zuckerfreier Ware auf diesen natürlichen Zuckerersatz.

● Honig, wenn er wabenrein, also naturbelassen und voll ausgereift ist. Er hat viele innere Werte, wobei hier die Enzyme besonders hervorgehoben werden müssen. Deswegen sollte man beim Kauf darauf achten, daß er zur besseren Haltbarmachung kaltgeschleudert und nicht erhitzt worden ist, weil dies das Aus für die Enzyme bedeuten würde. Honig wird vom Körper gut verwertet, hat aber einen hohen Kalorienwert und sollte deshalb nur in kleineren Mengen verzehrt werden.

Gegen die Verwendung von Süß- oder Zuckeraustauschstoffen gibt es grundsätzlich keine Bedenken. Nur sollte der gesunde, ernährungsbewußte Mensch auf natürliche Alternativen ausweichen, die wegen der natürlichen Begleitstoffe ideal sind.

KAPITEL 24

ÖFTER, ABER WENIGER ESSEN

Nicht nur in der Politik spricht man von der Wende, auch in der Ernährung kann sie ihre Bedeutung haben. Das Essen im 2-Stunden-Rhythmus bringt tatsächlich die große Wende für den Menschen, der auf seine Gesundheit und damit auch auf sein Gewicht achtet.
Einer der größten Ernährungsfehler ist die Tatsache, daß wir nur die drei klassischen Hauptmahlzeiten **Frühstück, Mittagessen, Abendessen** kennen. Wer nur dreimal am Tag ißt, riskiert einen starken Leistungsabfall, vermindertes Wohlbefinden, starkes Übergewicht, weil:

- der Zeitabstand zwischen diesen drei Hauptmahlzeiten zu groß ist;
- der Blutzuckerspiegel zwischen den drei Hauptmahlzeiten weit unter den Normalwert sinkt;
- das Absinken des Blutzuckerspiegels eine Verminderung unserer geistigen und körperlichen Leistungsfähigkeit bedeutet;
- das Absinken des Blutzuckerspiegels bedeutet aber auch ein drastisches Ansteigen des Hungergefühls, das fast zu einer Hungerpanik werden kann.

Abb. 99

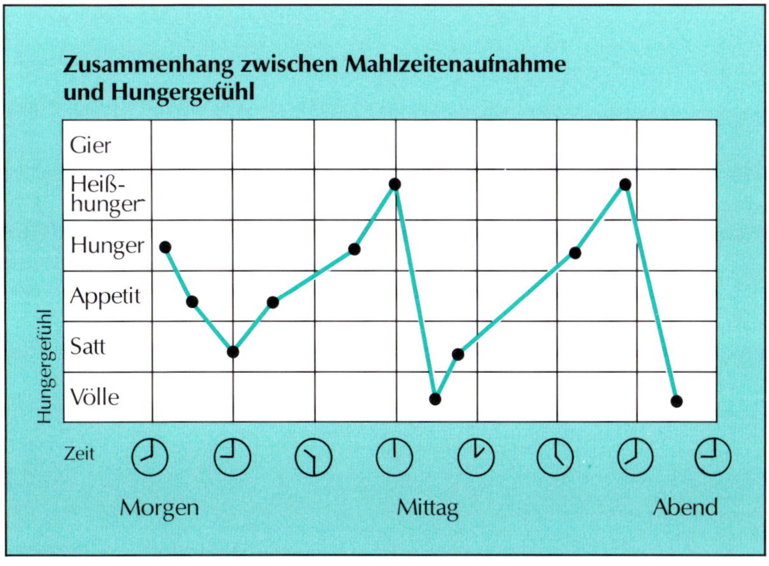

Ihre »Hungerkurve« mit nur den 3 klassischen Mahlzeiten: Frühstück, Mittag- und Abendessen.

Das hat wiederum zur Folge, daß man die Speisen nicht mehr mit Genuß ißt, sie nicht mehr langsam genießt.
Die Eßgeschwindigkeit wird verdoppelt, ja sogar verdrei- oder vervierfacht. Es wird nur noch hineingewürgt und hinuntergeschlungen. In diesem Augenblick verliert man die Kontrolle darüber,

- **was man ißt,**
- **wie man ißt,**
- **wieviel man ißt.**

Hier der Beweis: Wer im Zustand von Heißhunger seine Mahlzeiten hinunterschlingt, muß wissen, daß der Magen circa 20 volle Minuten braucht, um dem Gehirn Sättigung zu vermelden. Wer die Eßgewohnheit – wie vorerwähnt – beschleunigt, der wird in diesen 20 Minuten Mengen essen, die fraglos zu Übergewicht und Leistungsabfall führen müssen, denn das alte Sprichwort, daß ein voller Bauch nicht gerne studiert, gewinnt in diesem Fall an Bedeutung.

Abb. 100

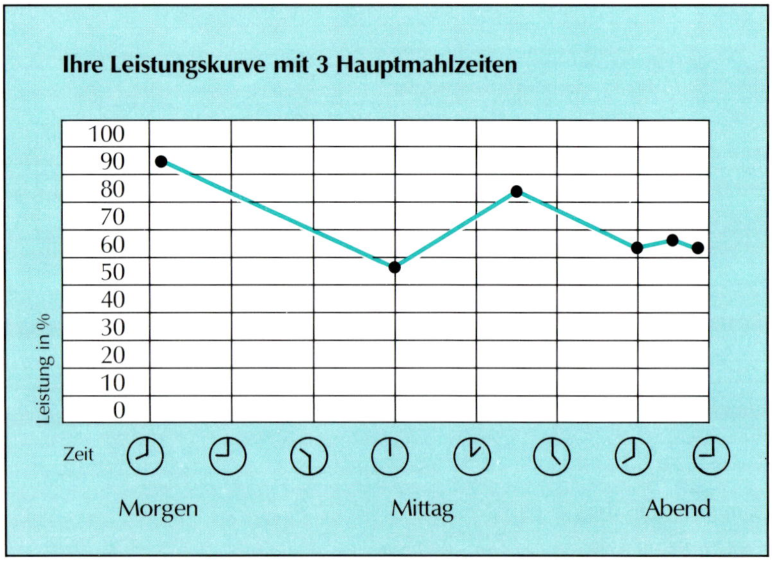

Die Übersicht zeigt das Absinken der Leistungskurve bei nur 3 Mahlzeiten am Tage.

Die Sättigung, die sich dann nach Ablauf der 20 Minuten einstellt, ist ein Völlegefühl, das uns nach Schlaf, starkem Kaffee oder Magenbitter sehnen läßt.

Kleine Zwischenmahlzeiten wirken Wunder

Der Teufelskreis geht weiter. Wer den Mittagstisch mit Völlegefühl verläßt, wird bis zum Abendessen, außer wahrscheinlich Kaffee, nichts zu sich nehmen, denn schließlich will man sich einen gesunden Appetit aufsparen.
Viele verstehen ein üppiges Abendessen auch als Belohnung für einen harten Arbeitstag. Man will es im Kreise der Familie genießen, wogegen es im Prinzip nichts einzuwenden gäbe.

Nur, wer mit Heißhunger das Abendessen einnimmt, der wird wieder mit einem Völlegefühl den Tisch verlassen, was mittelfristig zu Einschlafstörungen und langfristig zu Durchschlafstörungen führen kann. Ganz abgesehen davon, daß jede Mahlzeit, die mit Heißhunger verschlungen wird, ein rechenbarer Beitrag zum Übergewicht ist und den Magen und Darm belastet, weil bei einer erhöhten Eßgeschwindigkeit kaum mehr gekaut und/oder eingespeichelt wird.
Man kann es besser machen. Kleine Zwischenmahlzeiten zwischen den Hauptmahlzeiten wirken Wunder, weil sie die Gewähr dafür sind,

- daß der Blutzuckerspiegel nicht zu stark absinkt;
- daß man immer leicht und gleichbleibend gesättigt ist, der gefürchtete Heißhunger erst gar nicht aufkommt;

Abb. 101

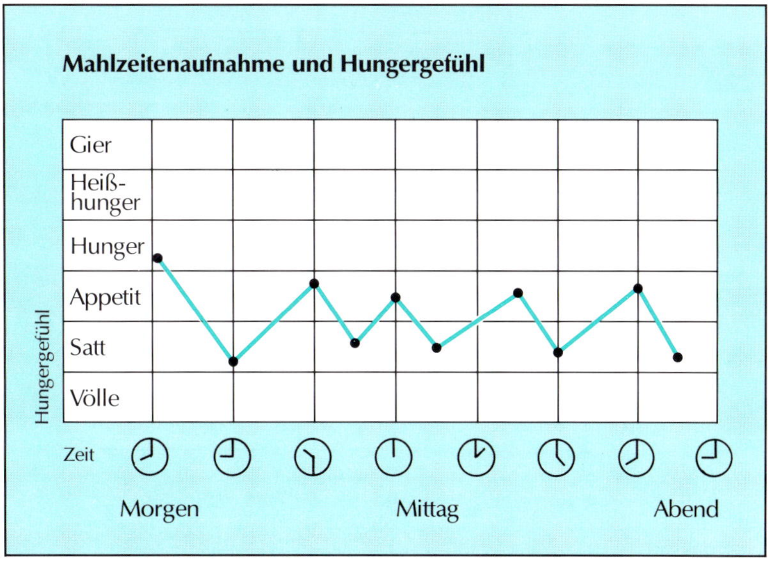

Ihre »Hungerkurve« mit mindestens 6 kleinen Mahlzeiten über den Tag verteilt.

- daß man langsamer ißt, besser kaut und ausreichend einspeichelt;
- daß man sich wohlfühlt, daß man leistungsfähig bleibt.

Außerdem bringen viele kleine Zwischenmahlzeiten Abwechslung in unsere täglichen »Magenfahrpläne« und sorgen für eine ausgewogene und richtige Nährstoffdisposition.
Unter einer Zwischenmahlzeit versteht man viele, leckere Kleinigkeiten, die man ohne große Mühen auch am Arbeitsplatz verfügbar hat und die man in den Pausen ohne großen Aufwand verzehren kann. Ganz wesentlich werden Zwischenmahlzeiten für den berufstätigen Menschen, der auf die nicht immer qualitativ hochstehende Gemeinschaftsverpflegung in den Betriebskantinen und die Außer-Haus-Verpflegung ganz allgemein angewiesen ist.

Wichtig: Mit seinen Zwischenmahlzeiten kann er dem Körper die Nährstoffe zuführen, die in den Speisen der Massenverpfleger selten oder so gut wie gar nicht enthalten sind.
Dies gilt in erster Linie für alle lebenswichtigen Vitamine, Mineral- und Ballaststoffe.

Zwischenmahlzeiten ißt man mit der Uhr

Der ideale Rhythmus zur Nahrungsaufnahme ist der 2-Stunden-Takt, weil man damit seinen Körper in einem optimalen Leistungszustand hält, der auch ein starkes, persönliches Wohlbefinden, ein Erfolgsgefühl vermittelt.

Abb. 102

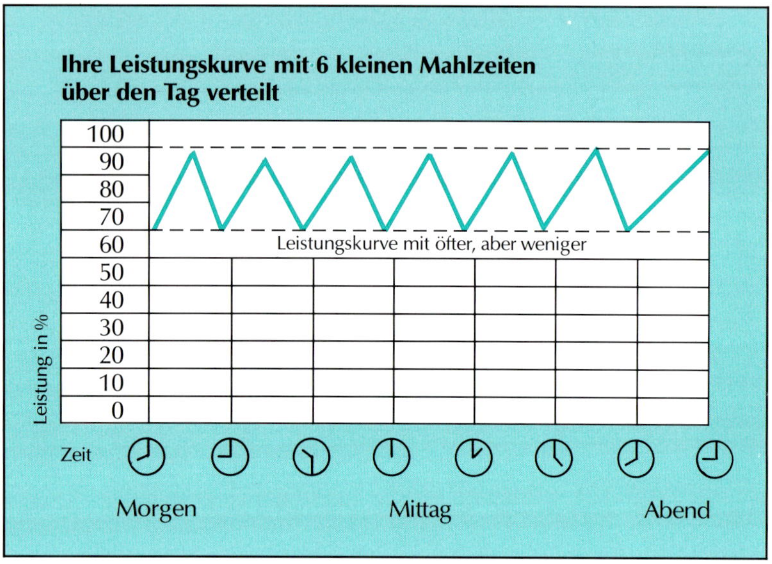

Im Vergleich zu nur 3 Mahlzeiten am Tag ist ersichtlich, daß schon eine andere Verteilung der Nahrung die Leistungskurve verändert.

Deswegen sollte man sich angewöhnen, die drei Hauptmahlzeiten und vor allem die Zwischenmahlzeiten – soweit wie überhaupt möglich – immer zur gleichen Zeit des Tages einzunehmen.
Auch wenn man es nicht wahrhaben will: Es ist machbar! Und nur so gelingt die dauerhafte und einzig sinnvolle Umstellung Ihres Ernährungsverhalten, erreichen Sie Ihr **Wohlfühlgewicht** für immer.

Zwischenmahlzeiten wählt man mit Bedacht aus

Eine Zwischenmahlzeit, also die kleine Mahlzeit zwischen den Hauptmahlzeiten, sollte minimal 100 Kalorien und maximal 200 Kalorien an Nährwert haben. Was darunter liegt, erfüllt nicht die zugedachte Aufgabe. Was darüber liegt, kommt einer Hauptmahlzeit zu nahe.
Es empfiehlt sich, einen richtigen Zwischenmahlzeitenplan auszuarbeiten beziehungsweise ein Zwischenmahlzeitenprogramm zusammenzustellen, das nur Dinge enthält, die man gerne ißt, die man problemlos herstellen und transportieren kann, die den Kriterien einer zeitgemäßen, gesunden Ernährungsweise entsprechen.

Mit dem Lebensmittel-Qualitäts-Index und der Leitzahl 1 haben Sie eine große Auswahl von richtigen Zwischenmahlzeiten

Das ist der große Vorteil des LQI: Sie können jetzt in der **Leitzahl 1** alle Lebensmittel als Zwischenmahlzeiten disponieren, die in den Rubriken mit 1 oder 2 Richtpunkten ausgewiesen sind. Sie können aber auch in die Rubriken mit 3 oder 4 Richtpunkten gehen und dann die Portionierung halbieren. Wichtig ist nur, daß Sie die Zwischenmahlzeiten in Ihrer Tages-Kalorien-Planung berücksichtigen.

Abb. 103

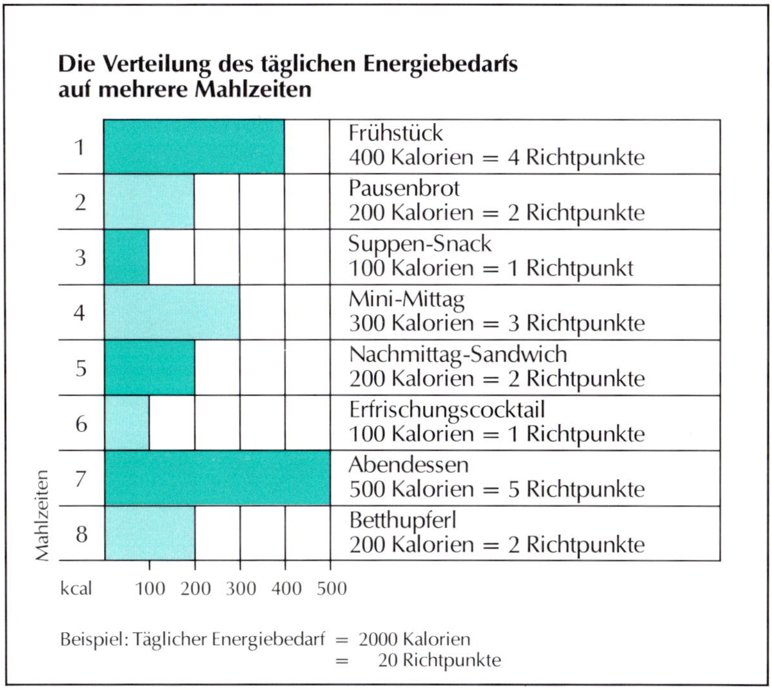

Beispiel für die Verteilung von 2000 Kalorien auf mehrere Mahl zeiten.

KAPITEL
25

Die aktive Gesundheitsvorsorge hat zwei Höhepunkte: Check-up und Nutri-Check

Neben viel Zündstoff und Ärger hat die Kostendämpfung im Gesundheitswesen etwas sehr Positives gebracht: den Check-up, den jeder Erwachsene ab dem 35. Lebensjahr alle 2 Jahre auf Kosten der Krankenkassen bei seinem Arzt machen lassen kann.

Es gibt leider zu viele auffällige Befunde

Die Auswertungen der ersten Check-up-Jahre haben deutlich gemacht, wie notwendig die Einführung dieser Vorsorgeuntersuchung war, denn bei 78% aller Untersuchten zeigte sich ein auffälliger Befund.
Nicht, daß die Betroffenen jetzt gleich Kranke wären. Nein, das nicht. Aber man kann sich abzeichnenden Krankheitssymptomen wirksam und ohne Einschränkung der Lebensqualität entgegenwirken. So wird in vielen Fällen ganz sicher vermieden, daß es einmal achselzuckend heißt: Leider zu spät.

Dieser Check-up wird viele Menschenleben retten

Bei allen auffälligen Befunden hat sich herausgestellt, daß in jedem zweiten Fall eine Umstellung der Ernährung die wichtigste Therapiemaßnahme war, was wiederum bestätigt, daß ein Großteil aller Krankheiten direkt oder indirekt ernährungsbedingt ist.

Wer frühzeitig seine Ernährung umstellt, muß es zum einen nicht so drastisch machen, und zum anderen kann er ein sich abzeichnendes Gesundheitsproblem ohne Tabletten mit all ihren Nebenwirkungen und ohne den Operationstisch beziehungsweise die Intensivstation lösen.

Eine genaue, individuelle Ernährungsberatung ist nur über Ihre Blutwerte möglich

Trotz **Lebensmittel-Qualitäts-Index** und **Leitzahlen** ist eine optimale und perfekte Ernährungsanalyse mit folgender gezielter Beratung nur über Ihre genauen Blutwerte möglich, die im Rahmen des Check-up von Ihrem Arzt gemacht werden.

Abb. 104

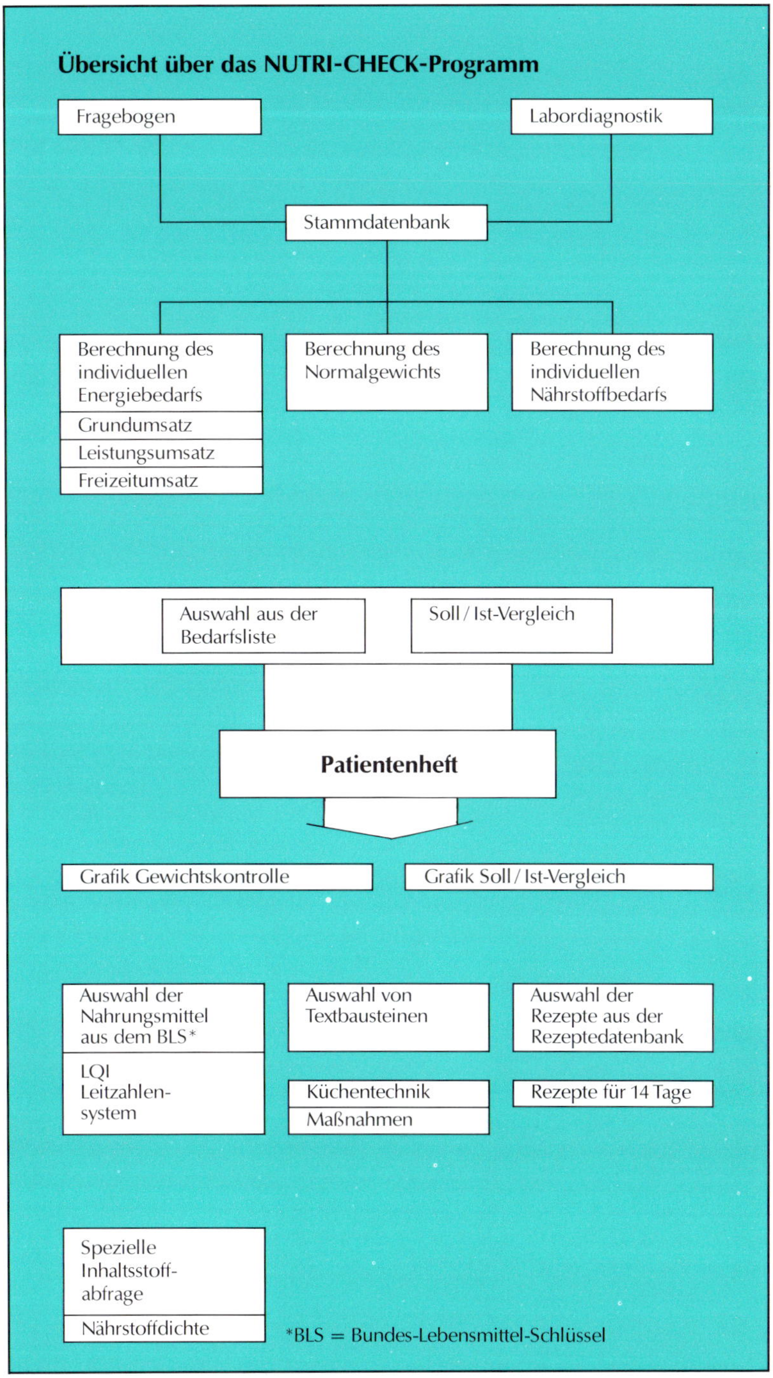

So läuft der Check-up: Aus den Fragebogendaten, Ihren Laborwerten und der ärztlichen Untersuchung erstellt der Computer ein individuelles Ernährungsprogramm für Sie.

Wenn man über die sechs wichtigsten Blutwerte
- Gesamtcholesterin,
- HDL,
- LDL,
- Triglyceride,
- Blutzucker,
- Harnsäure,

nicht Bescheid weiß, dann tappen Sie buchstäblich im Dunklen. Nicht, daß man sich nicht einigermaßen richtig und genau ernähren könnte. Dieses Buch hilft Ihnen dabei ganz bestimmt. Aber wenn Sie es wirklich wissen, Krankheiten vermeiden wollen, hohe Ansprüche an Ihre Leistung und an Ihr weiteres Leben stellen, dann sollten Sie entweder über den deutschen Vorsorge-Check-up oder, wenn Sie aus Sicht der Krankenversicherung dazu nicht berechtigt sind, freiwillig die Blutwerte für die perfekte Ernährungsanalyse bestimmen lassen.

Der Check-up ist die Basis für eine individuelle, auf Sie zugeschnittene Ernährungsberatung, die dieses Buch in idealer Weise ergänzt

Sicherlich ist Ihnen am Schluß des Buches schon der Fragebogen aufgefallen. Dieser Fragebogen ist wichtig, wenn Sie den Nutri-Check machen wollen, den Sie nur mit Hilfe des Arztes machen können. Ein Teil des Fragebogens kann aber von Ihnen ausgefüllt werden, denn es wird unter anderem abgefragt, was Sie gerne und was Sie weniger gerne essen. Was nützt denn die beste Ernährungsberatung, wenn sie voller Produkte ist, die Sie überhaupt nicht mögen.
Die Auswertung der Blutwerte, Ihrer persönlichen Daten und ihrer Lebensmittelwünsche sieht dann so aus:
1. Risikoprofil nach Soll- und Istzustand.
2. Berechnung Ihres persönlichen Tagesenergiebedarfes.
3. Festlegung der Mahlzeitenfolge nach Kalorien und Uhrzeiten.
4. Auflistung aller Lebensmittel, die für Ihren aktuellen Zustand besonders, weniger oder gar nicht zu empfehlen sind.
5. Aufbau eines 14-Tage-Ernährungsplanes unter Berücksichtigung Ihrer beruflichen Situation.
6. Ausdruck von praktikablen, nachvollziehbaren Kochrezepten, die auf Ihren Ernährungszustand hin entwickelt werden.
7. Flankierende Empfehlungen, wie Kochmethodik, Nahrungsergänzung oder gezielte Bewegungstherapie.

Das Ganze ist zunächst präventiv ausgerichtet, das heißt, auf den gesunden Menschen, der sich einfach über Nutri-Check seine Ernährungsversicherung holen will.
Wenn aber Ihre Blutwerte es erforderlich machen, bekommen Sie eine Ernährungsberatung, die auf die aufgetauchten Abweichungen von den Normalwerten hin ausgerichtet ist. Zum Beispiel eine blutdruck- oder cholesterinsenkende Ernährung oder eine Diabetiker- oder die Immunkraft verbessernde Aufbaukost oder eine ballaststoffoptimierte Ernährungsform, die hilft, bestehende Darmprobleme zu lösen.

Aber auch Sportler, egal ob Kraft-, Schnellkraft- oder Ausdauersportler, können über Nutri-Check ihre individuelle, leistungsteigernde Ernährungsform entwickeln lassen.
Das Gleiche gilt für Schwangere, Kinder und in besonderem Maße auch für die etwas älteren Herrschaften, deren Ernährung sich von der eines normalen Erwachsenen doch recht deutlich unterscheidet.

Auch wenn Sie im Ausland leben, können Sie Nutri-Check nutzen

Egal, in welchem Land Sie leben: Sie gehen zu Ihrem Arzt und lassen Ihre Blutwerte bestimmen, füllen zusammen mit ihm den Fragebogen aus, den der Arzt mit Ihrer anonymen Patientennummer an die auf dem Fragebogen ausgedruckte Adresse schickt. Innerhalb einer Woche bekommt er dann die Auswertung zurück.
Fragebogen, versehen mit Ihrer Anschrift, an die auf dem Fragebogen ausgedruckte Adresse schicken, wobei die ebenfalls auf dem Fragebogen ausgedruckten Kosten vorab zu entrichten sind. Auch Sie erhalten die Auswertung, die genau auf Sie zugeschnitten ist, innerhalb einer Woche zurück.

Abb. 105

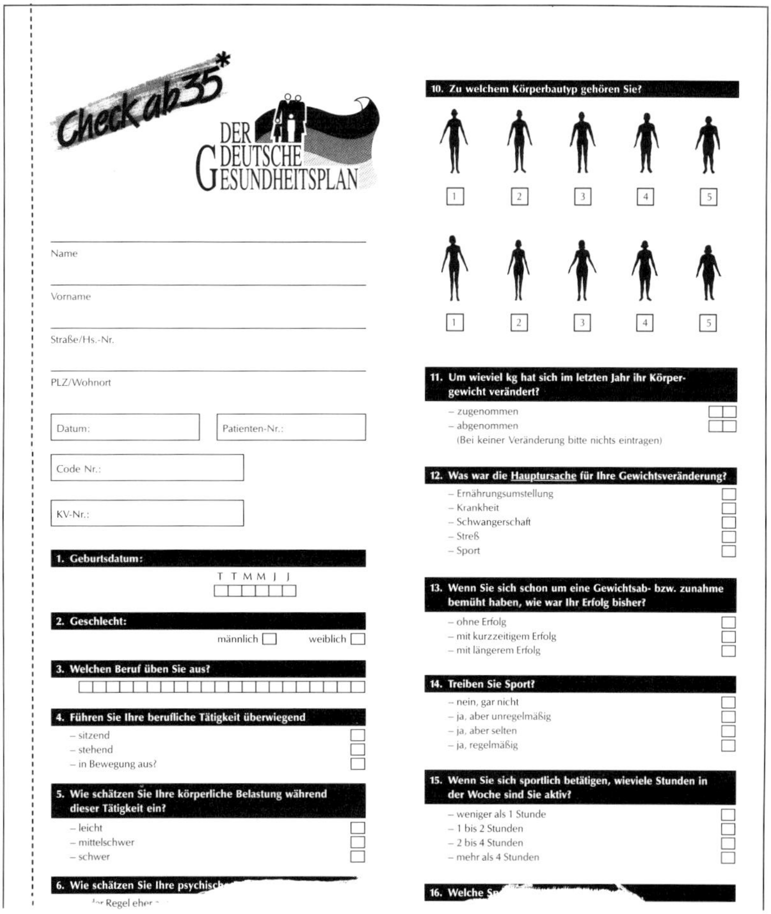
Check ab 35*
DER DEUTSCHE GESUNDHEITSPLAN

Name

Vorname

Straße/Hs.-Nr.

PLZ/Wohnort

Datum: | Patienten-Nr.:

Code Nr.:

KV-Nr.:

1. Geburtsdatum:
T T M M J J

2. Geschlecht:
männlich ☐ weiblich ☐

3. Welchen Beruf üben Sie aus?

4. Führen Sie Ihre berufliche Tätigkeit überwiegend
- sitzend ☐
- stehend ☐
- in Bewegung aus? ☐

5. Wie schätzen Sie Ihre körperliche Belastung während dieser Tätigkeit ein?
- leicht ☐
- mittelschwer ☐
- schwer ☐

6. Wie schätzen Sie Ihre psychisch
...er Regel eher ...

10. Zu welchem Körperbautyp gehören Sie?
1 2 3 4 5
1 2 3 4 5

11. Um wieviel kg hat sich im letzten Jahr Ihr Körpergewicht verändert?
- zugenommen ☐☐
- abgenommen ☐☐
(Bei keiner Veränderung bitte nichts eintragen)

12. Was war die Hauptursache für Ihre Gewichtsveränderung?
- Ernährungsumstellung ☐
- Krankheit ☐
- Schwangerschaft ☐
- Streß ☐
- Sport ☐

13. Wenn Sie sich schon um eine Gewichtsab- bzw. zunahme bemüht haben, wie war Ihr Erfolg bisher?
- ohne Erfolg ☐
- mit kurzzeitigem Erfolg ☐
- mit längerem Erfolg ☐

14. Treiben Sie Sport?
- nein, gar nicht ☐
- ja, aber unregelmäßig ☐
- ja, aber selten ☐
- ja, regelmäßig ☐

15. Wenn Sie sich sportlich betätigen, wieviele Stunden in der Woche sind Sie aktiv?
- weniger als 1 Stunde ☐
- 1 bis 2 Stunden ☐
- 2 bis 4 Stunden ☐
- mehr als 4 Stunden ☐

16. Welche Sp

Den vollständigen Fragebogen finden Sie am Ende des Buches. Füllen Sie diesen Fragebogen aus, bringen Sie ihn zum Arzt mit. Er wird die fehlenden Daten ergänzen. Oder schicken Sie ihn zum Rechenzentrum.

Sie können aber, nachdem Sie Ihre Blutwerte haben, diese selbst eintragen und den Fragebogen, versehen mit Ihrer Anschrift, an die auf dem Fragebogen ausgedruckte Adresse schicken, wobei die ebenfalls auf dem Fragebogen ausgedruckten Kosten vorab zu entrichten sind. Auch Sie erhalten die Auswertung, die genau auf Sie zugeschnitten ist, innerhalb einer Woche zurück.
Falls Sie noch zusätzliche Fragebögen benötigen, können Sie diese über die folgende Adresse abfordern:

Deutscher Gesundheitsplan e.V.
August-Schanz-Str. 21
W-6000 Frankfurt/Main 50

medis Medizin Datenbanken GmbH
Rechenzentrum
Max-von-Eyth-Straße 4
W-8910 Landsberg

Abb. 106

Leitzahl 4

Indikation für individuelle Ernährungsformen

Richtpunkte	je nach Indikation
1	Natrium
2	
3	Cholesterin
4	Broteinheiten (BE)
5	Purine
6	spezielle Vitamine
7	
8	spezielle Mineralstoffe
9	

In der Leitzahl 4 werden bestimmte Inhaltsstoffe einzeln bewertet.

Die Richtpunkte sollen für Sie eine Hilfe sein, Qualität und Inhaltsstoffe unserer wichtigsten Lebensmittel schnell zu erkennen. Sie sollen Ihnen aber auch aufzeigen, worauf Sie achten müssen, wenn bereits ein Stoffwechselproblem vorliegt.

Die **Leitzahl 4** ist dabei die wichtigste Hilfe. Sie zeigt Ihnen folgendes an:

- Bei den einzelnen Vitaminen und Mineralstoffen in der Skala von 1–8 den Gehalt an einem bestimmten Vitamin oder Mineralstoff. Das ist insbesondere wichtig, wenn ein erhöhter Bedarf an einem bestimmten Vitamin gegeben ist oder wenn Nahrungsergänzung angezeigt ist. Je höher die Richtpunkte, desto größer der Anteil im Lebensmittel.
- Bei Cholesterin, Purin und Natrium verläuft es genau umgekehrt. Hier sollen die Richtpunkte in der Leitzahl 4 vor einem zu hohen Anteil dieser Stoffe in den Lebensmitteln warnen. Je weniger Richtpunkte ein Lebensmittel hat, desto besser für Ihre Gesundheit.
- Wenn Sie Diabetiker sind, hat Ihnen der Arzt bei der Einstellung sicher vorgegeben, wieviele Broteinheiten (BE) Sie täglich zu sich nehmen dürfen. Deswegen finden Sie zur besseren Orientierung in der Leitzahl 4 auch die BE-Werte. Das macht Ihnen die Beurteilung einfacher.

Wo genau Ihre Grenzwerte liegen, das sagt Ihnen am besten Ihr Hausarzt. Dabei kann der Check-up oder die computergesteuerte Ernährungsberatung Nutri-Check aus der Arztpraxis genauen Aufschluß geben.

Abb. 107

Durchschnittliche Richtpunktangaben zu einigen Inhaltsstoffen		
... arm bedeutet	**pro Tag Richtpunkte**	**pro Woche Richtpunkte**
Bei erhöhtem Blutdruck Natrium senken	5	25
Bei hohem Cholesterinspiegel Cholesterin reduzieren	9	27
Bei erhöhter Harnsäure Purinaufnahme einschränken	5	60
Bei Diabetis mellitus Arzt nach Broteinheiten (BE) fragen		

Natriumarm essen, das heißt: Man beschränkt die Natriumaufnahme auf 5 Richtpunkte pro Tag.

ANHANG

TABELLARIUM MIT LEITZAHLENSYSTEM

Grundlage dieses Tabellenwerkes ist der Bundeslebensmittelschlüssel (BLS). Auftretende Ungenauigkeiten in den Werten sind auf die Analysemethoden der verschiedenen Institute, die die Lebensmitteldaten untersucht haben, zurückzuführen.

Lebensmittel	Portion/Menge in g	Leitzahl 1	Fett-Kalorien	Leitzahl 2	Leitzahl 3	Ballaststoffe/g	Leitzahl 4 Cholesterin	Purine	Natrium	BE
Getreide und Getreideprodukte										
Buchweizen Grütze	40	1	16	1	4	1,2	0	2	0	
	100	4	40	3	4	3,0	0	5	0	6,1
Buchweizen Korn	40	1	16	1	4	1,6	0	2	0	
	100	4	40	3	4	4,0	0	5	0	5,9
Buchweizen Vollkornmehl	40	1	16	2	4	2,0	0	2	0	
	100	4	40	4	6	5,0	0	5	0	5,5
Cornflakes mit Zucker/Hon.	25	1	11	0	0	0,5	0	0	1	
	100	4	43	2	2	2,0	0	2	4	7,1
Gerste Graupen	40	1	15	1	2	2,8	0	1	0	
	100	4	39	3	4	7,0	0	2	0	5,8
Gerste	40	1	15	1	4	4,4	0	2	0	
	100	3	37	4	4	11,0	0	5	0	5,2
Grünkern Mehl	40	1	15	1	4	2,4	0	1	0	
	100	4	39	3	4	6,0	0	2	0	5,7
Grünkern	60	2	22	2	4	5,4	0	3	0	
	100	3	38	4	4	9,0	0	5	0	5,2
Hafer	60	2	26	3	4	4,0	0	4	0	
	100	4	43	5	6	6,7	0	8	0	5,0
Hafer Flocken	60	2	26	3	4	4,0	0	4	0	
	100	4	43	5	6	6,7	0	8	0	5,0
Hirse	60	2	24	2	4	4,2	0	2	0	
	100	4	40	4	6	7,0	0	3	0	5,5
Mais	60	2	23	2	4	5,5	0	1	0	
	100	4	39	3	4	9,2	0	2	0	5,3
Mais Grieß	40	1	16	1	4	2,0	0	0	0	
	100	4	41	3	6	5,0	0	1	0	6,2
Mais Stärke	20	1	8	0	0	0,3	0	0	0	
	100	4	40	0	0	1,7	0	0	0	7,1
Reis	60	2	24	1	0	0,8	0	3	0	
	100	4	41	2	4	1,4	0	5	0	6,5
Roggen	60	2	21	2	4	8,4	0	2	0	
	100	3	35	3	4	14,0	0	4	0	5,0
Roggen Flocken	60	2	21	2	4	7,8	0	1	0	
	100	3	35	3	4	13,0	0	2	0	5,0

Lebensmittel	Portion/Menge in g	Leitzahl 1	Fett-Kalorien	Leitzahl 2	Leitzahl 3	Ballaststoffe/g	Cholesterin	Purine	Natrium	BE
						Leitzahl 4				
Roggen Keim	40	2	17	6	5	3,2	0	4	0	
	100	4	43	14	7	8,0	0	10	0	1,8
Roggen Mehl Type 815	40	1	14	1	0	4,5	0	1	0	
	100	3	35	2	2	11,3	0	3	0	5,4
Roggen Mehl Type 997	40	1	14	1	0	4,3	0	1	0	
	100	3	35	2	4	10,8	0	3	0	5,4
Roggen Mehl Type 1150	40	1	15	1	0	5,3	0	1	0	
	100	3	36	3	4	13,3	0	3	0	5,4
Roggen Mehl Type 1740	40	1	13	1	2	6,2	0	1	0	
	100	3	33	3	4	15,7	0	3	0	4,8
Roggen Vollkornmehl	40	1	13	1	2	6,2	0	1	0	
	100	3	33	3	4	15,7	0	3	0	4,8
Weizen	60	2	22	2	4	6,6	0	3	0	
	100	3	36	4	5	11,0	0	5	0	5,0
Weizen Vollkornmehl Type 1700	40	1	7	1	0	1,4	0	1	0	
	100	2	19	2	4	3,5	0	2	0	2,5
Weizen Feinmehl Type 550	40	1	16	1	0	1,0	0	0	0	
	100	4	40	4	4	2,4	0	2	0	5,9
Weizen Feinmehl Type 405	40	1	16	1	0	0,8	0	0	0	
	100	4	40	4	2	2,2	0	1	0	6,0
Weizen Grieß	40	1	16	1	0	1,2	0	1	0	
	100	4	40	3	4	3,0	0	2	0	6,0
Weizen Keim	40	1	16	4	6	4,4	0	4	0	
	100	4	41	9	8	11,0	0	10	0	3,2
Weizen Kleie	40	1	9	2	6	17,2	0	2	0	
	100	2	22	5	8	43	0	6	0	1,7
Weizen Mehl Type 1050	40	1	16	2	2	1,6	0	1	0	
	100	4	39	4	4	4,2	0	2	0	5,4
Weizen Stärke	40	1	16	0	0	0,4	0	0	0	
	100	4	40	0	0	1,2	0	0	0	7,1
Brot und Brötchen										
Brötchen	45	1	13	1	0	0,8	0	0	0	
	100	3	29	3	2	1,8	0	1	2	2,4
Fladenbrote	45	1	13	1	0	0,7	0	0	1	
	100	3	29	3	2	1,6	0	0	2	4,4

Lebensmittel	Portion/Menge in g	Leitzahl 1	Fett-Kalorien	Leitzahl 2	Leitzahl 3	Ballaststoffe/g	Cholesterin	Purine	Natrium	BE
Knäckebrot leicht & cross	45	1	13	1	0	0,8	0	0	0	
	100	3	29	3	2	1,8	0	1	2	4,3
Knäckebrot	20	1	7	1	0	3,3	0	0	0	
	100	3	35	4	4	16,8	0	4	4	4,9
Paniermehl	20	1	8	1	0	0,6	0	0	0	
	100	4	42	4	4	3,4	0	2	3	6,9
Pumpernickel	45	1	9	1	0	4,1	0	1	1	
	100	2	21	2	3	9,2	0	2	2	2,9
Simonsbrot	45	1	10	1	1	3,4	0	1	1	
	100	2	24	3	4	7,7	0	3	3	3,2
Steinmetzbrot	45	1	10	1	1	3,4	0	1	1	
	100	2	24	3	4	7,6	0	3	3	3,3
Vollkornbrot-Weizenmischbrot	50	1	12	1	2	4,0	0	1	1	
	100	2	25	3	4	8,1	0	3	2	3,5
Vollkornbrot-Roggen/Weizen	50	1	11	1	0	3,7	0	1	1	
	100	2	22	2	4	7,5	0	2	2	3,0
Vollkornbrot-Roggenschrot	50	1	10	1	0	4,4	0	1	1	
	100	2	21	2	3	9,0	0	2	2	2,9
Weißbrot-Toastbrot	30	1	9	1	0	0,7	0	0	0	
	100	3	30	3	4	2,3	0	2	2	4,3
Weißbrot-Weizenbrot	30	1	9	1	0	0,5	0	0	0	
	100	3	29	3	2	1,9	0	1	2	4,3
Weißbrot-Mehrkornbrot	30	1	7	1	0	3,0	0	0	0	
	100	2	25	3	4	10,1	0	3	2	3,5
Teigwaren und Eier										
Eierteigwaren Spaghetti	60	2	26	3	2	1,8	2	2	0	
	100	4	45	4	4	3,0	4	3	0	6,6
Eierteigwaren Makkaroni	60	2	25	3	2	1,2	2	2	0	
	100	4	43	4	4	2,0	4	3	0	6,1
Eierteigwaren	60	2	24	3	2	2,0	2	2	0	
	100	4	41	4	4	3,4	4	3	0	5,5
Hühnerei Eigelb	60	2	25	3	6	0,0	37	0	0	
	100	4	41	5	8	0,0	63	1	0	0,0
Hühnerei Eiweiß	60	0	3	2	2	0,0	0	0	0	
	100	0	5	3	4	0,0	0	0	0	0,0

Leitzahl 4: Cholesterin, Purine, Natrium, BE

							Leitzahl 4			
Lebensmittel	**Portion/Menge in g**	**Leitzahl 1**	**Fett-Kalorien**	**Leitzahl 2**	**Leitzahl 3**	**Ballaststoffe/g**	**Cholesterin**	**Purine**	**Natrium**	**BE**
Hühnerei ganz	60	1	10	2	4	0,0	10	0	0	
	100	1	16	4	4	0,0	17	0	0	0,0
Vollkornteigwaren	60	2	23	3	4	5,3	2	3	1	
	100	3	38	4	4	8,8	3	5	1	4,9
Gemüse und -zubereitungen										
Artischocke gegart	200	1	11	2	4	8,0	0	4	0	
	100	1	6	1	0	4,0	0	2	0	0,8
Aubergine firsch gegart	150	0	3	1	0	2,1	0	1	0	
	100	0	2	0	0	1,4	0	0	0	0,3
Blumenkohl frisch	150	0	3	1	8	3,9	0	2	0	
	100	0	2	1	6	2,6	0	1	0	0,2
Blumenkohl gegart	150	0	3	1	6	3,9	0	2	0	
	100	0	2	1	4	2,6	0	1	0	0,2
Bohnen grün frisch	150	0	5	1	6	4,8	0	2	0	
	100	0	3	1	4	3,2	0	1	0	0,3
Bohnen grün gegart	150	0	5	1	4	4,8	0	2	0	
	100	0	2	1	2	3,2	0	1	0	0,3
Bohnen grün Konserve gegart	150	0	3	1	2	3,1	0	1	3	
	100	0	2	1	0	2,1	0	0	2	0,3
Broccoli frisch	150	0	4	2	8	5,2	0	2	0	
	100	0	3	1	8	3,5	0	1	0	0,2
Brunnenkresse	150	0	2	1	8	3,7	0	1	0	
	100	0	2	1	6	2,5	0	1	0	0,8
Chicoree	50	0	1	0	2	0,7	0	0	0	
	100	0	1	0	4	1,5	0	0	0	0,4
Chinakohl frisch	150	0	2	1	6	2,5	0	1	0	
	100	0	1	0	4	1,7	0	1	0	0,4
Endivien frisch	50	0	1	0	2	0,8	0	0	0	
	100	0	1	0	4	1,7	0	0	0	0,4
Erbsen grün frisch	150	1	14	3	6	6,4	0	5	0	
	100	1	10	2	4	4,3	0	3	0	0,7
Erbsen grün Konserve gegart	150	1	10	2	4	4,2	0	3	3	
	100	1	6	1	4	2,8	0	2	2	0,7

Lebensmittel	Portion/Menge in g	Leitzahl 1	Fett-Kalorien	Leitzahl 2	Leitzahl 3	Ballaststoffe/g	Leitzahl 4 Cholesterin	Purine	Natrium	BE
Feldsalat frisch	50	0	1	0	4	0,6	0	0	0	
	100	0	1	1	6	1,2	0	0	0	0,3
Fenchel	200	1	6	2	8	6,0	0	1	0	
	100	0	3	1	8	3,0	0	0	0	0,3
Gewürzgurken Sauerkons.	50	0	0	0	0	0,1	0	0	0	
	100	0	1	0	0	0,2	0	0	1	0,4
Grünkohl frisch gegart	150	0	5	2	8	6,3	0	1	0	
	100	0	3	1	6	4,2	0	1	0	0,4
Knollensellerie frisch	150	0	4	1	4	6,3	0	1	0	
	100	0	2	1	4	4,2	0	1	0	0,3
Kohlrabi frisch	150	0	4	1	8	2,1	0	1	0	
	100	0	3	1	6	1,4	0	1	0	0,3
Kohlrabi gegart	150	0	4	1	6	2,1	0	1	0	
	100	0	3	1	4	1,4	0	1	0	0,3
Kohlrübe gegart	150	0	4	1	4	4,0	0	1	0	
	100	0	3	0	2	2,7	0	0	0	0,4
Kohlrübe frisch	150	0	4	1	6	4,0	0	1	0	
	100	0	3	0	6	2,7	0	0	0	0,4
Kopfsalat frisch	50	0	1	0	2	0,7	0	0	0	
	100	0	1	0	4	1,5	0	0	0	0,0
Kresse (Gartenkresse)	150	0	4	2	8	5,2	0	1	0	
	100	0	3	1	6	3,5	0	1	0	0,0
Kürbis (Pumpkin) frisch	150	0	3	1	6	0,7	0	0	0	
	100	0	2	0	4	0,5	0	0	0	0,1
Löwenzahn frisch	150	1	7	1	8	4,5	0	3	0	
	100	0	5	1	8	3,0	0	2	0	0,5
Mangold	150	0	4	1	8	2,7	0	3	0	
	100	0	3	1	6	1,8	0	2	0	0,2
Meerrettich	150	1	10	2	8	12,4	0	1	0	
	100	1	7	1	8	8,3	0	0	0	0,8
Mohrrübe frisch ganz	150	1	4	0	8	4,2	0	0	0	
	100	0	2	0	8	2,8	0	0	0	0,3
Paprikaschoten frisch	150	0	3	1	0	3,0	0	0	0	
	100	0	2	0	0	2,0	0	0	0	0,3
Petersilienblatt	150	0	4	2	8	6,3	0	4	0	
	100	0	3	1	8	4,2	0	2	0	0,1

Lebensmittel	Portion/Menge in g	Leitzahl 1	Fett-Kalorien	Leitzahl 2	Leitzahl 3	Ballaststoffe/g	Leitzahl 4: Cholesterin	Leitzahl 4: Purine	Leitzahl 4: Natrium	Leitzahl 4: BE
Pickles süß milchsauer	200	0	0	0	0	0,1	0	0	4	
	100	0	0	0	0	0,0	0	0	2	0,0
Porree frisch	150	0	4	1	6	5,2	0	1	0	
	100	0	3	1	4	3,5	0	1	0	0,3
Portulak frisch	150	0	3	1	5	3,0	0	1	0	
	100	0	2	1	5	2,0	0	1	0	0,2
Radieschen frisch	150	0	3	1	6	1,9	0	0	0	
	100	0	2	0	4	1,3	0	0	0	0,2
Radieschen »Weiße Eiszapfen«	150	0	2	1	6	1,0	0	0	0	
	100	0	1	0	4	0,7	0	0	0	0,2
Rettich	150	0	2	1	6	1,7	0	0	0	
	100	0	1	0	4	1,1	0	0	0	0,1
Rosenkohl frisch	150	1	6	2	8	6,6	0	3	0	
	100	0	4	2	8	4,4	0	2	0	0,3
Rote Rübe frisch gegart	150	1	6	1	0	5,2	0	1	0	
	100	0	4	1	0	3,5	0	0	0	0,3
Rote Rübe Gemüsesaft	200	0	5	1	1	4,3	0	0	3	
	100	0	2	0	0	2,1	0	0	1	0,4
Rote Rübe frisch	150	1	6	1	2	5,2	0	1	0	
	100	0	4	1	2	3,5	0	0	0	0,6
Rotkohl frisch	150	0	4	1	8	3,7	0	2	0	
	100	0	2	1	6	2,5	0	1	0	0,3
Salz-Dill-Gurke milchsauer	200	0	1	0	2	0,8	0	0	8	
	100	0	1	0	0	0,4	0	0	4	0,0
Sauerampfer	150	0	3	1	8	4,8	0	2	0	
	100	0	2	1	8	3,2	0	1	0	0,1
Sauerkraut	150	0	3	1	4	3,3	0	1	3	
	100	0	2	1	4	2,2	0	0	2	0,0
Schnittlauch	5	0	0	0	0	0,3	0	0	0	
	100	0	3	1	6	6,3	0	0	0	0,0
Schwarzwurzel frisch	150	1	11	1	4	7,5	0	3	0	
	100	1	7	0	2	5,0	0	2	0	1,0
Schwarzwurzel frisch gegart	150	1	11	1	2	7,5	0	3	0	
	100	1	7	0	0	5,0	0	2	0	1,0
Sellerie frisch	150	0	2	1	2	2,7	0	3	0	
	100	0	2	0	0	1,8	0	2	0	0,1

Lebensmittel	Portion/Menge in g	Leitzahl 1	Fett-Kalorien	Leitzahl 2	Leitzahl 3	Ballaststoffe/g	Cholesterin	Purine	Natrium	BE
							Leitzahl 4			
Selleriesalat Sauerkons.	50	0	1	0	0	1,1	0	0	0	
	100	0	1	0	0	2,1	0	0	1	2,2
Senfgurke Sauerkonserve	50	0	0	0	0	0,2	0	0	0	
	100	0	1	0	0	0,4	0	0	1	2,0
Spargel Konserve	150	0	2	1	2	1,4	0	0	3	
	100	0	1	0	2	0,9	0	0	2	2,0
Spargel frisch	150	0	2	1	4	1,5	0	1	0	
	100	0	1	1	2	1,0	0	0	0	0,1
Spargel frisch gegart	150	0	3	1	4	2,2	0	1	0	
	100	0	2	1	2	1,5	0	1	0	0,1
Spinat frisch	150	0	3	2	8	2,7	0	3	0	
	100	0	2	1	6	1,8	0	2	0	0,0
Spinat frisch gegart	150	0	3	2	6	2,7	0	3	0	
	100	0	2	1	6	1,8	0	2	0	0,0
Spinat tiefgefroren gegart	150	0	5	3	6	4,6	0	5	0	
	100	0	3	2	6	3,1	0	3	0	0,0
Tomaten Gemüsesaft	200	0	5	1	4	4,5	0	0	3	
	100	0	2	0	4	2,2	0	0	1	0,2
Tomaten Konserve gegart	150	0	2	0	2	1,8	0	0	3	
	100	0	1	0	0	1,2	0	0	2	0,1
Tomaten frisch ganz	150	0	3	0	4	2,7	0	0	0	
	100	0	2	0	4	1,8	0	0	0	0,2
Tomaten frisch gegart	150	0	3	1	4	2,8	0	0	0	
	100	0	2	0	2	1,9	0	0	0	0,2
Weißkohl frisch	150	0	4	1	6	3,7	0	1	0	
	100	0	3	1	6	2,5	0	0	0	0,2
Weißkohl frisch gegart	150	0	4	1	4	3,7	0	1	0	
	100	0	3	1	4	2,5	0	0	0	0,2
Weißkohl Konserve gegart	150	0	2	0	4	2,3	0	0	3	
	100	0	2	0	2	1,5	0	0	2	0,2
Wirsingkohl gegart	150	0	5	2	4	4,6	0	2	0	
	100	0	3	1	4	3,1	0	1	0	0,3
Wurzelpetersilie frisch	150	0	2	1	6	1,8	0	0	0	
	100	0	1	1	4	1,2	0	0	0	0,1
Zucchini frisch	150	0	3	1	4	1,6	0	0	0	
	100	0	2	1	2	1,1	0	0	0	0,1

							Leitzahl 4			
Lebensmittel	Portion/Menge in g	Leitzahl 1	Fett-Kalorien	Leitzahl 2	Leitzahl 3	Ballaststoffe/g	Cholesterin	Purine	Natrium	BE
Zuckermais Konserve	150	1	15	2	6	4,7	0	2	2	1,5
	100	1	10	1	4	3,2	0	1	1	1,8
Zwiebeln	200	1	7	1	4	6,0	0	1	0	
	100	0	3	0	2	3,0	0	0	0	0,5
Zwiebeln getrocknet	25	1	7	1	4	6,3	0	1	0	
	100	3	30	4	6	25,5	0	7	0	4,2
Kartoffeln und Pilze										
Champignon Konserve	150	0	2	1	4	2,1	0	2	1	
	100	0	1	1	4	1,4	0	1	1	0,0
Champignon frisch ganz	200	0	4	2	6	4,0	0	4	0	
	100	0	2	1	4	2,0	0	2	0	0,0
Kartoffelbreipulver	25	1	9	1	2	4,0	0	0	0	
	100	3	38	3	6	16,0	0	3	0	5,9
Kartoffelchips	25	1	16	1	2	0,3	0	0	0	
	100	6	64	2	6	1,4	0	2	2	4,1
Kartoffeln ungeschält gegart	200	2	18	1	4	4,6	0	1	0	
	100	1	9	1	4	2,3	0	0	0	1,4
Kartoffeln geschält frisch	200	2	18	1	4	4,6	0	1	0	
	100	1	9	1	4	2,3	0	0	0	1,4
Kartoffelstärke Mehl	20	1	8	0	0	0,0	0	0	0	
	100	4	39	0	0	0,1	0	1	0	6,9
Morchel	200	1	6	1	8	5,0	0	2	0	
	100	0	3	1	6	2,5	0	1	0	0,3
Pfifferling	200	0	4	1	6	2,8	0	1	0	
	100	0	2	1	4	1,4	0	0	0	0,1
Pfifferling Konserve	150	0	2	0	4	1,2	0	0	1	
	100	0	1	0	6	0,8	0	0	1	0,1
Pfifferling getrocknet	25	1	8	2	8	5,7	0	3	0	
	100	3	33	8	8	23,0	0	13	0	2,1
Pommes Frites	150	1	14	1	4	3,4	0	0	0	
	100	1	9	1	4	2,3	0	0	0	1,4
Rotkappe frisch	200	0	5	1	6	2,8	0	3	0	
	100	0	2	0	4	1,4	0	1	0	0,1
Steinpilz getrocknet	25	1	8	2	8	7,2	0	4	0	
	100	3	30	7	8	28,8	0	19	0	2,4

Lebensmittel	Portion/Menge in g	Leitzahl 1	Fett-Kalorien	Leitzahl 2	Leitzahl 3	Ballaststoffe/g	Leitzahl 4: Cholesterin	Purine	Natrium	BE
Steinpilz frisch	200 100	0 0	5 3	1 1	8 6	5,0 2,5	0 0	3 1	0 0	0,2
Hülsenfrüchte, Nüsse und Samen										
Bambussprossen	150 100	0 0	5 3	1 1	4 2	2,5 1,7	0 0	1 0	0 0	0,6
Bohnen	60 100	2 3	20 33	4 7	4 4	13,8 23,0	0 0	2 4	0 0	3,7
Cashewnuß frisch ganz	25 100	2 6	17 67	1 6	4 6	0,7 2,9	0 0	0 1	0 0	2,5
Cashewnuß gesalzen	25 100	1 6	16 64	1 6	4 6	0,7 2,7	0 0	0 1	2 9	2,4
Dicke Bohnen	60 100	2 3	20 33	5 8	6 5	12,0 20,0	0 0	2 4	0 0	3,3
Erbsen	60 100	2 3	23 39	5 8	4 6	9,6 16,0	0 0	2 4	0 0	4,5
Erdnuß	25 100	2 6	17 67	2 9	4 8	2,0 8,0	0 0	0 2	0 0	0,8
Erdnußmus	15 100	1 6	10 68	1 9	2 6	1,2 8,1	0 0	0 2	0 0	0,8
Haselnuß	25 100	2 7	19 75	1 5	1 5	1,5 6,1	0 0	0 1	0 0	12,5
Kastanie frisch	25 100	0 2	5 21	0 1	0 4	1,7 6,8	0 0	0 0	0 0	3,0
Kichererbsen	60 100	2 3	22 37	4 7	4 4	9,0 15,0	0 0	2 4	0 0	4,0
Kidney-Bohnen frisch	60 100	2 3	20 34	5 8	4 5	15,0 25,0	0 0	2 4	0 0	3,7
Kokosnuß	25 100	1 4	10 41	0 1	0 3	2,5 10,0	0 0	0 0	0 0	0,3
Kokosnuß Raspeln	20 100	1 4	8 41	0 1	0 3	2,0 10,0	0 0	0 0	0 0	0,3
Leinsamen	10 100	0 5	6 56	1 8	1 7	1,0 10,0	0 0	0 3	0 0	2,0
Linsen	60 100	2 3	22 36	5 8	4 4	7,2 12,0	0 0	3 6	0 0	4,2

Lebensmittel	Portion/Menge in g	Leitzahl 1	Fett-Kalorien	Leitzahl 2	Leitzahl 3	Ballaststoffe/g	Cholesterin	Purine	Natrium	BE
Mandel süß	20	1	14	1	1	1,9	0	0	0	
	100	6	69	6	5	9,8	0	1	0	0,7
Mohn	10	1	6	1	3	0,6	0	0	0	
	100	6	62	6	7	6,2	0	5	0	0,5
Oliven grün	20	0	3	0	0	0,8	0	0	2	
	100	1	16	0	0	4,4	0	0	11	0,2
Oliven schwarz	20	0	3	0	0	0,3	0	0	0	
	100	1	16	0	1	1,4	0	1	4	0,1
Paranuß	25	2	19	1	3	2,2	0	0	0	
	100	7	77	4	7	9,0	0	0	0	0,3
Pinienkern	25	2	18	2	4	0,2	0	0	0	
	100	6	71	8	6	0,8	0	3	0	1,1
Pistazie	25	2	17	2	2	1,6	0	0	0	
	100	6	69	7	6	6,5	0	1	0	1,0
Sesam	10	1	6	1	3	1,2	0	0	0	
	100	6	66	7	7	12,0	0	2	0	0,6
Sojabohnen	60	2	25	8	4	13,8	0	5	0	
	100	4	41	13	6	23,0	0	8	0	0,5
Sonnenblumenkern	10	1	6	1	2	0,6	0	0	0	
	100	6	66	8	8	6,3	0	5	0	0,6
Walnuß	25	2	19	1	2	1,3	0	0	0	
	100	7	77	5	6	5,2	0	0	0	0,9
Soja und Hefe										
Bäckerhefe gepreßt	5	0	0	0	0	0,3	0	0	0	
	100	1	6	4	8	6,9	0	13	0	0,0
Bierhefe getrocknet	5	0	2	1	6	0,5	0	2	0	
	100	3	37	15	8	9,5	0	50	0	0,0
Sojamehl halbfett	15	0	5	3	2	3,5	0	1	0	
	100	3	31	17	6	23,0	0	10	0	0,5
Sojamehl vollfett	15	1	6	2	2	3,0	0	1	0	
	100	4	40	14	6	20,0	0	10	0	0,2
Sojamilch milchsauer	200	1	7	2	4	4,0	0	1	8	
	100	0	3	1	0	2,0	0	0	4	0,0

Leitzahl 4: Cholesterin, Purine, Natrium, BE

Lebensmittel	Portion/Menge in g	Leitzahl 1	Fett-Kalorien	Leitzahl 2	Leitzahl 3	Ballaststoffe/g	Cholesterin	Purine	Natrium	BE
		Leitzahl 1		Leitzahl 2	Leitzahl 3		Leitzahl 4			
Obst und Obstprodukte										
Acerola Fruchtsaft	200	1	8	0	8	2,6	0	0	0	
	100	0	4	0	8	1,3	0	0	0	0,3
Ananas	150	1	9	0	4	1,8	0	1	0	
	100	1	6	0	4	1,2	0	0	0	1
Ananas Fruchtsaft	200	1	9	0	2	1,3	0	0	0	
	100	0	4	0	0	0,7	0	0	0	0,7
Ananas Konserve	125	1	8	0	2	1,5	0	0	0	
	100	1	6	0	2	1,2	0	0	0	1
Apfel Fruchtsaft	200	1	8	0	0	2,9	0	0	0	
	100	0	4	0	0	1,5	0	0	0	0,6
Apfel Fruchtnektar	200	1	9	0	0	1,3	0	0	0	
	100	0	4	0	0	0,7	0	0	0	0,8
Apfel Marmelade	25	1	7	0	0	0,7	0	0	0	
	100	3	29	0	0	2,8	0	0	0	5,3
Apfel frisch	125	1	6	0	2	2,9	0	0	0	
	100	0	5	0	0	2,3	0	0	0	0,8
Apfel geschält	150	1	9	0	2	2,4	0	0	0	
	100	1	6	0	0	1,6	0	0	0	1
Apfel getrocknet	25	1	8	0	0	3,6	0	0	0	
	100	3	31	0	4	14,3	0	2	0	4,7
Aprikose Fruchtnektar	200	1	11	0	2	0,9	0	0	0	
	100	0	5	0	0	0,4	0	0	0	1
Aprikose Fruchtsaft	200	1	8	0	4	2,3	0	0	0	
	100	0	4	0	2	1,2	0	0	0	0,6
Aprikose Konserve	125	1	12	0	2	1,5	0	0	0	
	100	1	9	0	2	1,2	0	0	0	1,6
Aprikose Marmelade	25	1	7	0	0	0,5	0	0	0	
	100	3	29	0	4	2,2	0	0	0	5,2
Aprikose frisch	125	1	7	0	4	2,6	0	0	0	
	100	0	5	0	4	2,1	0	0	0	0,8
Aprikose getrocknet	25	1	7	0	0	2,8	0	0	0	
	100	3	30	2	6	11,4	0	3	0	4,4
Avocado	150	3	35	1	8	3,0	0	1	0	
	100	2	23	1	8	2,0	0	1	0	0,3

Lebensmittel	Portion/Menge in g	Leitzahl 1	Fett-Kalorien	Leitzahl 2	Leitzahl 3	Ballaststoffe/g	Cholesterin (Leitzahl 4)	Purine (Leitzahl 4)	Natrium (Leitzahl 4)	BE (Leitzahl 4)
Banane	150	1	15	1	4	5,1	0	1	0	
	100	1	10	0	4	3,4	0	0	0	1,5
Banane getrocknet	25	1	8	0	2	2,7	0	0	0	
	100	3	31	1	6	10,9	0	2	0	5
Birne	150	1	9	0	3,7	3,8	0	0		
	100	1	6	0	0	2,5	0	0	0	1
Birne Fruchtsaft	200	1	6	0	0	2,7	0	0	0	
	100	0	3	0	0	1,3	0	0	0	0,5
Birne Fruchtnektar	200	1	8	0	0	1,3	0	0	0	
	100	0	4	0	0	0,6	0	0	0	0,7
Birne Konserve	125	0	4	0	0	1,7	0	0	0	
	100	0	3	0	0	1,4	0	0	0	0,5
Birne getrocknet	25	1	4	0	0	3,2	0	0	0	
	100	3	31	1	4	13,0	0	2	0	5
Brombeere	125	1	7	1	4	4,0	0	0	0	
	100	1	6	0	2	3,2	0	0	0	0,3
Brombeere Marmelade	25	1	7	0	0	0,8	0	0	0	
	100	3	29	0	2	3,1	0	0	0	5
Dattel getrocknet	25	1	8	0	0	2,2	0	0	0	
	100	3	33	1	3	8,9	0	0	0	5,5
Erdbeere	125	0	4	0	8	2,7	0	0	0	
	100	0	3	0	6	2,2	0	0	0	0,4
Erdbeere Marmelade	25	1	7	0	2	0,8	0	0	0	
	100	3	29	0	6	3,3	0	0	0	5,1
Erdbeere tiefgefroren	125	1	11	0	6	2,4	0	0	0	
	100	1	9	0	6	1,9	0	0	0	1,4
Feige	150	1	11	1	2	3,7	0	0	0	
	100	1	7	0	0	2,5	0	0	0	1,1
Feige getrocknet	25	1	8	0	0	2,7	0	0	0	
	100	3	32	2	4	10,9	0	2	0	4,8
Grapefruit	150	1	7	0	6	0,9	0	1	0	
	100	0	4	0	6	0,6	0	0	0	0,6
Grapefruit Fruchtsaft	200	1	8	0	6	0,9	0	0	0	
	100	0	4	0	4	0,4	0	0	0	0,6
Grapefruit Fruchtnektar	200	1	10	0	4	0,4	0	0	0	
	100	0	5	0	2	0,2	0	0	0	0,8
Hagebutte Marmelade	25	1	8	0	4	1,8	0	0	0	

Lebensmittel	Portion/Menge in g	Leitzahl 1	Fett-Kalorien	Leitzahl 2	Leitzahl 3	Ballaststoffe/g	Cholesterin	Purine	Natrium	BE
							Leitzahl 4			
Hagebutte Marmelade	100	3	31	1	8	7,3	0	0	0	5,3
Hagebutte	125 100	1 1	12 9	2 1	8 8	35,0 28,0	0 0	0 0	0 0	
Heidelbeere tiefgefroren	125 100	2 1	19 15	0 0	2 2	5,3 4,2	0 0	0 0	0 0	2,5
Heidelbeere Marmelade	25 100	1 3	7 29	0 0	0 0	0,7 2,8	0 0	0 0	0 0	5,3
Heidelbeere	125 100	1 1	13 10	0 0	4 4	6,1 4,9	0 0	0 0	0 0	2,5
Himbeere	125 100	0 0	5 4	1 0	4 4	8,7 7,0	0 0	0 0	0 0	0,4
Himbeere Fruchtsaft	200 100	1 0	6 3	0 0	2 0	7,0 3,5	0 0	0 0	0 0	0,4
Himbeere Fruchtnektar	200 100	1 0	10 5	0 0	0 0	2,5 1,3	0 0	0 0	0 0	0,5
Himbeere Konserve	125 100	1 1	10 8	0 0	0 0	3,3 2,6	0 0	0 0	0 0	1,3
Himbeere Marmelade	25 100	1 2	7 27	0 0	0 2	1,7 6,7	0 0	0 0	0 0	4,8
Himbeere tiefgefroren	125 100	1 1	12 9	0 0	2 2	7,6 6,1	0 0	0 0	0 0	1,4
Holunderbeere Fruchtsaft	200 100	1 0	6 3	1 0	2 0	7,5 3,8	0 0	0 0	0 0	0,5
Holunderbeere Fruchtnektar	200 100	1 0	11 5	0 0	0 0	3,4 1,7	0 0	0 0	0 0	0,9
Johannisbeere rot Marmelade	25 100	1 3	7 28	0 0	0 4	0,9 3,5	0 0	0 0	0 0	5,0
Johannesbeere weiß	125 100	0 0	5 4	0 0	6 4	7,5 6,0	0 0	0 0	0 0	0,4
Johannisbeere schwarz Fruchtsaft	200 100	1 0	7 3	0 0	6 4	5,0 2,5	0 0	0 0	0 0	0,5
Johannisbeere rot	125 100	1 0	6 5	0 0	6 6	4,4 3,5	0 0	0 0	0 0	0,6
Johannisbeere schwarz	125 100	1 1	8 6	1 0	8 8	8,5 6,8	0 0	0 0	0 0	0,5

Lebensmittel	Portion/Menge in g	Leitzahl 1	Fett-Kalorien	Leitzahl 2	Leitzahl 3	Ballaststoffe/g	Leitzahl 4			
							Cholesterin	Purine	Natrium	BE
Johannisbeere rot Fruchtsaft	200	1	7	0	4	3,7	0	0	0	
	100	0	4	0	2	1,8	0	0	0	0,5
Kirschen	150	1	10	0	2	2,5	0	0	0	
	100	1	7	0	2	1,7	0	0	0	1
Kiwi	150	1	9	1	8	3,7	0	0	0	
	100	1	6	0	8	2,5	0	0	0	0,8
Litchi frisch	125	1	10	0	6	0,6	0	0	0	
	100	1	8	0	6	0,5	0	0	0	1,2
Mandarine Fruchtsaft	200	1	8	0	4	2,4	0	0	0	
	100	0	4	0	2	1,2	0	0	0	0,8
Mandarine	150	1	8	0	6	3,0	0	1	0	
	100	0	5	0	4	2,0	0	0	0	0,7
Mango	150	1	12	0	6	2,2	0	0	0	
	100	1	8	0	6	1,5	0	0	0	0,6
Mirabelle	150	1	10	0	2	3,6	0	1	0	
	100	1	7	0	2	2,4	0	0	0	1,0
Nektarine	150	1	10	0	4	3,0	0	0	0	
	100	1	7	0	4	2,0	0	0	0	1,0
Orange	125	1	3	0	4	1,8	0	0	0	0,7
	100	1	1	0	4	1,4	0	0	0	0,6
Orange Fruchtsaft	200	1	8	0	6	2,3	0	0	0	
	100	0	4	0	4	1,1	0	0	0	0,6
Orange Fruchtnektar	200	1	10	0	4	1,1	0	0	0	
	100	0	5	0	2	0,5	0	0	0	0,8
Papaya	150	0	6.	0	8	4,5	0	0	0	
	100	0	4	0	6	3,0	0	0	0	0,5
Passionsfrucht frisch	125	1	7	1	4	20,0	0	0	0	
	100	1	6	1	4	16	0	0	0	0,5
Pfirsich	150	1	7	0	4	2,1	0	0	0	
	100	0	5	0	4	1,4	0	0	0	0,7
Pfirsich Konserve	125	1	11	0	0	0,9	0	0	0	
	100	1	9	0	0	0,8	0	0	0	1,5
Pfirsich getrocknet	25	1	8	0	0	2,3	0	1	0	
	100	3	31	2	6	9,4	0	4	0	4,9
Pflaumen	150	1	9	0	2	2,5	0	1	0	
	100	1	6	0	0	1,7	0	0	0	1,0

Lebensmittel	Portion/Menge in g	Leitzahl 1	Fett-Kalorien	Leitzahl 2	Leitzahl 3	Ballaststoffe/g	Leitzahl 4: Cholesterin	Leitzahl 4: Purine	Leitzahl 4: Natrium	Leitzahl 4: BE
Pflaumen Marmelade	25 100	1 3	7 30	0 0	0 0	0,4 1,6	0 0	0 0	0 0	0,5
Pflaumen getrocknet	25 100	1 3	8 32	0 1	0 4	2,1 8,5	0 0	0 3	0 0	5,0
Preiselbeere Konserve	125 100	1 1	17 13	0 0	0 0	3,8 3,0	0 0	0 0	0 0	2,2
Quitte Marmelade	25 100	1 3	8 32	0 1	0 0	1,3 5,4	0 0	0 0	0 0	5,5
Reineclaude	150 100	1 1	10 7	0 0	2 0	4,5 3,0	0 0	1 0	0 0	1
Rhabarber frisch	150 100	0 0	2 1	0 0	2 2	3,3 2,2	0 0	0 0	0 0	0,1
Sanddornbeere Fruchtsaft	200 100	1 1	12 6	0 0	8 8	2,8 1,4	0 0	0 0	0 0	0,3
Sanddornbeere Fruchtnektar	200 100	1 0	11 5	0 0	6 4	0,6 0,3	0 0	0 0	0 0	0,7
Stachelbeere	125 100	1 0	7 6	0 0	6 4	4,4 3,5	0 0	0 0	0 0	0,8
Sultaninen	25 100	1 3	8 32	0 1	0 3	1,7 7,0	0 0	0 3	0 0	5,3
Wassermelone	150 100	0 0	4 3	0 0	2 0	1,8 1,2	0 0	1 1	0 0	0,5
Weintrauben Nektar	200 100	1 0	11 6	0 0	0 0	0,6 0,3	0 0	0 0	0 0	1
Weintrauben getrocknet (Rosinen)	25 100	1 3	8 34	0 1	0 4	1,6 6,5	0 0	1 4	0 0	5,3
Weintrauben	125 100	1 1	10 8	0 0	0 0	2,0 1,6	0 0	1 1	0 0	1,3
Weintrauben Saft	200 100	1 0	7 3	0 0	0 0	1,3 0,7	0 0	0 0	0 0	0,5
Zitrone	150 100	1 0	7 5	0 0	8 6	1,9 1,3	0 0	1 0	0 0	0,5
Zitrone Fruchtsaft	200 100	1 0	8 4	0 0	6 4	1,5 0,8	0 0	0 0	0 0	0,5

Lebensmittel	Portion/Menge in g	Leitzahl 1	Fett-Kalorien	Leitzahl 2	Leitzahl 3	Ballaststoffe/g	Cholesterin	Purine	Natrium	BE
							Leitzahl 4			
Milch und Milchprodukte										
Brie Rahmstufe	30	1	12	2	4	0,0	1	0	1	
	100	4	39	7	5	0,0	4	0	5	0,2
Buttermilch	200	1	8	2	4	0,0	0	0	0	
	100	0	4	1	2	0,0	0	0	0	0,3
Camembert Dreiviertelfett	30	1	8	2	4	0,0	0	0	1	
	100	2	26	8	6	0,0	1	0	4	0,2
Camembert Doppelrahmstufe	30	1	13	2	4	0,0	1	0	1	
	100	4	45	6	6	0,0	4	0	3	0,1
Camembert Vollfettstufe	30	1	10	2	4	0,0	0	0	1	
	100	3	34	7	5	0,0	3	0	5	0,1
Chester Rahmstufe	30	1	14	3	3	0,0	1	0	1	
	100	4	47	8	7	0,0	5	0	3	0,1
Creme/Schmand 20% Fett	15	0	3	0	0	0,0	0	0	0	
	100	2	24	1	4	0,0	3	0	0	0,3
Creme/Schmand 30% Fett	15	0	5	0	0	0,0	0	0	0	
	100	3	34	1	4	0,0	4	0	0	0,2
Creme/Schmand 40% Fett	15	1	6	0	0	0,0,	0	0	0	
	100	4	43	1	6	0,0	5	0	0	0,2
Dickmilch entrahmt	200	1	8	2	4	0,0	0	0	0	
	100	0	4	1	4	0,0	0	0	0	0,4
Dickmilch vollfett	200	1	15	2	4	0,0	1	0	0	
	100	1	8	1	4	0,0	0	0	0	0,4
Edamer Dreiviertelfettstufe	30	1	9	3	3	0,0	0	0	1	
	100	3	31	9	7	0,0	1	0	4	0,2
Edamer Vollfettstufe	30	1	12	2	3	0,0	0	0	1	
	100	4	41	8	5	0,0	2	0	4	0,2
Edelpilzkäse Rahmstufe	30	1	13	2	4	0,0	1	0	1	
	100	4	42	7	5	0,0	3	0	6	0,1
Emmentaler	30	1	14	3	4	0,0	1	0	0	
	100	4	46	9	7	0,0	4	0	2	0,3
Frischkäse Doppelrahmstufe	30	1	12	1	2	0,0	1	0	0	
	100	4	39	4	4	0,0	5	0	2	0,3
Gouda Vollfettstufe	30	1	13	2	4	0,0	0	0	1	
	100	4	43	8	5	0,0	2	0	4	0,2

Lebensmittel	Portion/Menge in g	Leitzahl 1	Fett-Kalorien	Leitzahl 2	Leitzahl 3	Ballaststoffe/g (Leitzahl 4)	Cholesterin (Leitzahl 4)	Purine (Leitzahl 4)	Natrium (Leitzahl 4)	BE (Leitzahl 4)
Joghurt mager mit Fruchtzucker	150 100	1 1	12 8	2 1	4 4	0,0 0,0	0 0	0 0	0 0	1,2
Joghurt teilentrahmt	150 100	1 1	8 6	2 1	4 2	0,0 0,0	0 0	0 0	0 0	0,4
Joghurt vollfett	150 100	1 1	12 8	2 1	2 2	0,0 0,0	0 0	0 0	0 0	0,4
Joghurt vollfett mit Fruchtzucker	150 100	1 1	16 8	1 1	2 2	0,0 0,0	0 0	0 0	0 0	0,4
Kefir vollfett	200 100	1 1	15 11	2 1	4 2	0,0 0,0	1 0	0 0	0 0	0,3
Kondensmilch 4% Fett	5 100	1 1	1 13	0 3	0 4	0,0 0,0	0 0	0 0	0 0	0,9
Kondensmilch 7,5% Fett	5 100	0 1	1 15	0 2	0 4	0,0 0,0	0 1	0 0	0 0	0,8
Kondensmilch 10% Fett	5 100	0 2	1 20	0 3	0 4	0,0 0,0	0 1	0 0	0 0	1,0
Kuhmilch Trinkmilch fetta.	200 100	1 0	11 5	2 1	4 2	0,0 0,0	0 0	0 0	0 0	0,4
Kuhmilch Trinkmilch vollf.	200 100	1 1	15 7	2 1	4 2	0,0 0,0	1 0	0 0	0 0	0,4
Kuhmilch entrahmt	200 100	1 0	8 4	2 1	4 2	0,0 0,0	0 0	0 0	0 0	0,4
Kuhmilch gekocht	200 100	1 1	15 7	2 1	4 2	0,0 0,0	1 0	0 0	0 0	0,4
Kuhmilch teilentrahmt gegart	200 100	1 0	11 5	2 1	4 2	0,0 0,0	0 0	0 0	0 0	0,4
Limburger Halbfettstufe	30 100	1 2	7 23	3 9	2 5	0,0 0,0	0 0	0 5	1 0	0,2
Limburger Vollfettstufe	30 100	1 3	10 34	2 7	4 6	0,0 0,0	0 3	0 0	1 4	0,2
Parmesan Fettstufe	30 100	1 4	14 46	4 12	6 7	0,0 0,0	1 3	0 0	1 5	0,2
Quark Dreiviertelfettstufe	30 100	0 1	4 12	1 3	0 4	0,0 0,0	0 1	0 0	0 0	0,3

Lebensmittel	Portion/Menge in g	Leitzahl 1	Fett-Kalorien	Leitzahl 2	Leitzahl 3	Ballaststoffe/g	Leitzahl 4 Cholesterin	Purine	Natrium	BE
Quark Fettstufe	30 100	0 2	6 18	1 4	0 6	0,0 0,0	0 1	0 0	0 0	0,3
Quark Magerstufe	30 100	0 1	2 8	1 4	0 4	0,0 0,0	0 0	0 0	0 0	0,3
Romadur Dreiviertelfettst.	30 100	1 2	8 27	2 8	2 5	0,0 0,0	0 1	0 0	1 6	0,1
Romadur Halbfettstufe	30 100	1 2	7 22	2 8	3 5	0,0 0,0	0 1	0 0	1 4	0,2
Sahne 10% Fett	15 100	0 1	2 14	0 1	0 6	0,0 0,0	1 7	0 0	0 0	0,3
Sahne 30% Fett	15 100	0 3	5 34	0 1	0 4	0,0 0,0	0 5	0 0	0 0	0,3
Saure Sahne 20% Fett	15 100	0 2	3 24	0 1	0 4	0,0 0,0	0 3	0 0	0 0	0,3
Saure Sahne 10% Fett	15 100	0 1	2 13	0 1	0 4	0,0 0,0	0 1	0 0	0 0	0,3
Schichtkäse	30 100	0 1	4 13	1 4	0 4	0,0 0,0	0 0	0 0	0 0	0,3
Schichtkäse Viertelfettstufe	30 100	0 1	3 11	1 4	0 4	0,0 0,0	0 0	0 0	0 0	0,3
Schlagsahne 40% Fett	25 100	1 4	11 43	0 1	2 4	0,0 0,0	1 6	0 0	0 0	0,2
Schlagsahne 30% Fett	25 100	1 3	9 34	0 1	2 4	0,0 0,0	1 5	0 0	0 0	0,4
Schmelzkäse streichfähig	30 100	1 3	10 33	1 5	4 5	0,0 0,0	0 2	0 0	1 6	0,4
Süßmolke	200 100	1 0	6 3	1 0	2 0	0,0 0,0	0 0	0 0	0 0	0,4
Tilsiter Dreiviertelfettstufe	30 100	1 3	10 34	3 10	4 7	0,0 0,0	0 1	0 0	1 5	0,3
Tilsiter Vollfettstufe	30 100	1 4	12 41	2 8	3 7	0,0 0,0	0 2	0 0	1 4	0,2
Fleisch										
Bratensoße mit Pilzen	60 100	0 0	3 4	0 0	0 0	0,4 0,6	0 0	0 0	1 19	0,5
Corned Beef deutsch	200 100	5 3	59 29	12 6	6 4	0,1 0,0	5 2	8 4	8 4	0,0

Lebensmittel	Portion/Menge in g	Leitzahl 1	Fett-Kalorien	Leitzahl 2	Leitzahl 3	Ballaststoffe/g	Cholesterin	Purine	Natrium	BE (Leitzahl 4)
Fleisch-Extrakt	5 100	0 3	1 30	1 19	4 8	0,0 0,0	0 0	2 56	0 8	0,0
Kalb Brust (Spannrippe)	125 100	2 2	23 18	8 7	6 6	0,0 0,0	4 3	6 4	0 0	0,0
Kalb Keule mager	150 100	2 1	22 15	10 7	6 6	0,0 0,0	5 3	7 5	0 0	0,0
Kalb Kotelett	125 100	2 2	21 17	8 7	6 6	0,0 0,0	4 3	6 4	0 0	0,0
Kalb Lende (Filet) (ma)	125 100	2 1	17 14	9 7	6 4	0,0 0,0	4 3	6 5	0 0	0,0
Kalb Muskelfleisch	125 100	1 1	15 12	9 7	6 6	0,0 0,0	4 3	6 5	0 0	0,0
Kalb Schnitzel mager (ma)	125 100	2 1	19 15	9 7	6 6	0,0 0,0	4 3	6 5	0 0	0,0
Kalb Vorderbein (Haxe) ma	150 100	2 1	22 15	10 7	6 6	0,0 0,0	5 3	7 5	0 0	0,0
Ochsenschwanzsuppe klar (Trockenprodukt)	20 100	1 4	8 40	1 5	0 4	0,0 1,1	0 0	0 4	9 45	4,2
Ochsenschwanzsuppe gebunden	250 100	2 1	19 7	5 2	4 2	1,5 0,6	2 0	3 1	5 2	0,1
Rind Filet frisch	150 100	2 2	26 17	11 7	6 6	0,0 0,0	4 3	6 4	0 0	0,0
Rind Hochrippe frisch	150 100	4 2	40 27	9 6	6 4	0,0 0,0	5 3	7 4	0 0	0,0
Rind Keule	150 100	2 2	26 17	11 7	6 6	0,0 0,0	4 3	6 4	0 0	0,0
Rind Muskelfleisch	150 100	2 1	23 16	11 7	6 6	0,0 0,0	6 3	4 4	7 0	0,0
Rind Nacken (Kamm) (ma)	150 100	2 2	26 17	11 7	6 4	0,0 0,0	4 3	6 4	0 0	0,0
Rind Ochsenschwanz frisch	150 100	3 2	33 22	10 7	6 6	0,0 0,0	5 3	7 4	0 0	0,0
Rind/Schwein Hackfleisch	100	3	35	6	4	0,0	3	3	0	0,0

Lebensmittel	Portion/Menge in g	Leitzahl 1	Fett-Kalorien	Leitzahl 2	Leitzahl 3	Ballaststoffe/g	Cholesterin	Purine	Natrium	BE
Rindfleisch i. eig. Saft	200	3	35	13	6	0,0	5	8	4	
	100	2	18	6	4	0,0	2	4	2	0,0
Schwein Bauch (Dünnung)	150	3	33	10	8	0,0	4	6	0	
	100	2	22	6	6	0,0	3	4	0	0,0
Schwein Bauch (Dünnung) fett	150	7	82	6	6	0,0	4	3	0	
	100	5	55	4	4	0,0	3	2	0	0,0
Schwein Eisbein	175	3	39	11	8	0,0	5	7	0	
	100	2	22	6	6	0,0	3	4	0	0,0
Schwein Filet	150	2	26	10	8	0,0	4	7	0	
	100	2	17	7	6	0,0	3	4	0	0,0
Schwein Flomen	30	2	26	0	0	0,0	0	0	0	
	100	8	86	1	0	0,0	3	0	0	0,0
Schwein Keule (Schinken)	175	3	36	11	8	0,0	5	7	0	
	100	2	20	7	6	0,0	3	4	0	0,0
Schwein Kotelett	150	3	38	9	8	0,0	4	6	0	
	100	2	26	6	6	0,0	3	4	0	0,0
Schwein Muskelfleisch	150	2	21	10	8	0,0	4	7	0	
	100	1	14	7	6	0,0	3	5	0	0,0
Schwein Nacken (Kamm)	150	3	35	9	8	0,0	4	6	0	
	100	2	23	6	6	0,0	3	4	0	0,0
Schwein Rückenspeck	30	2	27	0	0	0,0	0	0	0	
	100	8	89	1	2	0,0	2	0	0	0,0
Schwein Schnitzel	150	3	30	10	8	0,0	4	6	0	
	100	2	20	7	6	0,0	3	4	0	0,0
Schwein Schulter	150	3	35	9	8	0,0	4	6	0	
	100	2	23	6	6	0,0	3	4	0	0,0
Schwein Schulter fett	150	5	59	8	6	0,0	4	4	0	
	100	4	40	5	6	0,0	3	3	0	0,0
Tatar frisch	100	1	14	7	8	0,0	3	4	0	0,0
Wurstwaren*										
Bierschinken Konserve	100	2	19	6	6	0,0	2	4	3	0,0
Bierschinken-Pastete	200	5	57	13	8	0,5	7	8	7	
	100	3	28	7	6	0,3	3	4	3	0,6
Bockwurst	100	3	34	5	8	0,1	3	2	3	0,0

*Aufgrund eines analytischen Fehlers im BLS liegt bei den Wurstwaren die Leitzahl 3 zu hoch!

Lebensmittel	Portion/Menge in g	Leitzahl 1	Fett-Kalorien	Leitzahl 2	Leitzahl 3	Ballaststoffe/g	Leitzahl 4: Cholesterin	Leitzahl 4: Purine	Leitzahl 4: Natrium	Leitzahl 4: BE
Bratwurst grob/ Schweinsbr.	150	4	42	15	8	0,1	6	9	7	
	100	3	28	10	8	0,1	4	6	5	0,0
Cervelatwurst	30	2	17	2	6	0,0	1	1	1	
	100	5	57	8	8	0,1	4	4	5	0,0
Deutsche Salami	30	1	15	3	6	0,0	1	1	1	
	100	4	50	10	8	0,1	5	6	5	0,0
Fleischwurst Konserve	100	3	29	4	8	0,0	2	2	5	0,0
Frankfurter Würstchen	100	3	32	6	8	0,1	3	4	4	0,0
Geflügelmortadella	30	1	9	2	4	0,0	1	1	1	
	100	3	29	7	8	0,1	4	5	4	0,0
Gelbwurst	30	1	13	2	4	0,0	1	0	1	
	100	4	42	5	6	0,0	3	3	3	0,0
Jagdwurst	30	1	9	3	6	0,0	1	1	1	
	100	3	30	9	8	0,1	4	5	4	0,0
Kassler	20	1	6	2	4	0,0	0	1	2	
	100	3	30	8	6	0,0	3	5	10	0,1
Knacker einfach/Schübling	100	3	38	4	8	0,0	2	2	4	0,0
Leberkäse	30	1	10	2	6	0,0	1	0	1	
	100	3	35	5	6	0,1	4	3	4	0,0
Leberpastete	30	1	13	1	6	0,0	2	1	1	
	100	4	43	4	8	0,2	6	4	3	0,0
Leberwurst einfach	30	1	14	1	6	0,0	3	1	1	
	100	4	46	4	8	0,2	12	5	3	0,1
Mettwurst schnittfest	30	1	16	2	6	0,0	1	1	1	
	100	5	53	7	8	0,1	4	3	5	0,0
Mortadella Konserve	100	3	29	4	8	0,0	2	2	4	0,0
Rostbratwurst	150	4	43	15	8	0,1	7	10	8	
	100	3	29	10	8	0,1	4	6	5	0,0
Rotwurst (Blutwurst)	30	1	13	2	4	0,1	1	1	0	
	100	4	42	7	6	0,2	4	4	3	0,0
Schinkenwurst roh	30	1	14	3	6	0,0	1	1	1	
	100	4	48	10	8	0,1	5	5	5	0,0
Schinkenwurst grob/ Lyoner	30	1	8	2	6	0,0	1	1	1	
	100	2	28	8	8	0,1	3	5	4	0,0

Lebensmittel	Portion/Menge in g	Leitzahl 1	Fett-Kalorien	Leitzahl 2	Leitzahl 3	Ballaststoffe/g	Leitzahl 4: Cholesterin	Purine	Natrium	BE
Schwein Speck durchwachsen	30	2	21	1	2	0,0	1	0	1	
	100	6	72	3	4	0,0	4	0	5	0,0
Streichmettwurst	30	2	17	2	6	0,0	1	1	1	
	100	5	56	7	8	0,1	4	4	5	0,0
Weißwurst Münchner	150	5	51	9	6	0,1	5	5	6	
	100	3	34	6	4	0,1	3	3	4	0,0
Wiener	100	3	35	5	8	0,0	3	2	4	0,0
Wiener Würstchen Kons.	100	3	30	4	8	0,0	2	2	5	0,0
Würstchen Konserve	100	3	29	4	8	0,1	2	2	5	0,0
Wild, Geflügel, Innereien										
Brathähnchen Brust frisch	150	2	19	11	8	0,0	4	8	0	
	100	1	12	8	6	0,0	3	5	0	0,0
Brathähnchen Schenkel fr.	150	2	21	11	6	0,0	6	8	0	
	100	1	14	7	6	0,0	4	5	0	0,0
Brathähnchen ganz	125	2	19	7	8	0,0	9	5	0	
	100	1	15	5	4	0,0	3	5	0	0,0
Brathähnchen Herz fr.	125	2	20	9	8	0,0	31	11	0	
	100	1	15	6	8	0,0	7	4	0	0,0
Brathähnchen Leber fr.	150	1	17	5	6	0,0	4	5	0	
	100	1	16	7	8	0,0	25	9	0	0,1
Ente Fleisch (mf) frisch	150	4	41	9	6	0,0	6	7	0	
	100	2	27	6	4	0,0	4	5	0	0,0
Gans Fleisch mit Haut	150	6	65	8	6	0,0	6	5	0	
	100	4	44	5	6	0,0	4	3	0	0,0
Gans ganzer Tierk.	150	3	39	5	4	0,0	3	3	0	
	100	2	26	3	4	0,0	2	2	0	0,0
Hase Fleisch frisch	150	2	21	11	8	0,0	4	8	0	
	100	1	14	7	6	0,0	3	5	0	0,0
Hauskaninchen Fleisch	150	3	28	11	8	0,0	5	8	0	
	100	2	19	7	8	0,0	3	5	0	0,0
Hirsch Fleisch (ma)	150	2	22	11	8	0,0	4	8	0	
	100	1	14	7	8	0,0	3	5	0	0,0
Hirsch Rücken tiefgefr.	150	2	23	11	6	0,0	4	8	0	
	100	1	15	7	6	0,0	3	5	0	0,0

Lebensmittel	Portion/Menge in g	Leitzahl 1	Fett-Kalorien	Leitzahl 2	Leitzahl 3	Ballaststoffe/g	Leitzahl 4 Cholesterin	Purine	Natrium	BE
Kalb Bries frisch	125 100	1 1	15 12	8 6	8 8	0,0 0,0	18 14	29 23	0 0	0,0
Kalb Herz frisch	150 100	2 1	22 14	8 5	8 8	0,0 0,0	11 7	6 4	0 0	0,0
Kalb Hirn frisch	150 100	2 1	20 14	5 3	8 8	0,0 0,0	150 100	4 3	1 0	0,0
Kalb Leber frisch	150 100	2 1	25 17	10 7	8 8	0,0 0,0	27 18	10 7	0 0	0,3
Kalb Niere frisch	150 100	2 1	21 14	8 6	8 8	0,0 0,0	28 19	10 7	1 1	0,0
Kalb Zunge frisch	150 100	2 1	23 16	9 6	8 6	0,0 0,0	7 5	8 5	0 0	0,0
Lamm Herz frisch	150 100	2 1	24 16	8 6	8 8	0,0 0,0	11 7	6 4	1 0	0,0
Lamm Leber frisch	150 100	3 2	32 22	10 7	8 8	0,0 0,0	32 21	10 7	0 0	0,0
Pute Brust frisch	150 100	2 1	20 13	12 8	8 6	0,0 0,0	4 3	6 4	0 0	0,0
Pute Klein tiefgefroren	150 100	4 2	41 27	11 7	8 6	0,0 0,0	5 3	6 4	0 0	0,0
Pute Schenkel	150 100	2 1	21 14	10 7	6 4	0,0 0,0	5 3	6 4	0 0	0,0
Pute ganzer Tierkörper tiefgefroren	150 100	3 2	33 22	10 7	6 4	0,0 0,0	5 3	6 4	0 0	0,0
Pute ganzer Tierkörper frisch	150 100	2 1	23 15	7 5	6 6	0,0 0,0	3 2	4 2	0 0	0,0
Reh Fleisch frisch	150 100	2 1	19 13	11 8	8 6	0,0 0,0	4 3	7 5	0 0	0,0
Rind Hirn frisch	100	1	15	3	6	0,0	100	2	0	0,0
Rind Leber frisch	150 100	2 1	22 15	10 7	8 8	0,0 0,0	20 13	11 7	0 0	0,2
Rind Niere frisch	150 100	2 1	20 14	8 5	8 8	0,0 0,0	28 18	11 7	1 1	0,0
Rind Zunge frisch	125 100	3 2	31 25	7 5	8 8	0,0 0,0	6 5	6 5	0 0	0,0

Lebensmittel	Portion/Menge in g	Leitzahl 1	Fett-Kalorien	Leitzahl 2	Leitzahl 3	Ballaststoffe/g	Cholesterin	Purine	Natrium	BE
							Leitzahl 4			
Schwein Herz frisch	150 100	2 1	19 13	9 6	8 6	0,0 0,0	9 6	6 4	0 0	0,0
Schwein Leber frisch	150 100	2 2	26 18	11 7	8 8	0,0 0,0	25 17	15 10	0 0	0,2
Schwein Niere frisch	150 100	2 1	19 13	8 6	8 8	0,0 0,0	27 18	11 7	1 0	0,0
Suppenhuhn Fleisch	150 100	4 3	43 29	9 6	6 6	0,0 0,0	5 3	8 5	0 0	0,0
Ziege Fleisch gegart	150 100	2 2	27 18	10 6	6 6	0,0 0,0	5 3	5 4	0 0	0,0
Fisch und Fischwaren										
Aal geräuchert	75 100	3 4	34 45	5 7	8 8	0,0 0,0	7 9	2 2	0 0	0,0
Auster gegart	125 100	1 1	11 8	4 3	8 8	0,0 0,0	3 2	3 3	0 0	0,4
Auster gesalzen	100	0	5	3	8	0,0	4	3	4	0,0
Barsch Flußbarsch gegart	150 100	1 1	15 10	9 6	8 6	0,0 0,0	5 3	6 4	0 0	0,0
Bismarckhering	125 100	2 2	23 18	5 4	8 8	0,5 0,4	3 2	9 7	3 2	0,2
Brathering	125 100	3 2	31 25	7 6	8 8	0,0 0,0	5 4	6 5	3 2	0,0
Bückling	150 100	4 2	41 27	11 7	8 8	0,0 0,0	6 4	4 2	1 0	0,0
Fischstäbchen paniert tiefgefroren	200 100	4 2	40 20	9 4	4 4	0,0 0,0	11 5	5 2	2 1	1,0
Flunder (Graubutt) gegart	150 100	1 1	14 10	9 6	6 8	0,0 0,0	3 2	6 4	0 0	0,0
Flunder geräuchert	75 100	1 2	13 17	7 10	6 6	0,0 0,0	3 4	5 7	0 0	0,0
Flußkrebs gegart	125 100	1 1	11 9	6 5	8 8	0,0 0,0	9 7	2 1	1 1	0,1
Forelle gegart	150 100	2 1	19 13	10 7	8 6	0,0 0,0	4 2	15 10	0 0	0,0
Garnele frisch	125 100	1 1	15 12	8 6	4 4	0,0 0,0	10 8	2 2	0 0	0,1

Lebensmittel	Portion/Menge in g	Leitzahl 1	Fett-Kalorien	Leitzahl 2	Leitzahl 3	Ballaststoffe/g	Cholesterin	Purine	Natrium	BE
							Leitzahl 4			
Hecht gegart	150	1	15	9	6	0,0	4	7	0	
	100	1	10	6	6	0,0	3	4	0	0,0
Heilbutt gegart	150	2	19	10	8	0,0	3	7	0	
	100	1	13	7	6	0,0	2	4	0	0,0
Hering gegart	150	3	37	9	8	0,0	6	16	0	
	100	2	25	6	8	0,0	4	10	0	0,0
Hering gesalzen	50	1	11	3	8	0,0	1	4	13	
	100	2	22	5	8	0,0	3	9	26	0,0
Heringfilet in Tomatencreme	125	2	27	5	8	0,3	2	7	0	
	100	2	22	4	8	0,2	2	6	0	0,3
Heringsfilet Matjesart	150	3	33	6	8	0,0	7	10	28	
	100	2	22	4	8	0,0	4	7	18	0,0
Hummer gegart	125	1	13	7	4	0,0	12	2	1	
	100	1	10	5	6	0,0	10	2	1	0,0
Kabeljau (Dorsch) gegart	150	1	14	9	4	0,0	3	5	0	
	100	1	10	6	4	0,0	2	3	0	0,0
Karpfen gegart	150	2	21	9	6	0,0	5	7	0	
	100	1	14	6	6	0,0	3	5	0	0,0
Katfisch (Seewolf Steinbe.)	150	1	17	8	6	0,0	6	5	0	
	100	1	11	5	4	0,0	4	3	0	0,0
Katfisch geräuchert	75	1	14	7	4	0,0	5	4	0	
	100	2	19	9	6	0,0	6	6	0	0,0
Kaviar echt	5	0	2	0	2	0,0	0	0	0	
	100	3	32	9	8	0,0	15	4	10	0,4
Kaviarersatz	5	0	1	0	2	0,0	0	0	0	
	100	1	16	5	8	0,0	13	3	10	0,4
Köhler (Blaufisch Seelachs)	150	1	15	9	8	0,0	4	6	0	
	100	1	10	6	6	0,0	3	5	0	0,0
Krabben	125	1	15	8	4	0,0	10	2	0	
	100	1	12	6	4	0,0	8	2	0	0,1
Krabben Konserve	50	1	14	2	2	0,0	3	0	4	
	100	3	29	5	4	0,0	6	1	9	0,0
Krebstiere (Krustentiere) gegart	125	1	15	8	8	0,0	10	2	0	
	100	1	12	6	8	0,0	8	2	0	0,3

							Leitzahl 4			
Lebensmittel	Portion/Menge in g	Leitzahl 1	Fett-Kalorien	Leitzahl 2	Leitzahl 3	Ballaststoffe/g	Cholesterin	Purine	Natrium	BE
Krebstiere (Krustentiere) frisch	125	2	17	8	4	0,0	12	10	9	
	100	1	14	7	4	0,0	9	8	7	0,1
Lachs Konserve in Öl	125	2	27	7	8	0,0	1	5	32	
	100	2	21	6	8	0,0	1	4	25	0,0
Lachs frisch	150	3	37	10	8	0,0	2	7	0	
	100	2	25	7	8	0,0	1	4	0	0,0
Lachs geräuchert	75	2	26	7	8	0,0	1	5	0	
	100	3	35	10	8	0,0	2	6	0	0,0
Makrele geräuchert	75	2	24	7	8	0,0	4	6	0	
	100	3	33	9	8	0,0	5	8	0	0,0
Makrele gegart	150	3	33	10	8	0,0	5	9	0	
	100	2	22	6	8	0,0	3	6	0	0,0
Matjeshering gegart	150	4	49	8	8	0,0	9	14	18	
	100	3	32	5	8	0,0	6	9	12	0,0
Matjeshering gesalzen	75	1	13	4	6	0,0	2	7	12	
	100	2	17	5	8	0,0	3	9	16	0,0
Miesmuschel (See-Pfahlmuschel)	125	1	12	5	8	0,0	6	15	1	
	100	1	9	4	8	0,0	5	12	1	0,3
Renke/Maräne/Felchen gegart	150	2	19	9	8	0,0	4	13	0	
	100	1	13	6	8	0,0	3	9	0	0,0
Rotbarsch gegart	150	2	19	9	8	0,0	5	6	0	
	100	1	13	6	6	0,0	3	4	0	0,0
Sardine gegart	150	2	26	10	8	0,0	1	14	0	
	100	2	17	6	8	0,0	0	9	0	0,0
Schellfisch geräuchert	75	1	12	8	4	0,0	3	7	0	
	100	1	16	10	6	0,0	5	10	0	0,0
Schellfisch gegart	150	1	14	9	6	0,0	4	9	0	
	100	1	9	6	4	0,0	3	6	0	0,0
Schleie gegart	150	1	15	9	6	0,0	5	6	0	
	100	1	10	6	4	0,0	3	4	0	0,0
Scholle (Goldbutt) gegart	150	1	16	9	6	0,0	4	8	0	
	100	1	10	6	6	0,0	2	5	0	0,0
Seehecht gegart	150	1	14	9	6	0,0	3	6	0	
	100	1	9	6	4	0,0	2	4	0	0,0
Seezunge gegart	150	1	15	9	8	0,0	4	6	0	

Lebensmittel	Portion/Menge in g	Leitzahl 1	Fett-Kalorien	Leitzahl 2	Leitzahl 3	Ballaststoffe/g	Cholesterin	Purine	Natrium	BE
Seezunge gegart	100	1	10	6	6	0,0	3	4	0	0,0
Steinbutt gegart	150	1	16	8	6	0,0	4	6	0	
	100	1	11	6	4	0,0	3	4	0	0,0
Thunfisch Kons. in Öl	50	1	15	3	4	0,0	1	1	4	
	100	3	31	6	6	0,0	2	3	9	0,0
Tintenfisch frisch fritiert	150	3	11	6	8	0,0	3	4	2	
	100	1	7	4	6	0,0	2	2	1	0,0
Tintenfisch (Octopus) gegart	150	1	14	8	8	0,0	4	5	2	
	100	1	9	5	6	0,0	3	3	1	0,1
Zander (Hechtbarsch) gegart	150	1	16	10	6	0,0	5	6	0	
	100	1	11	6	4	0,0	3	4	0	0,0
Fette und Öle										
Baumwollsaatöl	12	1	12	0	0	0,0	0	0	0	
	100	9	103	0	0	0,0	0	0	0	0,0
Butter	20	2	17	0	2	0,0	2	0	0	
	100	8	86	0	6	0,0	12	0	0	0,0
Butter halbfett	20	1	9	0	2	0,0	1	0	0	
	100	4	44	1	6	0,0	6	0	0	0,0
Butterschmalz	20	2	20	0	2	0,0	2	0	0	
	100	9	102	0	8	0,0	14	0	0	0,0
Distelöl (Safloröl)	12	1	12	0	0	0,0	0	0	0	
	100	9	103	0	0	0,0	0	0	0	0,0
Erdnußbutter/-mus	20	1	14	2	2	1,5	0	0	0	
	100	6	71	8	8	7,6	0	2	1	1,2
Erdnußöl	12	1	12	0	0	0,0	0	0	0	
	100	9	103	0	0	0,0	0	0	0	0,0
Gänsefett/-schmalz	15	1	16	0	0	0,0	0	0	0	
	100	9	105	0	0	0,0	5	0	0	0,0
Kokosfett	20	2	21	0	0	0,0	0	0	0	
	100	9	103	0	0	0,0	0	0	0	0,0
Leinöl	12	1	12	0	0	0,0	0	0	0	
	100	9	103	0	0	0,0	0	0	0	0,0
Maiskeimöl	12	1	12	0	0	0,0	0	0	0	
	100	9	103	0	0	0,0	0	0	0	0,0

Leitzahl 4

Lebensmittel	Portion/Menge in g	Leitzahl 1	Fett-Kalorien	Leitzahl 2	Leitzahl 3	Ballaststoffe/g	Cholesterin	Purine	Natrium	BE
							Leitzahl 4			
Margarine gehärtet	20 100	1 7	17 83	0 0	4 6	0,0 0,0	0 0	0 0	0 0	0,0
Margarine halbfett Linols.	20 100	1 4	8 42	0 0	4 6	0,0 0,0	0 0	0 0	0 2	0,0
Olivenöl	12 100	1 9	12 103	0 0	0 0	0,0 0,0	0 0	0 0	0 0	0,0
Palmöl	12 100	1 9	12 103	0 0	0 0	0,0 0,0	0 0	0 0	0 0	0,0
Remoulade 50–80% Fett	25 100	2 6	17 69	0 1	0 4	0,1 0,5	0 3	0 0	0 1	0,2
Schweineschmalz/-fett	15 100	1 9	16 105	0 0	0 0	0,0 0,0	0 4	0 0	0 0	0,0
Sesamöl	12 100	1 9	12 103	0 0	0 0	0,0 0,0	0 0	0 0	0 0	0,0
Sojaöl	12 100	1 9	12 102	0 0	0 0	0,0 0,0	0 0	0 0	0 0	0,0
Sonnenblumenöl	12 100	1 9	12 103	0 0	0 0	0,0 0,0	0 0	0 0	0 0	0,0
Walnußöl	12 100	1 9	12 103	0 0	0 0	0,0 0,0	0 0	0 0	0 0	0,0
Gewürze und Würzmittel										
Brühe gekörnt	5 100	0 1	1 16	0 5	0 4	0,0 0,0	0 0	0 4	6 125	1,0
Brühe instant	5 100	0 1	1 16	0 6	0 4	0,0 0,0	0 0	0 4	6 125	1,0
Brühwürfel fettreich	5 100	0 3	2 36	0 4	0 4	0,0 0,0	0 0	0 3	4 96	0,7
Curryketchup	15 100	0 1	2 12	0 1	0 4	0,1 0,8	0 0	0 2	1 11	2,0
Fleischbrühe (Würfel)	5 100	0 1	1 16	0 6	0 4	0,0 0,0	0 0	0 4	6 125	1,0
Gelatine	3 100	0 3	1 37	1 28	0 0	0,0 0,0	0 0	0 13	0 0	0,0
Hühnersuppe klar inst.	5 100	0 1	1 16	0 6	0 4	0,0 0,0	0 0	0 4	6 125	2,0

Lebensmittel	Portion/Menge in g	Leitzahl 1	Fett-Kalorien	Leitzahl 2	Leitzahl 3	Ballaststoffe/g	Cholesterin (Leitzahl 4)	Purine (Leitzahl 4)	Natrium (Leitzahl 4)	BE (Leitzahl 4)
Ingwerknolle	1 100	0 0	0 6	0 0	0 2	0,0 1,1	0 0	0 0	0 0	0,7
Ingwerpulver	1 100	0 3	0 35	0 3	0 5	0,0 5,9	0 0	0 3	0 0	5,0
Kochpuddingpulver mit Vanille	5 100	0 4	2 42	0 0	0 0	0,0 0,5	0 0	0 0	0 1	7,6
Kochpuddingpulver mit Schokolade	5 100	0 4	2 42	0 0	0 0	0,0 0,5	0 0	0 0	0 1	7,6
Pfeffer	1 100	0 3	0 31	0 4	0 7	0,1 13,1	0 0	0 1	0 0	4,3
Pfefferkörner grün	1 100	0 3	0 35	0 3	0 5	0,0 4,3	0 0	0 1	0 0	6,0
Schaschlik-Grillsoße	15 100	0 1	1 7	0 1	0 3	0,4 2,5	0 0	0 1	0 0	0,8
Senf	5 100	0 1	0 10	0 2	0 4	0,0 1,0	0 0	0 1	0 6	0,5
Tomatenketchup	15 100	0 1	2 12	0 1	0 4	0,1 0,7	0 0	0 2	0 6	2,0
Tomatenmark	10 100	0 0	1 5	0 1	0 4	0,1 1,0	0 0	0 3	0 2	0,8
Kuchen und Gebäck										
Apfelkuchen aus Hefeteig	100	1	16	1	0	2,2	1	0	0	1,8
Apfelstrudel	150 100	2 2	26 17	1 1	2 0	3,6 2,4	0 0	1 0	0 0	1,9
Biskuit-Obsttorte	100	2	25	1	1	1,7	3	0	0	3,7
Blätterteig tiefgefroren	50 100	2 5	25 51	1 1	2 4	0,7 1,5	0 0	0 0	0 1	2,9
Butterkeks	25 100	1 4	12 47	1 3	0 6	0,6 2,3	0 2	0 1	0 1	4,6
Croissant	70 100	3 4	32 46	1 2	2 2	0,8 1,2	0 1	0 1	0 1	2,8
Erdnußflips	25 100	1 6	15 62	1 3	0 4	1,1 4,3	0 0	0 1	0 3	3,8

Lebensmittel	Portion/Menge in g	Leitzahl 1	Fett-Kalorien	Leitzahl 2	Leitzahl 3	Ballaststoffe/g	Leitzahl 4 Cholesterin	Purine	Natrium	BE
Hefeteig	20 100	1 3	6 32	1 3	0 2	0,3 1,4	0 2	0 1	0 0	3,7
Käsekuchen aus Mürbeteig	100	3	33	2	4	0,6	6	0	0	2,1
Käsesahnetorte	120 100	3 3	35 29	3 3	8 6	0,2 0,1	9 7	0 0	0 0	2,3
Kräcker	25 100	1 4	11 45	1 4	0 4	0,8 3,1	0 0	0 2	0 2	6,3
Löffelbiskuit	20 100	1 3	6 32	1 3	0 6	0,1 0,6	2 12	0 0	0 1	4,0
Mandelmakronen	25 100	1 4	11 45	1 3	0 4	0,9 3,5	0 0	0 0	0 0	3,5
Marmorkuchen	70 100	3 4	32 45	1 2	2 4	0,6 0,8	5 8	0 0	0 0	3,6
Müslikeks aus Vollkornteig	50 100	2 4	24 47	1 3	4 4	3,9 7,7	0 0	1 3	0 1	4,1
Nußkuchen aus Rührmasse	70 100	3 4	35 50	2 2	3 6	1,4 2,0	1 1	0 0	0 0	3,0
Nußsahnetorte	120 100	4 3	44 36	2 1	4 4	0,8 0,6	6 5	0 0	0 0	2,2
Obstkuchen (allgemein)	100	2	24	1	0	1,9	2	0	0	2,6
Plätzchen aus Rührmasse	25 100	1 4	11 46	1 2	0 2	0,4 1,4	1 6	0 0	0 0	3,9
Plätzchen aus Mürbeteig	20 100	1 4	9 45	0 2	0 2	0,2 1,1	0 4	0 0	0 0	3,9
Sachertorte	120 100	4 3	46 38	2 2	4 4	1,7 1,4	10 9	0 0	0 0	4,1
Salzstangen	20 100	1 4	8 40	1 3	0 2	0,2 1,2	0 0	0 4	1 8	6,2
Waffeln	50 100	2 4	23 46	1 1	2 4	0,2 0,5	5 10	0 0	0 0	2,4
Zwieback	20 100	1 4	10 48	1 4	0 4	0,3 1,5	0 3	0 2	0 1	6,0
Süßwaren										
Bitterschokolade	20 100	1 5	11 56	1 3	1 5	2,1 10,5	0 0	0 0	0 0	2,6

Lebensmittel	Portion/Menge in g	Leitzahl 1	Fett-Kalorien	Leitzahl 2	Leitzahl 3	Ballaststoffe/g	Cholesterin	Purine	Natrium	BE
							Leitzahl 4			
Cremeeis	75	1	16	2	6	0,0	9	0	0	
	100	2	22	2	6	0,0	12	0	0	1,6
Fruchteis	75	1	11	0	2	0,7	0	0	0	
	100	1	15	0	2	1,0	0	0	0	2,3
Honig	20	1	7	0	0	0,2	0	0	0	
	100	3	35	0	0	1,2	0	0	0	6,6
Kakaopulver stark entölt	12	0	4	1	1	3,0	0	0	0	
	100	3	35	8	7	25,0	0	0	0	2,1
Konfitüre einfach	25	1	8	0	0	0,6	0	0	0	
	100	3	33	1	2	2,5	0	0	0	5,9
Marzipan	25	1	13	1	0	0,8	0	0	0	
	100	5	53	2	4	3,2	0	0	0	5,8
Milchschokolade Vollm./Nuß	20	1	12	1	0	0,8	0	0	0	
	100	5	60	3	4	3,9	0	0	0	4,2
Milchschokolade	20	1	12	1	0	0,7	0	0	0	
	100	5	59	3	4	3,7	0	0	0	4,5
Milchspeiseeis	75	1	13	1	2	0,0	0	0	0	
	100	2	17	1	2	0,0	0	0	0	1,9
Nougat	25	1	14	0	0	0,8	0	0	0	
	100	5	55	2	4	3,1	0	0	0	5,6
Nuß-Nougat-Creme süß	20	1	10	1	1	1,4	0	0	0	
	100	4	50	6	5	7,0	0	0	1	4,0
Rahmeis	75	2	22	0	4	0,0	2	0	0	
	100	3	29	1	4	0,0	3	0	0	1,1
Sahnemilchschokolade Vollmilch	20	1	12	0	0	0,4	0	0	0	
	100	6	62	1	3	2,1	0	0	0	4,7
Softeis	75	1	11	1	0	0,0	0	0	0	
	100	1	15	1	1	0,0	0	0	0	2,1
Zartbitterschokolade	20	1	12	0	1	1,6	0	0	0	
	100	5	58	2	5	8,3	0	0	0	3,9
Zucker	5	0	2	0	0	0,0	0	0	0	
	100	4	43	0	0	0,0	0	0	0	8,2

Lebensmittel	Portion/Menge in g	Leitzahl 1	Fett-Kalorien	Leitzahl 2	Leitzahl 3	Ballaststoffe/g	Cholesterin	Purine	Natrium	BE
							Leitzahl 4			
Alkoholfreie Getränke										
Cola Mix	200	1	7	0	0	0,2	0	0	0	
	100	0	3	0	0	0,1	0	0	0	0,6
Colagetränke (coffeinhaltig)	200	1	10	0	0	0,0	0	0	0	
	100	0	5	0	0	0,0	0	0	0	0,9
Colagetränke kalorienarm	200	0	1	0	0	0,0	0	0	0	
	100	0	0	0	0	0,0	0	0	0	0,0
Colagetränke entcoffeiniert	200	1	10	0	0	0,0	0	0	0	
	100	0	5	0	0	0,0	0	0	0	0,9
Limonaden coffeinhaltig	200	1	9	0	0	0,0	0	0	0	
	100	0	5	0	0	0,0	0	0	0	0,8
Limonaden	200	1	6	0	0	0,0	0	0	0	
	100	0	3	0	0	0,0	0	0	0	0,5
Zitronensaftlimonade	200	1	7	0	0	0,1	0	0	0	
	100	0	3	0	0	0,1	0	0	0	0,6
Alkoholische Getränke										
Apfelwein	200	1	11	0	0	0,0	0	0	0	
	100	0	5	0	0	0,0	0	0	0	0,2
Bier Export Hell	200	1	10	0	2	0,0	0	0	0	
	100	0	5	0	0	0,0	0	0	0	0,2
Bier Kölsch	200	1	9	0	0	0,0	0	0	0	
	100	0	4	0	0	0,0	0	0	0	0,3
Bier Pils Hell	200	1	9	0	0	0,0	0	0	0	
	100	0	5	0	0	0,0	0	0	0	0,3
Bier Vollbier untergärig	200	1	9	0	2	0,0	0	0	0	
	100	0	5	0	0	0,0	0	0	0	0,3
Bier alkoholfrei	200	1	6	0	0	0,0	0	0	0	
	100	0	3	0	0	0,0	0	0	0	0,5
Bier alkoholarm	200	1	7	0	0	0,0	0	0	0	
	100	0	4	0	0	0,0	0	0	0	0,5
Bier mit Limonade	200	1	8	0	0	0,0	0	0	0	
	100	0	4	0	0	0,0	0	0	0	0,4
Bockbier hell	200	1	13	0	0	0,0	0	0	0	
	100	1	6	0	0	0,0	0	0	0	0,3
Branntwein aus Wein	20	0	5	0	0	0,0	0	0	0	
	100	2	26	0	0	0,0	0	0	0	0,1

Lebensmittel	Portion/Menge in g	Leitzahl 1	Fett-Kalorien	Leitzahl 2	Leitzahl 3	Ballaststoffe/g	Cholesterin	Purine	Natrium	BE
Branntwein aus Getreide	20	0	6	0	0	0,0	0	0	0	
	100	2	28	0	0	0,0	0	0	0	0,0
Doppelbock	200	1	13	0	0	0,0	0	0	0	
	100	1	7	0	0	0,0	0	0	0	0,3
Fruchtdessertwein	50	1	11	0	0	0,0	0	0	0	
	100	2	21	0	0	0,0	0	0	0	1,0
Hefe-Weizenbier obergärig	200	1	9	0	0	0,0	0	1	0	
	100	0	4	0	0	0,0	0	0	0	0,3
Klare Branntweine	20	0	6	0	0	0,0	0	0	0	
	100	2	28	0	0	0,0	0	0	0	0,0
Klarer	20	0	6	0	0	0,0	0	0	0	
	100	2	28	0	0	0,0	0	0	0	0,0
Liköre	20	1	7	0	0	0,0	0	0	0	
	100	3	34	0	0	0,0	1	0	0	2,4
Malzbier	200	1	11	0	0	0,0	0	0	0	
	100	0	5	0	0	0,0	0	0	0	0,8
Obstwein	200	1	11	0	0	0,0	0	0	0	
	100	0	5	0	0	0,0	0	0	0	0,2
Qualitätsschaumwein	100	1	8	0	0	0,0	0	0	0	0,1
Rum >38%	20	0	5	0	0	0,0	0	0	0	
	100	2	26	0	0	0,0	0	0	0	0,0
Schorle	200	1	9	0	0	0,0	0	0	0	
	100	0	4	0	0	0,0	0	0	0	0,2
Sekt	100	1	8	0	0	0,0	0	0	0	0,1
Weinbrand	20	0	5	0	0	0,0	0	0	0	
	100	2	26	0	0	0,0	0	0	0	0,0
Weißwein/Rotwein	200	2	17	0	0	0,1	0	0	0	
	100	1	9	0	0	0,0	0	0	0	0,3
Weizenbier Export	200	1	9	0	0	0,0	0	0	0	
	100	0	4	0	0	0,0	0	0	0	0,3
Wermutwein süß	50	1	9	0	0	0,0	0	0	0	
	100	2	18	0	0	0,0	0	0	0	1,3
Wermutwein	50	1	7	0	0	0,0	0	0	0	
	100	1	14	0	0	0,0	0	0	0	0,5
Whiskey aus Gerste	20	0	6	0	0	0,0	0	0	0	
	100	2	28	0	0	0,0	0	0	0	0,0

Lebensmittel	Portion/Menge in g	Leitzahl 1	Fett-Kalorien	Leitzahl 2	Leitzahl 3	Ballaststoffe/g	Cholesterin	Purine	Natrium	BE
Fertiggerichte										
Ananaskaltschale	48	0	3	0	0	0,0	0	0	0	
	100	1	6	0	0	0,1	0	0	0	1,1
Apfelmus (alt)	120	1	10	0	2	2,1	0	0	0	
	100	1	9	0	0	1,8	0	0	0	1,4
Bayerisches Kraut Gemüse	200	1	12	1	6	3,7	0	1	1	
	100	1	6	1	4	1,9	0	0	0	0,4
Bratkartoffeln	200	4	44	3	4	5,4	4	2	1	
	100	2	22	2	6	2,7	2	1	0	1,8
Cannelloni	360	4	45	7	6	3,9	36	4	2	
	100	1	13	2	6	1,1	10	1	0	0,7
Champignoncremesuppe kochfertig	48	0	2	0	0	0,0	0	0	0	
	100	0	4	0	0	0,0	0	0	1	0,3
Fleischbrühe klar	250	0	2	0	0	0,8	0	0	5	
	100	0	1	0	0	0,3	0	0	2	0,0
Frühlingsrolle	150	4	46	7	0	3,4	2	4	8	
	100	3	30	5	4	2,3	1	2	5	2,1
Götterspeise	150	2	24	2	6	11,8	0	1	0	
	100	1	16	1	4	7,9	0	1	0	1,7
Gulaschsuppe	72	0	4	0	0	0,3	0	0	0	
	100	0	5	1	0	0,5	0	0	0	0,2
Gulasch ungarisch	160	2	21	4	4	1,5	1	2	0	
	100	1	13	3	4	1,0	1	1	0	0,1
Hacksteak	150	4	41	9	8	1,0	18	8	1	
	100	2	28	6	8	0,6	12	5	1	0,6
Hering mariniert	250	1	12	6	8	0,4	0	8	10	
	100	0	5	2	8	0,1	0	3	4	0,0
Hühnerfrikassee	200	3	30	6	4	0,6	5	5	7	
	100	1	15	3	2	0,3	2	2	3	0,2
Hühnersuppe	72	1	6	2	0	0,3	0	1	0	
	100	1	8	2	2	0,4	1	1	1	0,0
Kabeljaufilet	300	4	50	15	8	0,3	9	9	0	
	100	1	17	5	6	0,1	3	3	0	0,2
Kartoffelkroketten	50	1	6	1	0	0,8	1	0	0	
	100	1	13	1	2	1,5	3	0	0	1,3

Lebensmittel	Portion/Menge in g	Leitzahl 1	Fett-Kalorien	Leitzahl 2	Leitzahl 3	Ballaststoffe/g	Cholesterin (Leitzahl 4)	Purine (Leitzahl 4)	Natrium (Leitzahl 4)	BE (Leitzahl 4)
Kartoffelklöße	40	0	5	0	0	0,9	0	0	0	
	100	1	13	1	4	2,3	0	0	0	1,9
Kartoffelklöße halb u. halb	60	1	9	1	0	1,2	1	0	0	
	100	1	15	1	4	2,1	2	0	0	1,5
Kartoffelpuffer	120	2	20	1	4	2,5	3	0	0	
	100	2	17	1	2	2,1	3	0	0	1,5
Kartoffelpüree	40	1	9	1	0	3,1	0	0	1	
	100	2	22	2	4	7,9	0	1	3	3,1
Kartoffelpüree	50	0	1	0	0	0,1	0	0	0	
	100	0	2	0	0	0,3	0	0	0	0,1
Kartoffelsalat	48	0	5	0	0	0,9	0	0	1	
	100	1	10	1	4	1,9	0	0	2	1,2
Kartoffelsuppe mit Lauch	48	0	2	0	0	0,6	0	0	0	
	100	0	4	0	0	1,4	0	0	1	0,1
Kohlrabigemüse	50	0	5	0	2	0,6	0	0	0	
	100	1	9	1	4	1,2	0	0	1	0,3
Königsberger Klopse	120	2	23	7	8	0,6	16	9	0	
	100	2	19	6	8	0,5	14	7	0	0,5
Lammfilet	180	8	85	12	6	0,3	7	8	0	
	100	4	47	7	4	0,1	4	4	0	0,0
Lasagne	360	6	71	10	8	2,9	10	6	2	
	100	2	20	3	6	0,8	3	1	0	1,2
Lauchgemüse	50	0	4	0	0	0,9	0	0	0	
	100	1	7	1	0	1,9	0	0	1	0,3
Leipziger Allerlei Gemüse	60	0	3	0	8	1,4	0	0	0	
	100	0	4	1	6	2,4	0	1	0	0,4
Mayonnaise 50%	60	2	23	0	0	0,0	2	0	0	
	100	3	38	0	0	0,1	3	0	0	0,2
Mayonnaise 80%	60	5	53	0	0	0,0	5	0	0	
	100	8	88	1	2	0,0	9	0	0	0,0
Nasi Goreng	300	7	79	8	8	2,3	3	9	4	
	100	2	26	3	2	0,8	1	3	1	2,1
Ochsenschwanzsuppe klar	48	0	2	0	0	0,2	0	0	0	
	100	0	4	1	0	0,3	0	0	0	4,2
Paella	300	6	63	10	6	8,3	4	10	2	
	100	2	21	3	6	2,8	1	3	0	1,4
Paprikasalat mit Öl	50	1	8	1	8	4,0	0	0	0	

Lebensmittel	Portion/Menge in g	Leitzahl 1	Fett-Kalorien	Leitzahl 2	Leitzahl 3	Ballaststoffe/g	Cholesterin	Purine	Natrium	BE
Paprikasalat mit Öl	100	1	16	2	8	8,0	0	1	0	1,2
Paprikaschoten gefüllt	240	3	31	6	8	8,7	9	10	2	
	100	1	13	2	8	3,6	3	4	0	0,6
Pichelsteiner	200	1	16	2	6	4,1	0	1	0	
	100	1	8	1	4	2,1	0	0	0	0,7
Pizza mit Tomaten/Käse	420	12	135	13	6	5,3	3	5	6	
	100	3	32	3	4	1,3	0	1	1	2,3
Pommes Frites	40	0	5	0	0	0,9	0	0	0	
	100	1	14	1	4	2,2	0	0	0	2,2
Ravioli mit Tomatensoße	360	3	32	5	5	2,8	25	3	1	
	100	1	9	1	2	0,8	7	0	0	0,5
Rollmöpse	300	5	53	12	8	4,4	2	13	2	
	100	2	18	4	8	1,5	0	4	0	0,3
Rostbratwurst	180	5	54	12	6	1,9	5	7	2	
	100	3	30	7	4	1,1	2	4	1	1,2
Rösti	60	1	9	0	0	1,3	0	0	0	
	100	1	15	1	4	2,1	0	0	1	1,3
Rosenkohlgemüse	60	0	3	1	6	2,6	0	1	0	
	100	0	5	1	6	4,4	0	2	1	0,3
Rote-Beete-Gemüse	200	1	12	1	2	4,4	0	0	1	
	100	1	6	0	0	2,2	0	0	0	0,5
Rotkohlgemüse	200	1	13	1	6	3,9	0	1	1	
	100	1	6	0	4	2,0	0	0	0	0,5
Rotkohlsalat mit Öl	60	0	4	1	4	1,4	0	0	0	
	100	1	7	1	6	2,4	0	1	1	0,3
Sauerbraten rheinisch	200	2	25	7	4	1,2	3	5	1	
	100	1	12	3	4	0,6	1	2	0	0,4
Sauerbraten	240	3	29	5	4	1,0	2	3	1	0,0
Schinken gekocht	160	3	38	11	6	0,0	6	5	5	
	100	2	24	7	4	0,0	4	3	3	0,0
Schokoladencreme	150	2	28	2	4	0,9	1	0	0	
	100	2	18	2	1	0,6	1	0	0	1,8
Schokoladenpudding	120	2	18	1	2	0,4	0	0	0	
	100	1	15	1	1	0,4	0	0	0	1,6
Schweineragout	240	3	34	6	4	1,3	2	3	1	
	100	1	14	2	6	0,5	1	1	0	0,1

Leitzahl 4 (Cholesterin, Purine, Natrium, BE)

Lebensmittel	Portion/Menge in g	Leitzahl 1	Fett-Kalorien	Leitzahl 2	Leitzahl 3	Ballaststoffe/g	Cholesterin	Purine	Natrium	BE
Serbisches Reisfleisch	160 100	1 1	10 6	1 1	0 0	0,3 0,2	0 0	1 0	0 0	0,5
Spargelcremesuppe kochf.	72 100	0 0	3 4	0 0	0 0	0,4 0,5	0 1	0 0	0 0	0,1
Tomatencremesuppe	48 100	0 0	2 3	0 0	0 0	0,0 0,0	0 0	0 0	3 8	0,1
Vanillepudding	120 100	1 1	9 8	1 1	0 0	0,0 0,0	0 0	0 0	0 0	0,8
Vanillesoße	60 100	1 1	6 10	1 1	0 0	0,0 0,0	2 4	0 0	0 0	0,8
Weißkohlsalat mit Öl	50 100	0 1	4 8	0 0	2 4	1,2 2,4	0 0	0 0	0 0	0,3

Leitzahl 4: Cholesterin, Purine, Natrium, BE

Abkürzungen

BE Broteinheit. Maßeinheit für Diabetiker, die die Umrechnung der Kohlenhydrate für die Tagesbedarfsrechnung erleichtert: 1 BE = 12 g Kohlenhydrate.

BMI Body Mass Index. Maß zur Bestimmung des Übergewichtes.

DGE Deutsche Gesellschaft für Ernährung.

HDL High Density Lipoprotein. Eiweiß-Fett-Verbindung mit hoher Dichte.

kcal Kilokalorie.

Kalorien Wird hier synonym für kcal verwendet.

LZ Leitzahl.

LQI Lebensmittel-Qualitäts-Index.

LDL Low Density Lipoprotein. Eiweiß-Fett-Verbindung mit geringer Dichte.

mg Milligramm = ein tausendstel Gramm.

Niacin Nicotinamid, wird manchmal auch Vitamin B_3 genannt.

parts Teile.

ppb parts per billion.

ppm parts per million.

ppt parts per trillion.

µg Mikrogramm = ein millionstel Gramm.

PS/Quotient Verhältnismäßiges Auftreten von gesättigten zu ungesättigten Fettsäuren.

LITERATUR

1. Max Inzinger: »Öfter aber weniger.« Ceres-Verlag Bielefeld 1980

2. Werner Thumshirn: »Keine Angst vorm Essen.« Econ-Verlag Düsseldorf, Wien 1984

3. Denis Burkitt: »Gesund leben mit Ballaststoffen.« Hippokrates-Verlag Stuttgart 1982

4. Karl Pflugbeil: »Vital Plus.« F. A. Herbig Verlagsbuchhandlung München, 2. Auflage 1990

5. Helga Föllmer: »Cholesterin – Das unterschätzte Risiko.« Wort und Bild Verlag Konradshöhe GmbH & Co Baierbrunn 1989

6. Ulf Böhmig: »Naturnahe Behandlung – Heilmittelernährung.« Orac-Verlag Wien, 2. Auflage 1985

7. –: »Naturnahe Behandlung – Aufbau von Abwehrkräften.« Orac-Verlag Wien 1987

8. –: »Naturheilpraxis für zu Hause.« Orac-Verlag Wien 1988

9. Robert Haas: »Top-Diät.« BLV-Verlagsgesellschaft München, Wien, Zürich, 2. Auflage 1988

10. Karin Thomas: »Genesen und Genießen.« Droemer Knaur Verlag München 1986

11. Maria Wagner und Ingrid Bongarts: »Vitamine und Ballaststoffe.« Falken Verlag Niedernhausen/Ts. 1985

12. Karl Heinz Ahlheim: »Wie funktioniert das? Schlank, fit, gesund.« Bibliografisches Institut AG Mannheim 1980

13. Hermann Geesing: »Die beste Waffe des Körpers: Enzyme.« F. A. Herbig Verlagsbuchhandlung, 4. Auflage 1990

14. Klaus Oberbeil: »Der Diät-Test.« Stedtfeld-Verlag Münster 1991

15. Max Inzinger und Günter Wagner: »Ernährungstraining.« Falken-Verlag Niedernhausen/Ts. 1988

16. Nicolai Worm: »Ratgeber Ernährung – Ein Wegweiser in die Ernährungsphysiologie.« TR-Verlagsunion München 1987

17. –: »Die Top-Sport-Diät für alle.« Mary Hahn Verlag München 1989

18. Deutsche Gesellschaft für Ernährung: »Empfehlungen für die Nährstoffzufuhr.« Umschau Verlag Frankfurt/Main, 4. Auflage 1985

19. Carlson Wade: »Die Neue Enzym-Diät.« O. J.

20. Jürg Bär: »Die Funktion der Vitamine.« Apollonia-Verlag Basel 1968

21. W. Kübler: »Vitamine und Mineralstoffe in der Ernährung und Diätetik.« Bundesverband der diätetischen Lebensmittelindustrie 1987

22. Hauke Brost: »Herztraining.« F. A. Herbig Verlagsbuchhandlung München 1990

23. Helga Köster und Volker Pudel: »Der Pudelplan zum Wunschgewicht.« Falken-Verlag Niedernhausen/Ts. 1991

24. Hademar Bankhofer: »Essen ohne Gift.« Delphin Verlag München und Zürich 1985

25. Hermann Geesing: »Allergie-Stop.« F. A. Herbig Verlagsbuchhandlung München, 2. Auflage 1990

26. Roy E. Vartabedian und Kathy Matthews: »Nutripoints.« Mosaik Verlag München 1990

Register

Ballaststoffe 69ff., 72ff.
– Aufgaben 72f.
– Bedarf 70f.
– Einteilung 78
– Gehalt in Lebensmitteln 68ff., 80
– Mangel 72
Beta-Carotin 86ff.
Blutzuckerspiegel 77, 149ff.
Body Mass Index 26f.

Check-up 154ff.
Cholesterin 54, 72f., 101, 132, 140ff.

Denaturierung 16

Eisen 101, 112ff.
– Aufgaben 112
– Aufnahme 113
– Bedarf 113, 115
– Gehalt in Lebensmitteln 115
– Mangel 112, 114
– Speicher 112
Eiweiß
– Aufgaben 61f.
– Aminosäuren 61f.
– Bedarf 54f., 61, 71
– Biologische Wertigkeit 54, 61
– Gehalt in Lebensmitteln 57ff.
– Konsum 56, 59f.
Energiebedarf 48f., 71
Energiedichte 42f., 75
Enzyme 81ff.
– Aufgaben 81f., 84
– Einteilung 82
– Quellen 83f.

Fett 139ff.
– Aufgaben 139f.
– Gehalt in Lebensmitteln 139, 145
– P/S Quotient 140f.
– Triglyceride 141f.
– Zufuhr 139

Fleischverzehr 53f.
Flüssigkeit 78f.

Gewichtsreduktion 25ff., 4, 49f., 75, 79
Gift in der Nahrung 16f, 65
Glycogen 27f., 117

Herzinfarkt 60, 105, 143

Jod
– Bedarf 136
– Jodsalz 135, 138
– Mangel 135ff.

Kalium 116ff.
– Aufgaben 116f.
– Bedarf 116f., 119
– Gehalt in Lebensmitteln 120
– Mangel 117ff.
Kalzium 109, 121f.
– Aufgaben 121f.
– Bedarf 123f.
– Gehalt in Lebensmitteln 123
Krankheiten, ernährungsbedingt 21ff., 73ff., 87f., 105f., 109, 125, 142f., 156
Kochsalz siehe Natrium
Körpergewicht 26f.

Lebensmittel-Qualitäts-Index (LQI) 29ff.
Leitzahlen individuell 71

Magnesium 125ff.
– Aufgaben 125ff.
– Bedarf 128
– Gehalt in Lebensmitteln 128
– Mangel 125
Mineralstoffe 63ff., 71, 84f.
– Bedarf 64
– Gehalt in Lebensmitteln 68f.
– Mangel 66f.

Natrium 116, 134
– Kochsalzbedarf 134f.
– Kochsalzzufuhr 134f.
– Natriumgehalt in Lebensmitteln 137f.
Nährstoffdichte 42f.
Niacin
– Aufgaben 94
– Bedarf 94

Qualitätsstufen 30ff.

Spurenelemente 63ff., 84f.
– Bedarf 64, 71, 112

Vitamine 63ff., 84ff.
– Aufgaben 63f.
– Bedarf 64ff.
– Gehalt in Lebensmitteln
– Mangel 66
– Verluste 129ff.
Vitamin A 86ff.
– Aufgaben 86, 88
– Bedarf 88
– Gehalt in Lebensmitteln 89f.
Vitamin B 91ff., 98
– Aufgaben 91f.
Vitamin B_1 92ff.
– Bedarf 92
– Gehalt in Lebensmitteln 93
– Mangel 92
Vitamin B_2 94
– Aufgaben 94
– Bedarf 94
– Gehalt in Lebensmitteln 94
– Mangel 94
Vitamin E 104ff.
– Aufgaben 104ff.
– Bedarf 108
– Gehalt in Lebensmitteln 107ff.
Vollwerternährung 30ff., 54

Zucker 148ff.
– Verbrauch 146ff.
– alternative Süßmittel 148

Füllen Sie den Fragebogen so weit Sie können aus und bitten Sie Ihren Arzt, die fehlenden Daten zu ergänzen. Schicken Sie den vollständigen Fragebogen an die Anschrift des Rechenzentrums in Landsberg.

Check ab 35*

DER DEUTSCHE GESUNDHEITSPLAN

Name

Vorname

Straße/Hs.-Nr.

PLZ/Wohnort

Datum: | Patienten-Nr.:

Code Nr.:

KV-Nr.:

1. Geburtsdatum:

T T M M J J ☐☐☐☐☐☐

2. Geschlecht:

männlich ☐ weiblich ☐

3. Welchen Beruf üben Sie aus?

☐☐☐☐☐☐☐☐☐☐☐☐☐☐☐☐☐☐☐☐☐

4. Führen Sie Ihre berufliche Tätigkeit überwiegend

- sitzend ☐
- stehend ☐
- in Bewegung aus? ☐

5. Wie schätzen Sie Ihre körperliche Belastung während dieser Tätigkeit ein?

- leicht ☐
- mittelschwer ☐
- schwer ☐

6. Wie schätzen Sie Ihre psychische Belastung ein?

- in der Regel eher ausgeglichen und ruhig ☐
- wenig angespannt ☐
- häufig angespannt ☐
- immer angespannt ☐
- stark belastet durch einen Schicksalsschlag ☐

7. Wie groß sind Sie in cm?

☐☐☐

8. Wieviel wiegen Sie in kg?

☐☐☐

9. Welches ist Ihr Wunschgewicht?

☐☐☐

10. Zu welchem Körperbautyp gehören Sie?

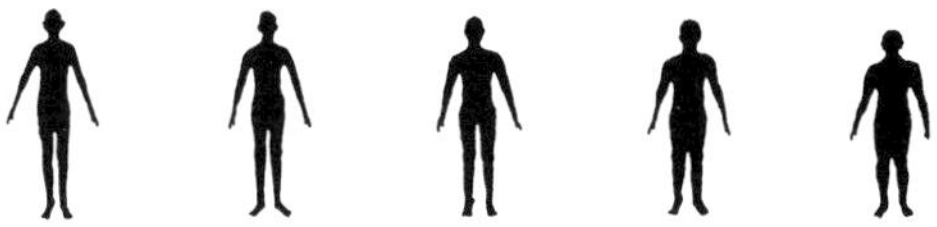

1 ☐ 2 ☐ 3 ☐ 4 ☐ 5 ☐

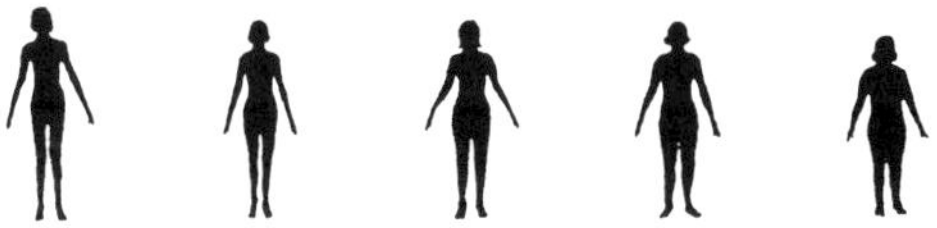

1 ☐ 2 ☐ 3 ☐ 4 ☐ 5 ☐

11. Um wieviel kg hat sich im letzten Jahr ihr Körpergewicht verändert?

- zugenommen ☐☐
- abgenommen ☐☐

(Bei keiner Veränderung bitte nichts eintragen)

12. Was war die Hauptursache für Ihre Gewichtsveränderung?

- Ernährungsumstellung ☐
- Krankheit ☐
- Schwangerschaft ☐
- Streß ☐
- Sport ☐

13. Wenn Sie sich schon um eine Gewichtsab- bzw. zunahme bemüht haben, wie war Ihr Erfolg bisher?

- ohne Erfolg ☐
- mit kurzzeitigem Erfolg ☐
- mit längerem Erfolg ☐

14. Treiben Sie Sport?

- nein, gar nicht ☐
- ja, aber unregelmäßig ☐
- ja, aber selten ☐
- ja, regelmäßig ☐

15. Wenn Sie sich sportlich betätigen, wieviele Stunden in der Woche sind Sie aktiv?

- weniger als 1 Stunde ☐
- 1 bis 2 Stunden ☐
- 2 bis 4 Stunden ☐
- mehr als 4 Stunden ☐

16. Welche Sportarten üben Sie aus?

(Bitte bis zu drei Sportarten ankreuzen)

– Wandern ☐	– Schlitt-/Rollschuhlauf ☐
– Jogging ☐	– Schwimmen ☐
– Fahrradfahren ☐	– Tennis ☐
– Gymnastik, Jazzdance u.ä. ☐	– Leichtathletik ☐
– Handball, Fußball, Volleyball ☐	– Golf ☐

17. Rauchen Sie?

- nein ☐ – mehr als 10 Zigaretten ☐
- ja ☐

18. Sind sie schwanger?

- nein ☐ – ja ☐

Hinweis und kollegiale Zusicherung:

Alle Angaben werden streng vertraulich behandelt. Die Fragebögen werden nach Abschluß der Auswertung vernichtet. Dritte erhalten keinen Zugang oder Einblick in die Auswertung. Die Bestimmungen des Datenschutzes werden strengstens eingehalten. Zu Zwecken der wissenschaftlichen Begleituntersuchung wird eine anonymisierte Gesamt-Statistik erhoben, die der Weiterentwicklung des Programmes dient.

Bitte senden Sie diesen Fragebogen zur anonymisierten Auswertung in einem Umschlag nur an die unten aufgeführte Anschrift.

19. Welche Lebensmittel mögen Sie gerne (1), weniger gerne (2), gar nicht (3)?

	gerne	weniger	gar nicht
– Milch	☐	☐	☐
– Milchprodukte, wie Kefir, Joghurt, Quark	☐	☐	☐
– Käse	☐	☐	☐
– Getreideprodukte (Getreideflocken, Müsli)	☐	☐	☐
– Vollkornbrot, Knäckebrot, Pumpernickel	☐	☐	☐
– Butter	☐	☐	☐
– Margarine	☐	☐	☐
– Fleisch/Fleischprodukte	☐	☐	☐
– Geflügel	☐	☐	☐
– Fisch/Fischprodukte	☐	☐	☐
– Kohlgemüse	☐	☐	☐
– Hülsenfrüchte	☐	☐	☐
– Obst	☐	☐	☐
– Kartoffel	☐	☐	☐
– Süßigkeiten	☐	☐	☐
– Pilze	☐	☐	☐

20. Bei welchen Lebensmitteln treten bei Ihnen Unverträglichkeiten auf?

☐☐☐☐☐☐☐☐☐ ☐☐☐☐☐☐☐☐☐
☐☐☐☐☐☐☐☐☐ ☐☐☐☐☐☐☐☐☐

21. Wo machen sich diese Unverträglichkeiten bemerkbar?

– Magen-Darm ☐
– Haut ☐
– Atemorgane ☐

22. Wieviele Mahlzeiten nehmen Sie normalerweise täglich zu sich?

– Hauptmahlzeiten ☐ – Zwischenmahlzeiten ☐

23. Welche Mahlzeiten essen Sie wie häufig pro Woche außer Haus?

– 1. Frühstück ☐ – Mittagessen ☐
– 2. Frühstück ☐ – Abendessen ☐
– Zwischenmahlzeiten ☐

24. Wieviel Flüssigkeit nehmen Sie täglich zu sich?

– Tee ☐ – Bier ☐
– Säfte ☐ – sonst. alkoholische Getränke ☐
– Mineralwasser ☐ – Kaffee ☐
– Energie/Mineraldrinks ☐ – Limonade/Cola ☐
– Milch/Milchgetränke ☐

25. Haben Sie ein gesundheitliches Problem?

– nein ☐ – Rheuma ☐
– Diabetes mellitus ☐ – Herz-Kreislauferkrankung ☐
– Bluthochdruck ☐ – Osteoporose ☐
– Fettstoffwechselstörung ☐ – Allergie ☐
– Verstopfung ☐ – Schlafstörungen ☐
– Gicht ☐

26. Gibt es in Ihrer Familie schon Herz-Kreislauferkrankungen?

– nein ☐ – ja ☐

27. Nehmen Sie Medikamente?

– nein ☐
– Pille ☐
– Diuretika ☐
– Vitamin-Präparate ☐
– Mineralsalze ☐

CHECK UP:

1. Blutdruck

systolisch	☐☐☐	mm/Hg
diastolisch	☐☐☐	mm/Hg

2. Pulsfrequenz pro min ☐☐☐

3. Serumparameter

– Gesamtcholesterin	☐☐☐	mg/dl
– Triglyceride (nüchtern)	☐☐☐	mg/dl
– LDL (fakultativ)	☐☐☐	mg/dl
– HDL (fakultativ)	☐☐☐	mg/dl
– Blutzucker (nüchtern)	☐☐☐	mg/dl
– Harnsäure	☐☐☐	mmol/l
– Kreatinin	☐☐☐	mmol/d
– Urinstatus	☐☐☐	

4. Fakultative Werte

– Natrium	☐☐☐	mmol/l
– Calcium	☐☐☐	mmol/l
– Magnesium	☐☐☐	mmol/l
– Ferritin	☐☐☐	µg/dl
– Thyroxin	☐☐☐	µg/dl
– ALAT, ASAT, yGT	☐☐☐	U/l

Für Mitglieder des Deutschen Gesundheitsplan e.V. ist diese Beratung **kostenlos.** Informationen über eine Mitgliedschaft erhalten Sie unter folgender Adresse:

Deutscher Gesundheitsplan e.V.
August-Schanz-Straße 21
W-6000 Frankfurt/Main 50

Für die Ernährungsberatung von Nichtmitgliedern ist ein Eigenanteil von 25,– DM zu entrichten.

Einzugsermächtigung

Ich bin damit einverstanden, die Bearbeitungsgebühren, die bei der Bearbeitung des Fragebogens entstehen, von folgendem Konto abzubuchen.

Kontonummer Bankleitzahl Kontoinhaber

Geldinstitut

Ort Unterschrift

Anschrift des Rechenzentrums: **medis Medizin Datenbanken GmbH**
Rechenzentrum
Max-von-Eyth-Straße 4
W-8910 Landsberg

Der LQI = Lebensmittel-Qualitäts-Index
Einteilung der Qualität eines Lebensmittels für den individuellen Bedarf

Leitzahl 1

Gesamt-Kaloriengehalt mit Angabe der Fettkalorien

Richtpunkte	~	kcal
1	~	100
2	~	200
3	~	300
4	~	400
5	~	500
6	~	600
7	~	700
8	~	800
9	~	900

Leitzahl 2

Eiweißgehalt

Richtpunkte	~	g Eiweiß
1	~	3
2	~	6
3	~	9
4	~	12
5	~	15
6	~	18
7	~	21
8	~	24
9	~	27

Leitzahl 3

Vitamine und Mineralstoffe mit Angabe des Ballaststoffanteils

Richtpunkte	Tagesbedarfsdeckung	
	Mineralstoffe	Vitamine
1	1/4	
2		1/4
3	1/2	
4		1/2
5	3/4	
6		3/4
7	1	
8		1

Leitzahl 4

Indikation für individuelle Ernährungsformen

Richtpunkte	je nach Indikation
1	Natrium
2	
3	Cholesterin
4	Broteinheiten (BE)
5	Purine
6	
7	spezielle Vitamine
8	spezielle Mineralstoffe
9	

~ entspricht etwa